Le mal du gras

Du même auteur
chez Publications ORION :

Le mal du sucre
Le bonheur du végétarisme
Mon « petit » docteur
L'allergie au soleil
Les cinq dimensions de la sexualité féminine
La vie en abondance
De belles histoires pour nous tous
Le bébé et sa nutrition
L'enfant et sa nutrition
L'adolescent et sa nutrition
La ménopause : une autre approche . . .
Le désir féminin

Le mal du gras

Danièle Starenkyj

ORION

AVERTISSEMENT : *Le but de ce livre est d'informer un public de plus en plus soucieux de prévenir la maladie et non de se substituer aux soins éclairés d'un professionnel de la santé. En cas de maladie, nous vous recommandons de consulter votre médecin.*

2e réimpression, septembre 2000

Les recettes zéro cholestérol proviennent du livre « *Of These Ye May Freely Eat* » par JoAnn Rachor © 1990. Elles ont été traduites et adaptées par Élisabeth Starenkyj.

Publications ORION Inc.
C.P. 1280, RICHMOND (Québec)
Canada J0B 2H0
Tél. : (819) 848-2888
FAX : (819) 848-2021

ISBN 2-89124-023-5

Dépôts légaux – 4e trimestre 1997
Bibliothèque Nationale du Québec
Bibliothèque Nationale du Canada

IMPRIMÉ AU CANADA

Introduction

Il y a une vingtaine d'années, on parlait avec un brin de fierté et un petit air de supériorité fataliste des maladies de « civilisation » et l'on pointait, en haussant les épaules, question d'en donner une explication, l'absence de fibres.

Aujourd'hui, devant des chiffres devenus vertigineux, on avoue que l'on a affaire à des maladies de dégénérescence.

Par exemple, on rapporte qu'aux États-Unis[1] :

- chaque jour plus de 4000 personnes ont une crise cardiaque ;
- un adulte sur deux est obèse ;
- toutes les 50 secondes on diagnostique un nouveau diabétique ;
- la moitié de la population de plus de 40 ans fait de l'hypertension ;
- une personne sur trois meurt du cancer.

On ne peut plus dire avec mystère que l'on ne connaît pas la cause de ces catastrophes en cascade. Une multitude d'études et de recherches de tous genres ont prouvé que ces maladies sont la conséquence d'un style de vie qui permet et encourage, outre l'usage de l'alcool et du tabac, une alimentation basée sur la consommation abusive de produits riches en sucre et riches en gras.

Nous avons déjà parlé du sucre[2].

Il faut maintenant parler du gras.

---

1. National Center for Health Statistics : *Vital Statistics of the U.S.*, Public Health Service.
2. Starenkyj D., *Le mal du sucre*, Orion, Québec, 1996.

1

La semaine des sept Mardis gras

Les historiens qui étudient les religions et les anthropologues qui analysent les cultures affirment que toutes les sociétés, sans exception aucune, qu'elles soient illettrées ou très avancées, ont en commun un phénomène : celui des tabous alimentaires doublés de restrictions précises quant aux circonstances permettant l'alimentation.

Cette affirmation peut surprendre mais il ne faut pas regarder très loin pour découvrir sa véracité. Tiens... Vous arrive-t-il de penser, alors que vous grignotez nonchalamment au cours d'une soirée devant la télévision des bretzels, que vous tenez dans votre main un aliment dont l'origine remonte au Moyen Âge ? On avait à cette époque, l'habitude de voir dans ces pâtisseries légères en forme de huit, salées et parfois saupoudrées de cumin, les bras croisés d'une personne en prière[1]. On les servait trempés dans du bouillon clair pendant le carême, pour signaler son engagement et témoigner de sa foi.

Les crêpes et surtout les beignes, aujourd'hui, sont devenus des aliments courants mais autrefois ils étaient des aliments de circonstance. Ces mélanges de lait, de farine, d'œufs et de beurre frits dans du lard marquaient la fin prochaine du carnaval et servaient de préparation à l'abstinence du carême[2]. C'était la dernière chance avant longtemps de manger gras et de se laisser aller à des grivoiseries.

On a maintenant presque totalement oublié le jeûne hebdomadaire du mercredi, mais le souvenir de celui du vendredi, jour où nos grands-parents faisaient maigre et remplaçaient sur leur table la viande rouge et l'alcool par le poisson et l'eau fraîche, est encore plus ou moins là. Est-il possible d'imaginer qu'il était un temps où l'on «jeûnait» deux fois la semaine?

Touchons aux grandes civilisations: l'islamisme condamne l'usage du porc, des animaux offerts aux idoles, trouvés morts et de l'alcool[3]. Il est émouvant de constater les efforts que les femmes chinoises islamiques, par exemple, font pour éviter de cuisiner avec du lard ou des produits contenant du porc alors qu'elles vivent avec leur famille au milieu d'une population majoritaire qui s'en délecte; l'hindouisme, par respect pour la vie, exige l'abstinence de toute viande; et le judaïsme perpétue les lois kasher qui lui viennent du XIIIe siècle avant Jésus-Christ et qui établissent une distinction très nette entre les viandes comestibles (pures) et non comestibles (impures)[4] et interdisent formellement la consommation du sang et de la graisse des animaux[5].

Voulant analyser ou percer le sens des tabous alimentaires, la recherche moderne a émis certaines hypothèses. Prenant pour modèle le judaïsme, plusieurs érudits ont confirmé que ces interdits voulaient inculquer le sens de la sainteté, constituer une profession de foi publique et être un moyen puissant de favoriser la mise à part du peuple, la promotion de l'unité du groupe et la protection de l'identité des individus.

Disséqués par la psychologie, les tabous alimentaires ont été considérés comme un symbole de sexualité, destinés à définir le sens, la portée et les limites de l'appartenance[6], cette réalité indispensable à l'épanouissement de saines relations humaines. Ainsi la règle judaïque de ne pas faire cuire un chevreau dans le lait de sa mère[7] et celle de ne pas égorger un animal et son petit le même jour[8], a entraîné la séparation totale des produits laitiers et de la viande dans l'alimentation des Juifs orthodoxes, leur préparation et leur consommation exigeant deux séries complètement différentes de casseroles, de plats, d'assiettes et d'ustensiles. Mircea Eliade, un historien des religions contemporain, a rapproché cette règle hébraïque du tabou inuit de la séparation des aliments en provenance de la mer et de la terre. En effet, les Inuits de l'Alaska et les Esquimaux, malgré leur ration précaire, ne mangent jamais de la baleine avec du caribou ni de l'ours avec du morse. Or ces tabous, selon Mircea Eliade, sont des illustrations culinaires et donc pratiques, quotidiennes, insistantes, d'une prohibition absolue, celle de l'inceste[9]. Et cette interdiction, comme l'affirment tous les anthropologues et les psychologues, est le fondement véritable et indispensable de toute société humaine.

La médecine s'est aussi interrogée sur les tabous alimentaires. S'agit-il de défenses arbitraires, capricieuses ou peut-on leur trouver des bases hygiéniques et même scientifiques? Pour de nombreux chercheurs, les lois hébraïques sanitaires constituent des mesures prophylactiques extrêmement précieuses pour le bien-être et la santé. En fait, certains sont allés jusqu'à dire que trois millénaires avant que le terme n'existe, elles constituaient déjà une médecine préventive perfectionnée.

Si les médecins voient dans l'interdiction biblique de ne pas manger du sang ni de la graisse[10] des mesures de médecine préventive audacieuses et révolutionnaires, les philosophes y voient une incitation puissante au respect de la vie. Ne rien manger avec du sang proclame et enseigne que chaque vie appartient à Dieu, que chaque vie est précieuse, que chaque vie a une individualité incontournable que l'homme a le devoir de reconnaître et d'affirmer. Ne rien manger avec de la graisse favorise l'altruisme qui ne peut s'épanouir tant qu'il n'y a pas renoncement à tout ce qui grossit le « moi ». Séparer le gras de la viande est un acte qui introduit au cœur même d'un geste égoïste, *se* nourrir, l'obligation de ne pas tout s'approprier et le réflexe de partager.

Jours gras, jours maigres

Revenons au christianisme. L'histoire nous dit qu'à la fin du IIe siècle après J.-C., les lois sanitaires héritées du judaïsme[11] étaient moribondes. S'étant orgueilleusement séparés des Juifs, les chrétiens se sentaient désormais libres de consommer du porc, et du sang, et du gras, et de l'alcool. Mais leur liberté devait être de courte durée car, contrairement au judaïsme qui ne connaissait qu'un seul jour de jeûne strict par an (à la Fête des Expiations), les christianismes romain et orthodoxe allaient se mettre à développer un système de jeûnes hebdomadaires et saisonniers. Le chrétien se définira bientôt comme un croyant qui peut manger de tout car pour lui, rien n'est « impur », mais qui ne peut en manger tout le temps car il se doit d'être pieux !

La rigueur du jeûne, au cours des siècles, évoluera d'une abstinence totale de nourriture pendant le jour avec permission de manger le soir (comme pour le Ramadan), à un seul repas de pain sec, d'eau et de sel. Ce menu draconien s'élargira peu à peu avec des fruits, des œufs, du poisson et de la volaille, le jeûne devenant l'interdiction de consommer de la viande rouge et du vin[12]. Quand « le mal du sucre » frappera l'Europe, on cherchera à le contrôler en condamnant les desserts, les bonbons et les confiseries pendant les temps du carême et de l'avent ainsi que les mercredis et les vendredis de chaque semaine.

Certes, il y avait des jours maigres, mais il y avait aussi des jours gras et Mardi gras, c'était spécial : beurre, œufs, lait, fromage, lard, boudin, saucisses, gâteaux, pâtisseries, rôtis et gigots de viande, alcool, tout y passait et en abondance... Le lendemain, ça serait Mercredi des Cendres et l'on se mettrait alors au bouillon, à la bouillie de blé ou d'avoine, au pain et à la soupe aux fèves jusqu'au matin de Pâques. On aurait le temps de reposer son corps et son esprit des excès de la gourmandise. Le jeûne de viandes, d'alcool et de sucreries serait accompagné d'un jeûne de farces, de danses et d'amusements frivoles, et l'argent ainsi économisé serait donné en aumônes aux pauvres.

Le compte est facile à faire : deux jours de jeûne par semaine et deux périodes de 40 jours d'abstinence pour le carême et l'avent... On est obligé de constater que pendant près de deux millénaires, pour toute la chrétienté, *la moitié de l'année* se passait à manger maigre !

Pendant longtemps, les christianismes romain et orthodoxe ont donc partagé avec l'islamisme, l'hindouisme et le judaïsme des interdits qui peuvent eux aussi être réduits à un dénominateur commun : une limitation précise et constante de la consommation des viandes et donc du gras !

En notre fin de siècle et de millénaire, pour l'Occident, c'est maintenant Mardi gras toute l'année ! On mange tant d'œufs, tant de viande, tant de lait, tant de fromage, tant de crème, tant de fritures et tant de sucre que chaque jour 40 à 45 p. 100 de nos calories proviennent des graisses et 20 p. 100 des sucres raffinés[13]. Mais bien que notre société semble avoir réussi à faire éclater toutes les restrictions et tous les tabous alimentaires, elle l'avoue quand même: Mardi gras ça ne peut pas durer tout le temps. On en tombe malade. Vraiment malade. Malade à en perdre le goût de vivre.

Il ne s'agit pas de réinventer un carême. – Et... ne serait-ce pas peut-être cela que cherchent à faire inconsciemment tous ceux et celles qui suivent des multitudes de régimes pour maigrir tous plus sévères les uns que les autres, ou qui adhèrent avec anxiété à une philosophie alimentaire après l'autre? – Il faut éviter les Mardis gras.

Je vous invite à la découverte d'une alimentation de liberté car elle vous permettra de jouir impunément de « la graisse de la terre[14] » : les céréales, les légumineuses, les fruits, les légumes, les noix et les graines qui n'ont jamais fait l'objet de tabous ni d'interdits.

1. Eliade M., *The Encyclopedia of Religion,* Vol. 4, p. 403, Mac Millan Publishing Company, New-York, NY, 1987.
2. Jackson Macauley S., *The New Schaff-Herzog Encyclopedia,* Vol. 4, p. 282, Funk and Wagnalis Company, New-York, London, 1909.
3. Eliade M., *The Encyclopedia of Religion,* p. 388.
4. *La Bible,* Deutéronome 14:3-20, Lévitique 11.
5. *La Bible,* Lévitique 17:10-16; Lévitique 3:17; 7:26; 17:10, 14.
6. Starenkyj D., *Le désir féminin,* « Les priorités de l'amour », p. 76-80, Orion, Québec, 1995.
7. *La Bible,* Exode 23:19, 34:26; Deutéronome 14:21.
8. *La Bible,* Lévitique 22:27-28.
9. *La Bible,* Lévitique 18:1-18. Une fois qu'un enfant est né, il devient une entité à part entière que l'on doit respecter en tant que telle. On ne peut plus le confondre avec sa mère. Il ne fait plus un avec elle. Il est appelé dans le temps à s'en séparer totalement pour s'unir à l'autre différent de lui.
10. L'interdiction de consommer du sang exige d'une part qu'un animal soit entièrement vidé de son sang (pas question de manger un steak saignant) et d'autre part, que l'on ne prépare aucun aliment avec du sang. La fabrication et la consommation du boudin, par exemple, constituent une violation de cette loi non seulement judaïque mais aussi chrétienne parce que répétée à trois reprises par les apôtres (voir référence 11). L'ingestion du sang cuisiné est toxique : « l'encéphalopathie porto-cave en est la démonstration pathologique. Les produits alimentaires, partiellement dégradés dans l'acheminement intestinal, remontent la circulation porte, court-circuitent le foie insuffisant, envahissent la circulation cave, puis cérébrale, dans un tableau de confusion paroxystique. Et ce, dans les heures suivant l'ingestion de sang cuisiné. L'intoxication alimentaires, si elle est répétée, provoque un dysfonctionnement des organes digestifs, voire du système nerveux. Cette perturbation, même à bas bruit, affaiblit les forces de résistance de l'organisme tout entier. » (Dr C. Klopfenstein)
11. *La Bible,* Actes des Apôtres 15:20, 15:29, 21:25.
12. Jackson Macauley S., *The New Schaff-Herzog Encyclopedia,* Vol. 4, p. 282.
13. *Dietary Guidelines for Americans,* Senate Hearings, 1981.
14. *La Bible,* Genèse 27:28.

2

La toxicomanie du gras

« Le besoin du gras et du sucre est une toxicomanie
exactement comme le tabac ! »

Dr Christine Flament-Hennebique

Quand est paru *Le mal du sucre*[1] le monde francophone a été bouleversé par la révélation que le sucre était une substance chimiquement pure dont la prise répétée créait un état de dépendance psychique et physique à l'égard de ses effets. La dépendance du sucre, longtemps niée, est devenue une réalité incontournable. On a réalisé que plus on en mangeait plus on avait envie d'en manger et lorsqu'on en manquait, on devenait agressif ou dépressif… On a découvert que le sucre tout comme le tabac constituait un problème multidimensionnel avec des effets personnels (hypoglycémie, diabète, carie dentaire, obésité, baisse de l'immunité, etc.) et des effets mondiaux (esclavage, guerres de conquête, monoculture menant à l'appauvrissement des sols et des populations, nouveaux modes d'alimentation, etc.[1])… Mais le gras ? Une toxicomanie ?…

Une science de la dépendance

S'adressant à l'Académie des Sciences de New York, Takeshi Hirayama de l'Institute of Preventive Oncology de Tokyo au Japon, déclarait en 1990 que le problème-clé du siècle prochain serait celui de la dépendance. La résolution de ce phénomène de plus en plus angoissant polarisera alors et concentrera toutes les ressources de la recherche scientifique mondiale et obligera à la mise sur pied d'une nouvelle science : la science de la dépendance. Aussi futuriste que cela paraisse, on demandera à cette science de régler toutes les dépendances après avoir établi ce qu'elles sont, comment elles se créent et quels sont les moyens de s'en sortir... et suit une liste partielle qui nomme la nicotine, l'héroïne, l'alcool *et les aliments gras*[2].

Si le monde entend et répond à l'appel de ce savant nous aurons peut-être, et si tout va bien, quelques ébauches de réponses en 2050 ou 2080... D'ici là, au rythme où vont les choses, nous verrons de nouvelles drogues – ne parle-t-on pas déjà du sport comme d'une drogue[3] ? – nous compterons d'innombrables nouvelles victimes et la vision d'un monde désespérément enchaîné et absolument dépendant devient infernale. Nous avons besoin de réponses et de solutions bien avant cela.

De nombreuses disciplines déjà existantes se sont penchées sur l'étude de la drogue, des toxicomanies et de la dépendance. Leurs observations et leurs conclusions sont nombreuses et certainement toujours utiles.

On a défini la drogue comme étant une substance naturelle ou synthétique, utilisée à des fins non médicales et qui modifie par son action élective sur le cerveau, la conscience et le comportement de quiconque cherche à s'appuyer sur elle pour obtenir un soulagement, un effet de bien-être, une fuite loin de soi-même et de ses problèmes propres.

Les drogues favorisent l'oubli en provoquant deux grandes classes de sensations : l'ivresse ou le voyage. On échappe ainsi à l'ennui d'une vie qui refuse de réaliser une signification mais... on se précipite dans la maladie mentale et physique. Selon C.G. Jung, à qui nous devons la notion d'inconscient collectif, la névrose c'est « la souffrance de l'âme qui n'a pas trouvé son sens » et qui la cherche assise dans les ténèbres. Or toutes les écoles de pensée, toutes les philosophies bien qu'elles voient l'homme différemment, arrivent quand même à un dénominateur commun : la constitution profonde de l'être humain, quel qu'il soit et où qu'il soit c'est « *aimer et être aimé*[4] ».

Ce qui donne du sens, ce qui donne un sens, ce qui donne le sens à la vie, c'est donc l'amour et tout ce qui interfère avec ce besoin primordial défigure l'humanité. C'est ainsi que naissent les sentiments de culpabilité et toutes les catastrophes de la vie psychique, conséquences directes du doute d'être aimé. Freud a parlé de la peur qui naît dans le cœur de l'enfant de perdre l'amour de ses parents. Nodet a insisté sur le fait que l'on transposait toujours cette peur et ce doute d'être aimé de ses parents sur Dieu. La peur de perdre l'amour de Dieu et le doute d'être aimé de Lui constituent, selon ce psychanalyste, « tout le problème humain, c'est toute la psychologie ». En effet, cette peur de ne pas être aimé de Dieu se manifestera très rapidement dans le refus d'aimer son prochain ce qui entraînera progressivement la perte tragique du sens de la vie...

Or ce qui n'a pas de sens, ou ce qui apparaît sans signification engendre chez l'homme un malaise extrême. Être humain, c'est avoir la volonté de sens, la volonté de donner à sa vie la plus grande plénitude de sens possible. C'est dans cette optique que la déclaration suivante de C.G. Jung, psychiatre suisse, est fracassante. Ayant défini la religion comme étant « ce qui donne le sens des choses », il affirme que celle-ci demeure la préoccupation dominante de tous les malades, quoique inconsciente. « Parmi tous mes patients âgés de plus de 35 ans, affirme-t-il, il n'en est pas un dont le problème final ne soit la question de la foi. Chacun souffre de l'avoir perdue et n'est guéri qu'en la retrouvant[5]. »

On comprend alors pourquoi tant de médecins, psychologues et psychiatres se sont permis de parler comme des pasteurs face à la drogue. Le Dr Olivenstein a écrit : « Ce qui manque aux drogués dans un monde de plus en plus insécurisé, est une morale, voire une spiritualité... » Marcel Pfender a déclaré : « L'homme sans Dieu est un grand handicapé ». Claude Bernard a affirmé : « Nous avons besoin de croire comme nous avons besoin de manger ». La science avoue qu'il y a dans le cœur de l'homme, gravée dans ses fibres les plus intimes, « la pensée de l'éternité[6] » qu'on ne peut tenter d'obscurcir qu'au risque de provoquer chez lui « une schizophrénie morale ». En amputant ses besoins moraux, l'homme ne discerne plus le bien du mal. Il vit alors automatiquement une dissociation de l'esprit et du cœur, des sentiments et de l'intelligence, une perte du sentiment d'humanité. Dans cet état de folie, toute drogue devient un anesthésique.

Nombreux sont donc ceux qui considèrent les toxicomanies comme le signe d'une impossibilité d'accueillir l'amour, clé d'une incapacité à vivre et le fondement de toute maladie névrotique. R.A. Lambourne est formel : « Vous saurez que vous êtes devenu vous-même quand *vous aimerez et serez aimé**. »

Comment rapprocher de tout cela la déclaration du Dr Flament-Hennebique à savoir que « le besoin du gras est

---

* Ceci est le thème et la démonstration du livre du même auteur *Le désir féminin*, Orion, 1995.

une toxicomanie exactement comme le tabac ! » ? Se pourrait-il que le gras soit un anesthésique ? Qu'il procure l'ivresse ? A-t-il la capacité d'obscurcir la conscience, de dissimuler la pauvreté de la vie intérieure ?

La science de la nutrition a établi que le terme gras ou graisses souvent utilisé indifféremment avec le terme lipides, désignait un groupe hétéroclite de composés reliés aux acides gras. Elle a amplement décrit les propriétés physiques et chimiques de ce nutriment essentiel, sa digestion, son métabolisme.

On sait que le gras est une substance complexe à la digestion complexe, certains disent « difficile ». Son absorption se fait dans l'intestin grêle et exige le rôle indispensable du suc pancréatique et de la bile pour le transformer en fines gouttelettes.

Une fois absorbé au niveau de l'intestin grêle, le gras peut emprunter deux voies : la voie sanguine et la voie lymphatique. C'est ainsi que 30 p. 100 des corps gras[7] empruntent la voie sanguine, celle des capillaires du système porte, et sont apportés au foie avant d'être déversés dans le courant sanguin alors que 70 p. 100 des corps gras[7] subissent un détournement en empruntant la voie lymphatique beaucoup plus lente, ce qui permet de ralentir leur entrée massive dans le courant sanguin. Ils se déversent dans les chylifères « dont le contenu appelé chyle est de la lymphe surchargée de globules gras à l'état d'émulsion. Les chylifères se rassemblent à la base du canal thoracique. Celui-ci déverse ainsi les graisses absorbées dans la veine sous-clavière gauche, dont le sang gagne le cœur, d'où il sera lancé dans la circulation générale après être passé par le poumon[8]. »

À ce stade de la digestion, le sérum sanguin devient lactescent, (à l'aspect laiteux), pour être progressivement clarifié sous l'action de la lipoprotéine-lipase qui permet l'utilisation des graisses dans les tissus.

La physiologie nous enseigne que les globules rouges qui ont un diamètre moyen de 7 microns, doivent circuler dans tout l'organisme. Cela ne pose donc pas de problème au niveau des gros et moyens vaisseaux, mais il n'en est pas de même au niveau des capillaires dont le calibre moyen de 4 ou 5 microns peut descendre jusqu'à 3 microns pour certains organes comme la rate, par exemple. Pour traverser d'aussi petits orifices, il faut que les globules rouges soient extrêmement plastiques. À cette fin, ils ont la forme de disques circulaires, biconcaves qui leur assure une déformabilité qui leur permet de se replier sur eux-mêmes et de s'engager dans les plus petits capillaires. C'est ainsi qu'ils arrivent à fournir l'oxygène et les nutriments nécessaires à tous les tissus et cellules du corps et cela jusque dans leurs structures intimes.

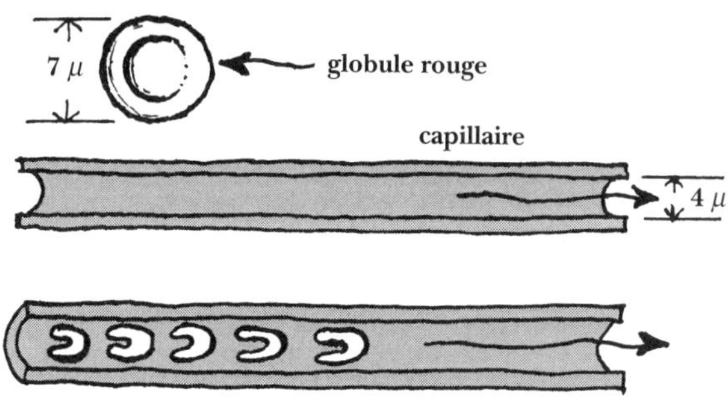

globules rouges de 7 microns repliés pour passer à l'intérieur d'un capillaire de 4 microns de diamètre

Plusieurs études ont démontré qu'un apport excessif en graisses – plus de 20 p. 100 des calories totales – doublé d'une inactivité physique après les repas, favorisait l'accumulation et la stagnation des corps gras dans le sang. Cette accumulation des corps gras dans le sang provoquait alors une altération de la charge électrique des globules rouges, les transporteurs de l'oxygène et du glucose, et entraînait un phénomène sérieux appelé *agglutination* au cours duquel les globules rouges se raidissent et se collent les uns aux autres en masses irrégulières qui ne peuvent plus se dissocier et qui obstruent les capillaires. L'agglutination des globules rouges est le prélude à leur destruction par hémolyse[9, 10].

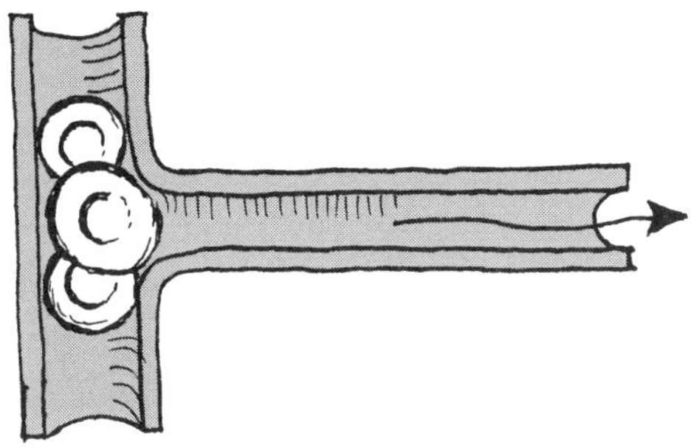

Lorsque les globules rouges s'agglutinent, ils ne peuvent plus se replier et passer à travers les plus petits capillaires.

Ce phénomène provoque un ralentissement sérieux de la microcirculation sanguine, une carence importante en oxygène et autres nutriments dont le glucose dans les tissus et une dégradation hâtive des globules rouges. Selon les spécialistes consultés, cela est nocif pour la rate[11], le filtre le plus sensible aux déformations du globule rouge, pour le cœur si facilement affecté par les troubles de la circulation sanguine[12], pour les cellules où la carence en oxygène est une cause déclenchante du cancer[13, 14], et cela contribue aussi à l'anémie*. Cependant l'organe où ce

* Les globules rouges sont les transporteurs du fer. L'anémie a pour symptômes[15] la fatigue, les maux de tête, les étourdissements, les bruits dans les oreilles (acouphènes), un battement du cœur rapide (tachycardie), un souffle court après l'effort, des sensations de brûlures, des picotements sur la peau, la pâleur de la peau et des membranes, une langue douloureuse ou lisse, de la sensibilité au froid, un mauvais appétit, des lésions au coin de la bouche et des goûts excessifs et anormaux pour des substances bizarres comme l'amidon, l'argile ou la glace.

ralentissement de la microcirculation sanguine a les effets immédiats les plus graves est sans contredit le cerveau qui consomme 25 fois plus d'oxygène et 30 p. 100 plus de glucose que toutes les autres parties du corps et dont la sensibilité à la plus petite carence est extrême. Serait-on maintenant proche de comprendre comment et pourquoi « le besoin du gras » constitue « une toxicomanie exactement comme le tabac » qui prive lui aussi le cerveau d'oxygène ?

Hippocrate et le cerveau

Au Ve siècle avant Jésus-Christ, Hippocrate, le père de la médecine, faisait des observations étonnantes sur le fonctionnement du cerveau. Alors que les Sumériens et les Babyloniens considéraient que le foie était le siège de l'intelligence et qu'aujourd'hui encore un Arabe dira d'un ami qu'il est la joie de son foie, qu'un Occidental affirmera qu'il en a gros sur le cœur ou qu'un Asiatique confiera qu'il aime de tous ses reins, Hippocrate savait que *le cerveau* était l'organe avec lequel les êtres humains étaient « humains ». « Les hommes devraient savoir que c'est du cerveau et du cerveau seul que viennent nos plaisirs, nos joies, le rire et la plaisanterie mais aussi nos souffrances, nos peines, nos chagrins et nos larmes. C'est à travers lui que, en particulier, nous pensons, voyons, entendons et distinguons le laid du beau, le mal du bien, l'agréable du désagréable. Le cerveau est le messager de l'esprit*. Quand un homme respire, l'air atteint d'abord le cerveau et à partir de là, il est dispersé dans le reste du corps, mais il laisse dans le cerveau sa quintessence et tout ce qu'il a d'intelligence et de sens… J'affirme donc que le cerveau est l'interprète de l'esprit[16]. »

Bien sûr, on ne peut plus être d'accord avec la conception d'Hippocrate sur la façon dont le cerveau tire son

* L'esprit ou la réalité pensante.

énergie de l'air mais on sait aujourd'hui que le cerveau a un besoin énorme d'oxygène en provenance de l'air et que la moindre carence le détériore. On sait aussi que le sang et la circulation en permettant le transport de l'oxygène, jouent un rôle des plus importants sur le psychisme et que les troubles de l'irrigation sanguine peuvent favoriser non seulement la catatonie*, mais aussi la perte du sentiment de la vie, les cénesthopathies** et la dépersonnalisation[17].

Dans la biologie moderne, le rôle de la circulation et du sang apparaît de plus en plus comme le support du psychisme. La personnalité psychique n'est plus exclusivement en rapport avec l'organe cérébral mais aussi avec le sang, les humeurs, les enzymes, la nutrition. Or tout cela ne peut se produire normalement quand le gras, envahissant le sang, entrave la circulation des globules rouges et donc l'apport en oxygène, en glucose et autres nutriments essentiels aux milliards de cellules minuscules et aux myriades de connexions et circuits cérébraux.

Régime et comportement

La *psychonutrition* est une science qui date des années 70 et qui a établi que ce que l'on mange a une influence profonde et complexe sur la personnalité, l'humeur et les émotions***. Ce faisant, elle a donné raison aux observations empiriques qui voyaient une relation entre les aliments et le caractère et elle a approuvé les penseurs qui ont toujours cru que la noblesse et la grossièreté pouvaient être fabriquées et entretenues par des

* Catatonie : État de passivité, d'inertie motrice et psychique caractéristique de la schizophrénie.

** Cénesthopathies : État dans lequel le patient se plaint de sensations anormales déterminant une anxiété intense.

*** Voir du même auteur *Le mal du sucre* qui expose les effets de la consommation des hydrates de carbone concentrés et raffinés (sucres et farines blanches) sur la genèse et la persistance des maladies mentales et nerveuses.

habitudes de vie précises. La psychonutrition affirme, à l'instar d'Hippocrate, que la pensée et les perceptions sont des fonctions biologiques du cerveau tout comme la digestion est la fonction biologique de l'estomac et qu'elles peuvent donc être perturbées biochimiquement[18, 19]. Certes, toutes les substances qui entravent la circulation du sang dans le cerveau et donc son alimentation en oxygène et en glucose, ont aussi la capacité d'altérer les *fonctions* de cet organe : l'intelligence, le caractère, la conscience, la spiritualité, la capacité d'aimer, la sensibilité.

Ce concept a été confirmé en 1993 dans un éditorial du *Journal of Psychiatry and Neuroscience* où l'on pouvait lire les questions suivantes : « Un apport en gras spécifiques peut-il contribuer à la *psychopathologie*? Des altérations au niveau des gras alimentaires seront-elles jamais employées comme un appoint thérapeutique dans le traitement de la psychopathologie ? Des différences culturellement définies dans le régime peuvent-elles expliquer les différences de comportement dans les différentes cultures[20] ? » Ces questions étaient suivies de l'affirmation suivante : « L'apport en gras d'un gaucho argentin, d'un Hindou indien et d'un Inuit canadien va grandement différer tant quantativement que qualitativement tout au long de leurs existences[20] ». Et l'éditorial de conclure : N'y aurait-il pas dans « ce nouveau domaine de la psychonutrition » de nombreuses possibilités de recherches ?

Les faits

Durs à prendre mais impossibles à contourner, les faits sont maintenant là et au risque de se répéter, il faut comprendre que :

a) le cerveau qui ne pèse que 2 p. 100 du poids total du corps utilise néanmoins 15 p. 100 du sang que le cœur pompe au repos, 20 p. 100 de l'oxygène du corps entier en période de calme et

70 p. 100 du glucose en tout temps. Ces chiffres démontrent que le cerveau est un organe extrêmement vulnérable car ses besoins en oxygène et en glucose sont énormes et il ne peut en faire de réserves;

b) le régime occidental compte 40 à 45 p. 100 de ses calories totales sous forme de gras. La moitié de ces calories sont des gras visibles. L'autre moitié consiste en gras invisibles. La *viande* et les *produits laitiers* sont les sources les plus importantes de gras saturés invisibles;

c) les graisses dans le sang réduisent l'apport en oxygène aux cellules en ralentissant la circulation du sang et en réduisant la capacité des globules rouges de transporter l'oxygène[21]. Quand le gras pénètre massivement dans le courant sanguin, il agit comme de la colle qui badigeonne les globules rouges, les forçant à s'agglomérer entre eux. Ces masses de globules rouges n'arrivent plus à passer à travers certains des plus petits capillaires. Jusqu'à 20 p. 100 de la capacité des capillaires peut ainsi être bloquée[22].

Sagesse d'autrefois

Hippocrate voyait le cerveau comme « le messager de l'esprit ». Un auteur du début de notre siècle a déclaré: « Les nerfs du cerveau qui communiquent avec le système tout entier sont le seul intermédiaire à travers lequel le Ciel peut communiquer avec l'homme et influencer sa vie intérieure. Tout ce qui dérange la circulation des courants électriques dans le système nerveux affaiblit la vigueur des forces vitales et il en résulte une paralysie des sensibilités de l'esprit[23]. » Si le besoin de la drogue se fait sentir là où il n'y a pas de sens à la vie, une substance qui empêcherait l'esprit de recevoir son sens parce qu'elle affaiblit les nerfs délicats et sensibles du cerveau en les privant d'oxygène et de glucose, ne serait-elle pas la drogue des drogues?

Pour notre société en mal de vivre, le mal du gras, après le mal du sucre, reste probablement l'ultime frontière alimentaire à conquérir.

1. Starenkyj D., *Le mal du sucre*, Orion, Québec, 1996.
2. Hirayama T., The Key Scientific Issue of the Next Century: The Science of Addiction, *Annals of New York Academy of Sciences*, 610: 115-117, 1990.
3. On relève dans la littérature médicale les expressions suivantes: « exercice dependance », « running addiction », « obligatory runners », « morbid exercising ». On décrit les « toxicomanes de l'exercice » comme étant des individus affligés d'une colère rentrée, d'une très grande exigence envers eux-mêmes et ayant une forte tolérance de la douleur physique. Starenkyj D., *L'adolescent et sa nutrition*, « L'adolescent sportif », p. 248, 249, Orion, Québec.
4. Starenkyj D., *Le désir féminin*, Orion, Québec, 1995.
5. Tournier P., *Bible et Médecine*, p. 95-97, Delachaux-Niestlé, Neuchâtel, Suisse.
6. *La Bible*, Écclésiaste 3:11.
7. Creff A.F., Bérard L., *Manuel pratique de l'alimentation du sportif*, p. 175, Masson, Paris, 1980.
8. Bresse G., *Morphologie et Physiologie animales*, p. 610, Larousse, 1968.
9. Meyer P., *Physiologie humaine*, p. 683, 684, Flammarion Médecine – Sciences, 1977.
10. Bresse G., *Morphologie et Physiologie animales*, p. 62, Larousse, 1968.
11. Meyer P., *Physiologie humaine*, p. 684, Flammarion Médecine – Sciences, 1977.
12. Friedman M., et al., Effect of Unsaturated Fats Upon Lipemia and Conjunctival Circulation, *JAMA*, 193, 110, 1965.
13. Goldblatt H., Induced Malignancy in Cells from Rat Myocardium Subjected to Intermittent Anaerobiosis During Long Propagation *in vitro*, *J Exp Med* 97, 525, 1953.
14. Warburg O., On the Origin of Cancer Cells, *Science* 123, 309, 1956.
15. Luckman J., Sorensen K.C., *Medical Surgical Nursing: A Psychophysiologic Approach*, Philadelphia: W.B. Saunders Co., p. 1030-1034, 1980.
16. Hippocrates, The Sacred Disease, Vol. II, cité par Wilder Penfield, *Speech and Brain-Mechanisms*, p. 7, Atheneum, New York, 1976.
17. Klopfenstein C., *La Bible et la santé*, p. 180, 181, La pensée universelle, 4e édition, 1977.
18. Fredericks C., *Psycho-Nutrition*, Grosset and Dunlop, New York, 1976.
19. Cheraskin E., Ringsdorf W.M., Brecher A., *Psycho-Dietetics*, Bantam Book, Toronto, 1978.
20. Editorial, *Journal of Psychiatry and Neuroscience*, Cholesterol, heart disease and the brain, January, Vol. 18, No. 1, 1993.
21. Wells R.E., Rheology of blood in microvasculature, *N Engl J Med* 270, 832-839, 1964.
22. Swank R.D., Nakamura H., Oxygen availability in brain tissues after lipid meals, *Am J Physiol* 198, 217-220, 1960.
23. White E.G., *Temperance*, p. 13, PPPA, 1943.

3

Le mal gras

Le gras, on en mange gros en Occident : près de 50 kg par an ou environ 1000 calories sur les 2000 ou 2500 ingérées chaque jour. On se délecte de la saveur qu'il donne aux aliments et, des textures onctueuses ou croustillantes qu'il permet de créer, on obtient une satisfaction toute sensuelle.

Le gras semble exercer sur l'individu un tel pouvoir d'assuétude que dès qu'il est disponible, son utilisation monte en flèche, alors que celle du pain diminue proportionnellement. Bien sûr, le gras est un nutriment essentiel pour la santé, mais il a un équilibre instable : il est facile d'en ingérer trop et de la mauvaise qualité. Et maintenant que les relations entre le gras et certaines maladies chroniques ont été découvertes, on s'inquiète vraiment des quantités utilisées et l'on cherche sérieusement à enrayer l'accroissement de l'épidémie des maladies cardio-vasculaires et des cancers.

On se penche donc avec sérieux sur la question et l'on passe au peigne fin les aliments courants pour établir quelle est la quantité et quelle est la qualité des gras qu'ils contiennent. Des mots étranges apparaissent sur les étiquettes mais qu'on le veuille ou non, il faut s'y mettre et apprendre à les déchiffrer.

Les gras : description générale[1]

Les gras ou lipides se distinguent nettement des autres nutriments protides (protéines) et glucides (hydrates de carbone). Ce sont des substances extrêmement complexes.

Du point de vue *physique*, les corps gras sont insolubles dans l'eau, de sorte que, pour traverser la paroi intestinale, il leur faut subir une émulsion sous l'action des sucs digestifs (suc pancréatique). On réalise une émulsion quand après avoir mélangé de l'eau et de l'huile, on agite le mélange. Une émulsion est généralement instable (l'eau et l'huile, la crème et le lait éventuellement se séparent) et il faut la stabiliser : c'est le rôle de la bile et des sels biliaires de rendre stable l'émulsion des graisses alimentaires ingérées.

Chauffés, les corps gras ont des propriétés particulières : ils n'ont pas tous le même point de fusion mais plus leur point de fusion est bas et surtout inférieur à la température du corps (37 °C), plus ils sont digestes. C'est le cas des huiles qui fondent aux alentours de 10 °C et des beurres qui fondent aux environs de 30 °C. Les suifs et le lard ont un point de fusion élevé (plus de 40 °C).

Du point de vue *chimique*, les corps gras contiennent les esters d'un alcool et des acides gras. Leur classification repose sur la nature de l'alcool et des acides gras qu'ils contiennent.

On distingue:

les lipides simples – composés de glycérol et d'acides gras. Ils donnent les glycérides appelés mono-, di- ou triglycérides. Ces derniers représentent 95 p. 100 des lipides alimentaires; – ou composés de stérols et d'acides gras et ils donnent les stérides, tels que le cholestérol ou l'ergostérol. Le cholestérol est la charpente de tous les stéroïdes vitaminiques et hormonaux;

les lipides complexes (ou phosphoaminolipides) : en plus du glycérol et des acides gras, ils comportent dans leur formule de l'acide phosphorique et de la choline, protectrice du foie. Les lécithines du sang et les céphalines du cerveau sont des lipides complexes.

Les acides gras qui entrent dans la composition des glycérides sont définis en fonction de trois paramètres:

a) *la longueur de la chaîne:* les acides gras sont à chaîne longue, à chaîne moyenne ou à chaîne courte car le nombre de leurs atomes peut varier de 4 à 24. Les acides gras à chaîne longue (plus de 12 atomes de carbone) doivent être resynthétisés en triglycérides. Les acides gras à chaîne courte (moins de 12 atomes de carbone) ont une affinité avec l'eau et ils sont plutôt solubles. Ils peuvent donc être absorbés sans l'intervention de la lipase pancréatique et des sels biliaires en provenance de la bile.

b) *l'insaturation:* les acides gras n'ont pas tous le même nombre de doubles liaisons présentes dans leur formule. Ils sont saturés (pas de double liaison), mono-insaturés (une seule double liaison), poly-insaturés (plusieurs doubles liaisons).

c) *l'isomérisation:* les molécules de l'acide gras peuvent être positionnées de deux façons:

– dans le prolongement l'une de l'autre, en ligne, dite position *trans*,

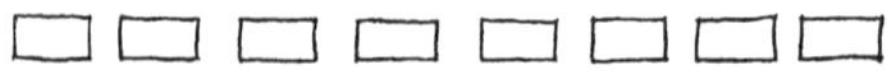

– soit coudées et disposées en angle, ou en forme de fer à cheval, dite position *cis*.

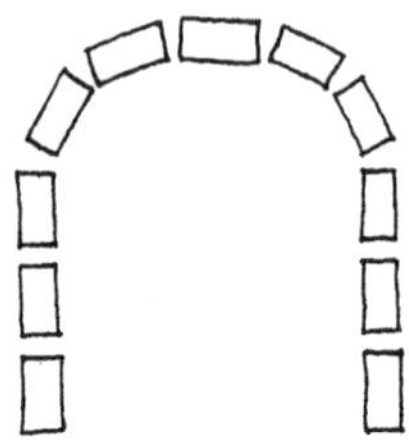

Les corps gras naturels sont presque toujours en position *cis*.

Les gras alimentaires :
tableau de classement général[2]

Le gras est un mélange de composés saponifiables (on peut les transformer en savon) et non saponifiables.

GRAS

95 p. 100	5 p. 100
graisses saponifiables	**graisses non saponifiables**
(TRIGLYCÉRIDES)	
Glycérol	Stérols
Acides gras	*Phytostérols* (règne végétal)
Saturés	*Cholestérol* (règne animal)
à chaîne moyenne	Vitamines A, D, E, K
élevant le cholestérol	
acide stéarique	
(gras animal)	
Mono-insaturés	
cis	
trans	
Poly-insaturés	
huiles végétales	
huiles marines	

Les gras alimentaires : un peu plus de détails[2]

Les acides gras saturés : Ce sont eux qui élèvent le taux du cholestérol dans le sang. Ils sont solides à la température ambiante. On les retrouve en abondance dans tous les produits et sous-produits animaux. Il existe quelques exceptions à cette règle : Les huiles végétales de palme et palmiste, de coco (coprah), de cacao et de coton, liquides à la température de la pièce, sont également riches en acides gras saturés mais, contrairement aux graisses animales saturées, elles ont un bas point de fusion. Elles fondent aux alentours de 10 °C comme les huiles insaturées.

Les acides gras mono-insaturés : On les classe en deux grands groupes :

– *les acides gras mono-insaturés cis :* le plus courant de ces acides gras est l'acide oléique qui se retrouve en grande quantité dans l'huile d'olive vierge. Les acides gras mono-insaturés *cis* sont des gras neutres : ils n'élèvent ni n'abaissent les taux de cholestérol. Les régimes à base d'huile d'olive, appelés régimes méditerranéens des années 50, sont considérés comme très protecteurs des maladies cardio-vasculaires ;

– *les acides gras mono-insaturés trans :* on les retrouve dans certaines viandes, dans les produits laitiers et dans les huiles végétales hydrogénées. L'hydrogénation est un procédé industriel qui transforme les huiles végétales en graisses solides. Les acides oléique, linoléique et linolénique deviennent ainsi de l'acide stéarique, un acide gras saturé. L'hydrogénation convertit aussi les acides gras poly-insaturés en acides gras mono-insaturés *cis* et *trans* et donne lieu à la formation d'acides gras poly-insaturés *trans*. Les gras *trans* se retrouvent également dans le gras du lait, du bœuf et du mouton car il se fait chez les ruminants une hydrogénation naturelle sous l'effet de la dégradation bactérienne.

Les Américains consomment entre 6 et 8 g de gras *trans* par jour. La moitié provient des graisses animales et l'autre vient des huiles végétales hydrogénées. Plus un gras végétal est solidifié, plus il comporte de gras *trans*. Par exemple, les gras végétaux pour la pâtisserie contiennent 25 à 35 p. 100 de gras *trans* alors que les margarines tartinables – elles sont beaucoup plus molles – n'en comportent que 13 à 20 p. 100.

Les gras *trans* sont considérés comme des gras dangereux pour la santé capables d'élever les taux de cholestérol sanguin. Des études récentes ont démontré une relation de cause à effet entre les gras *trans* et les maladies cardio-vasculaires ainsi que certains cancers (sein, peau, côlon)[3].

Au premier congrès de la Société internationale pour l'étude des acides gras et des lipides (ISSFAL) qui avait lieu en juillet 1993 à Lugano, Suisse, une partie des soucis, des inquiétudes et des avertissements s'est concentrée sur les gras *trans* et leurs effets sur la femme enceinte et son fœtus. On a parlé de « déficiences fonctionnelles dans la rétine et le cerveau » et d'autres « désavantages fonctionnels », de « poids plus faible à la naissance », de ralentissement du développement du fœtus[4].

Les acides gras poly-insaturés : Il y en a deux genres, les acides gras 6-omega et les acides gras 3-omega. Les premiers se retrouvent dans les huiles végétales, les seconds dans les huiles marines.

– *Les huiles végétales* de maïs, de soja et de carthame sont les plus riches en acides gras 6-omega. On a voulu croire, à partir des années 60, que les huiles poly-insaturées possédaient un pouvoir unique d'abaisser le taux de cholestérol sanguin et ainsi de contrebalancer les effets des graisses saturées. Il n'en est rien. Ces huiles sont des productions récentes de l'industrie alimentaire et leur consommation ne s'inscrit dans la tradition d'aucun peuple outre les Occidentaux depuis une quarantaine d'années. Cela ne constitue pas une période de temps suffisamment longue pour permettre d'établir une relation entre leur consommation et la prévention des maladies cardiovasculaires.

On sait cependant que les huiles les plus riches en acides gras poly-insaturés sont plus fragiles et plus sensibles à l'oxydation et à la chaleur. Leurs liaisons doubles sont facilement attaquées par l'oxygène de l'air et par la chaleur et il s'y forme des peroxydes toxiques. Ces peroxydes (ou *radicaux libres*) entraînent une destruction importante des vitamines A et E. Des études animales ont démontré qu'une quantité trop élevée d'acides gras poly-insaturés abaissait dangereusement le niveau de vitamine E dans les tissus des animaux provoquant l'encéphalomalacie (ramollissement cérébral) chez les poussins, la créatinurie (excès de créatine dans les urines) chez les rats et la stérilité chez les poussins mâles.

Le carotène, les vitamines E et C et le sélénium sont des anti-oxydants qui sont naturellement abondants dans les végétaux dont on extrait l'huile. Malheureusement, au cours de la fabrication des huiles, ils sont éliminés et ils ne peuvent servir à la protection des huiles contre le rancissement (oxydation) donnant lieu à la formation de radicaux libres, causes, entre autres, du vieillissement accéléré de la peau et de son cancer chez l'être humain[5].

– *Les huiles marines* de sardine, maquereau, hareng, thon sont riches en acides gras 3-omega dont l'acide eicosapentaénoïque et l'acide docosa-hexaénoïque. Certaines études, dans les années 70 et 80, leur ont prêté un effet cardio-protecteur car on croyait que ces huiles pouvaient diminuer la concentration des graisses dans le sang. Aujourd'hui, on considère que leur effet est neutre : les huiles marines n'élèvent ni n'abaissent le cholestérol sanguin. L'usage médicinal des huiles de poisson comporte un effet secondaire sérieux: elles augmentent la fréquence des hémorragies[6].

Le cholestérol alimentaire

Le cholestérol fait partie des stérols. Il se retrouve dans la partie non saponifiable des gras animaux et dans les membranes des cellules animales. Tous les produits animaux: viandes rouges, volailles, poissons, huîtres, abats (foie, cervelle, rognons, ris) et les sous-produits animaux: œufs, laits, fromages, beurre, crème fraîche, crème glacée sont riches en cholestérol. La relation entre l'ingestion du cholestérol alimentaire et les maladies cardio-vasculaires est impressionnante.

Les phytostérols alimentaires sont des stérols végétaux qui n'élèvent pas les taux de cholestérol sanguin mais qui, au contraire, empêchent l'absorption du cholestérol animal. Un stérol de la levure, l'ergostérol, se change en vitamine D_2 quand on l'expose aux rayons ultra-violets.

Les vitamines A, D, E, K sont transportées par les graisses. Elles sont peu altérables (la cuisson ne les détruit pas) et très facilement stockées dans l'organisme. Leur excès présente de réels dangers. Les intoxications aux vitamines A et D, parce qu'elles sont ajoutées à certains aliments courants (margarine, lait, pain, céréales du matin, jus) et souvent prises en suppléments à forte dose, sont à surveiller et à craindre[7].

Les sources alimentaires de gras

A – Les gras visibles

Les gras visibles sont ceux que l'on voit et que l'on ajoute aux aliments. Ils comprennent les gras à tartiner, les gras de cuisine et d'assaisonnement et le beurre.

1. *Les gras à tartiner* sont principalement les margarines, ces créations de l'homme faites d'un mélange de matières premières qui ont beaucoup varié depuis que Mège-Mourié a inventé en 1869 à l'intention de la marine et des petits budgets, une émulsion à base de lait écrémé et de graisse de vache (suif). Au fil des nécessités économiques et des découvertes en matière de nutrition, on a employé les huiles d'arachide, de colza (canola), de palmiste, de coprah, de palme, de baleine, de maïs, de tournesol, de soja, d'anchois, de hareng, et le saindoux (graisse de porc).

Il existe différents types de margarine mais toutes sont des émulsions comprenant :

- *une phase grasse* faite d'une ou de plusieurs des huiles ou graisses mentionnées ci-dessus dont certaines ont été hydrogénées pour obtenir la consistance désirée ;
- *une phase aqueuse* faite d'eau et/ou de lait écrémé auxquels sont ajoutés :
  - des révélateurs (amidon de maïs, fécule de pomme de terre) ainsi appelés car ils permettent de repérer l'éventuelle présence de margarine dans des produits où l'on ne devrait pas la rencontrer ;
  - du sucre ou du glucose, éventuellement pour permettre de mieux dorer les aliments que l'on fait cuire ;
  - du sel ;
  - des conservateurs (sorbate de potassium et acide citrique), mais les colorants sont interdits. La couleur des margarines est due à la teinte rouge de l'huile de palme qui est riche en bêta-carotène.

Les margarines sont dites:

a) *standard*. Leur consistance est ferme. Elles peuvent être « mixtes », c'est-à-dire contenir outre des huiles végétales, des huiles de poisson et/ou du saindoux. Elles peuvent aussi être totalement « végétales » mais cela ne veut pas dire grand chose car même si on insiste sur ce qualificatif, l'hydrogénation assez poussée a saturé une bonne partie des acides gras;

b) *tartinables*. Beaucoup plus molles, elles sont conçues pour pouvoir s'étaler sur les tartines même au sortir du réfrigérateur. Leur teneur en acides gras insaturés essentiels est assez importante;

c) *diététiques*. Elles comportent des margarines riches en acides gras insaturés (au moins 50 p. 100 du total des acides gras), des margarines riches en triglycérides et des margarines à taux restreints en lipides (moins de 50 p. 100 du taux des margarines courantes).

Chaque type de margarine est destiné à un emploi particulier. Les margarines standard supportent des températures relativement élevées et elles conviennent pour les rôtis et les sautés. Pour les emplois crus ou peu chauffés, on utilise les margarines tartinables. Les margarines diététiques sont utilisées en cas d'hyperlipidémie, de troubles de l'absorption intestinale et d'excès de poids. Aucune margarine ne convient pour les fritures. Les margarines constituent une source importante d'acides gras saturés et poly-insaturés dans le régime.

2. *Les gras de cuisine* sont les gras utilisés pour la cuisson et dans la pâtisserie et les huiles pour frire et assaisonner les salades.

• *Les gras de cuisson* peuvent être animaux: saindoux, suif, graisse d'oie. Leur point de fusion est élevé (ils sont donc de digestion difficile) mais ils supportent très bien les fortes températures. Ils sont utilisés pour les fritures, pour les pâtisseries et dans les plats préparés. Ils peuvent aussi être végétaux. Ils sont alors à base de coprah (noix de coco), une huile fluide à la température tropicale mais qui fige sous nos climats et durcit par une hydrogénation partielle. Les gras de cuisson ne contiennent, tout comme les gras animaux, pratiquement que des gras saturés. Ils sont cependant résistants au rancissement, ils supportent les températures élevées et ils peuvent être employés pour les fritures.

• *Les huiles.* Elles ont pour matière première des fruits ou des graines riches en lipides. Triés et nettoyés, fruits ou graines sont broyés et réduits en une pâte qui est chauffée puis pressée. L'extraction est alors suivie du raffinage dont le but est d'éliminer les substances étrangères et les mucilages car leur présence entraînerait un rancissement rapide; ainsi que l'excès d'acidité qui donne à l'huile un goût désagréable et nuit à sa conservation. Le raffinage cherche aussi à donner à l'huile une belle couleur et à éviter une odeur trop prononcée. Pour chacune de ces étapes, on utilise des produits chimiques: hexane, soude caustique, acide phosphorique, nickel pour l'hydrogénation, additifs et anti-oxydants.

Le raffinage des huiles réduit considérablement leur valeur nutritive:

- il réduit leur quantité d'acides gras poly-insaturés;
- il transforme la forme *cis* des molécules en forme *trans*;
- il élimine une quantité considérable des vitamines et des minéraux qui se trouvent dans le fruit ou la graine d'où elles sont tirées. (Il faut 14 épis de

maïs pour produire 1 c. à soupe d'huile de maïs.) Les anti-oxydants comme le carotène sont plus particulièrement touchés;

– les stérols végétaux et les lécithines sont éliminés.

Il semble ainsi que la technologie moderne nous a permis de faire aux huiles ce que nous avons déjà fait aux farines et aux sucres. Nous avons compromis leurs vertus et multiplié leurs vices.

La seule huile qui échappe au raffinage est *l'huile d'olive vierge* car elle est extraite à froid puis seulement centrifugée et filtrée. Elle a la réputation d'agir sur la vésicule biliaire qu'elle amène à se contracter en douceur et d'avoir un léger effet laxatif. Elle supporte des températures élevées et convient à toutes les préparations. Sa digestibilité est sans problème à condition d'en consommer raisonnablement. Elle est relativement riche en vitamine E et contient de petites quantités de carotène. L'acide gras principal est l'acide oléique mono-insaturé mais elle contient aussi un peu d'acide linoléique, un acide gras essentiel.

Les huiles «insaturées» dont la plus utilisée est *l'huile de tournesol*, sont des huiles fragiles qui supportent mal les températures élevées. Elles craignent l'air et la lumière qui les oxydent. Il faut bien refermer les bouteilles après usage et les entreposer à l'ombre dans un placard et au frais loin des sources de chaleur dans la maison. Les huiles insaturées (de maïs, de pépins de raisin) sont riches en acide linoléique, un acide gras essentiel.

L'huile de colza était préparée autrefois à partir de graines riches en acide érucique qui causait des lésions dans le myocarde. «La nouvelle huile de colza» a été appelée en Amérique, huile de canola. Faite à partir de nouvelles variétés de graines pauvres en acide érucique, elle n'en contient jamais plus de 5 p. 100 et certaines huiles en contiennent 0 p. 100. C'est une huile très mono-insaturée, la plus pauvre des huiles végétales en gras saturés, qui doit être réservée aux emplois crus.

L'huile de noix est une huile insaturée vendue vierge mais contrairement à l'huile d'olive, elle se conserve très mal et ne supporte pas la chaleur. *L'huile de soja* est riche en acides gras insaturés mais elle ne doit pas être chauffée.

Les huiles sont employées pour faire les sauces à salades et à légumes, fabriquer les mayonnaises et frire les viandes, les poissons et les légumes. Pour certains peuples, la friture est un mode de cuisson habituel. Chez les Danois, par exemple, 70 p. 100 des viandes et des poissons servis au cours des repas chauds sont frits[8]. La friture est un mode de cuisson qui conduit à absorber une quantité importante de gras. (Les pommes de terre frites retiennent environ 10 p. 100 de leur poids en huile ou en graisse de friture.) Au problème de la quantité de gras, la friture rajoute le problème du chauffage de celui-ci. La température du bain de friture est élevée : 180 °C. Beaucoup d'huiles ne le supportent pas. Elles fument ou se décomposent partiellement donnant naissance à des dérivés irritants pour le tube digestif. De plus, un bain de friture sert généralement plusieurs fois, ce qui multiplie les attaques subies par le gras. Il est important ici de réfléchir aux études qui ont établi une relation de cause à effet entre la quantité d'aliments frits consommés et les risques de cancer des ovaires[9].

• *Le beurre* est un gras visible dont la fabrication et l'usage sont millénaires. C'est une émulsion obtenue en barattant la crème du lait. Il contient 82 à 84 p. 100 de gras, 16 p. 100 d'eau et de toutes petites quantités de caséine, de lactose et de sels minéraux. C'est une excellente source de vitamine A et en été, il contient aussi de la vitamine D. Le beurre est un corps gras dont le point de fusion est relativement bas et il se digère bien, s'il est frais, quand on le consomme cru ou juste fondu. Chauffé, il fume, noircit et devient indigeste. Il est très riche en acides gras saturés. La cuisine au beurre devrait être évitée.

B – Les gras invisibles

On les appelle invisibles car ils sont cachés dans les produits laitiers (lait, crème, fromages), dans les viandes, les poissons et les œufs ainsi que dans les gâteaux, les pâtisseries, les craquelins, les biscuits et parfois le pain et les céréales. À cette liste, il faut ajouter le groupe des divers : sucreries (caramel, chocolat), noix, avocats, olives, croustilles, chips, sauces et mayonnaises dont on ignore très fréquemment le contenu élevé en gras. (N'est-il pas courant d'utiliser ¼ litre d'huile pour préparer une mayonnaise pour 4-5 ?)

1. *Les produits laitiers* sont une source importante de gras saturés et de cholestérol.

• *La crème* est séparée du lait. Elle peut être « fraîche » et contenir 30 p. 100 de gras ou « légère ». Elle remplace agréablement le beurre sur les légumes verts. Une c. à soupe de beurre = 12,6 g de gras ; une c. à soupe de crème fraîche = 4,5 g de gras ; une c. à soupe de crème légère = 1,8 g de gras.

• *Le lait* est vendu entier ou partiellement écrémé. Entier, il contient 3,5 p. 100 de gras, écrémé 2 p. 100. Cela semble peu mais ce chiffre est basé sur le poids du lait et non sur son contenu en calories. En réalité, 50 p. 100 des calories que contient un verre de lait entier proviennent du gras. Faisons un simple calcul :

Lait entier	3,5 p. 100 de gras au poids
Une portion	250 ml (une tasse)
Calories par portion	160 calories
Gras par portion	9 g
9 g de gras × 9 cal./g	81 calories

81 calories des 160 calories d'un verre de lait viennent du gras soit 50 p. 100.

• *Les fromages* sont infiniment variés: frais, « double-crème », fondus, à pâtes molles, demi-dures et dures. Il est bon de savoir que plus un fromage est pressé et dur, moins il contient d'eau, et donc plus il est gras. Les fromages à la crème sont doublement gras. Un paquet de fromage à la crème de 250 g environ contient 850 calories et 86 g de gras. Ainsi, 90 p. 100 de ses calories viennent du gras!

Le fromage est une source importante d'une forme de cholestérol très destructeur des artères: le cholestérol oxydé. C'est le Dr C.B. Taylor du VA Medical Center à Albany, (New York), qui a découvert que le cholestérol des aliments exposés à l'air peut subir une oxydation chimique qui provoque des produits de dégradation extrêmement toxiques. Au cours d'une expérience particulière, il a injecté du cholestérol oxydé à des lapins. Il a pu alors observer une destruction sérieuse de leurs artères. De minuscules quantités de cholestérol oxydé avaient tué les cellules musculaires lisses de leurs artères en 5 heures. Les lésions ainsi provoquées sont à l'origine de l'athérome qui conduit à la crise cardiaque. On savait déjà que le cholestérol « ordinaire » était mauvais pour le cœur et que les gras insaturés pouvaient rancir. La connaissance de l'existence de ces nouvelles formes de cholestérol oxydé nous force à plus de sérieux encore. Il est obligatoire de ne consommer, en tout temps, que des produits gras *très frais*. Le Dr Taylor a trouvé ces nouvelles formes de cholestérol oxydé dans plusieurs aliments courants: le lard, les fromages fermentés, les mélanges à crêpes et à flans, les poudres d'œufs séchés et même une formule de lait en poudre pour bébés[10].

2. *Les viandes, les poissons et les œufs* sont des sources importantes de gras saturés et de cholestérol dans l'alimentation occidentale. Quand toute la graisse visible a été ôtée,

ce qui devrait automatiquement se faire si l'on suivait la recommandation millénaire de ne manger « ni gras, ni sang », il reste encore dans la viande une bonne quantité de lipides mal évaluée la plupart du temps.

Voici à ce sujet quelques indications[11] :

Aliment (100 g net)	Quantité de graisses
Pigeon / Cheval / Crustacés / Coquillages / Dorade / Sole /	5 g
Gibier / Poulet / Lapin / Foie / Langue / Cervelle / Hareng / Maquereau /	5 à 10 g
Œufs / Bœuf / Veau Gigot d'agneau ou de mouton / Filet de porc / Dinde / Canard / Sardines fraîches / Thon / Viandes hachées /	10 à 15 g
Bœuf dit « gras » / Saucisses / Poules / Sardines et thon à l'huile / Viandes hachées /	15 à 20 g
Jambon / Porc (autres morceaux que le filet) / Anguille / Andouillettes / Andouille / Saucisson sec /	20 à 25 g
Oie / Boudin / Saucisses / Chair à saucisses / Pâtés / Charcuteries /	25 à 40 g
Foies gras / Pâtés de foie /	40 à 50 g
Rillettes de porc et d'oie	plus de 50 g

3. *Autres gras cachés*

Aliments	Quantité de matières grasses
Crèmes glacées	4 à 10 p. 100
Banana-Split	8 à 15 p. 100
Pêche Melba	8 à 15 p. 100
Biscuits secs	10 à 15 p. 100
Pâtisseries	15 à 25 p. 100
Chocolat	15 à 32 p. 100
Pâtes d'amandes, dragées, pralines	25 à 40 p. 100
Caramels	6 à 10 p. 100
Patates chips	40 p. 100
Avocat	20 p. 100
Noix et graines fraîches et crues	40 à 60 p. 100
Olives	90 p. 100

Les noix sont très riches en graisses mono-insaturées, moyennement riches en graisses poly-insaturées et très pauvres en graisses saturées[12]. Leur contenu en fibres est élevé et elles sont une excellente source de vitamine E (tocophérols anti-oxydants), de calcium et de magnésium[13]. Leur richesse en graisse exige cependant que leur consommation soit très limitée. « Il faut accorder beaucoup d'attention à l'emploi judicieux des oléagineux. Ceux-ci ne doivent pas être consommés en trop grande quantité. Si certaines personnes en utilisaient moins, elles obtiendraient de meilleurs résultats. En les mélangeant dans de trop larges proportions avec d'autres aliments dans certaines recettes, on rend le régime si copieux que l'organisme ne parvient pas à l'assimiler normalement[14]. »

Les noix et les graines salées et rôties sont un désastre nutritionnel. Leur contenu en graisses est beaucoup plus élevé et en partie saturé. Elles sont aussi très riches en sodium. Voici un petit exemple comparatif[15] :

30 g de graines de tournesol nature	30 g de graines de tournesol rôties, salées
157 calories	190 calories
13,2 g de graisses	17,1 g de graisses
8 mg de sodium	125 mg de sodium

Les gras sont donc très souvent invisibles et il est facile de transformer un repas simple en un repas gastronomique en y ajoutant tout simplement des sauces et des assaisonnements. Étudiez ce petit tableau[16] et vous serez convaincu que le gras transforme (inutilement et dangereusement) les aliments en bombes calorifiques.

Aliment	Calories		Gras	Calories		Calories totales
Salade de laitue et tomate	40	+	sauce au Roquefort	160	=	200
Pain de blé entier (1 tranche)	65	+	beurre	70	=	135
Brocoli (1/2 tasse)	35	+	fromage à la crème	130	=	165
Entrée végétarienne ou poisson grillé	220	+	sauce tartare	80	=	300
Pomme de terre en robe des champs (1 grosse)	135	+	sauce hollandaise	180	=	315
Lait écrémé (1 verre)	90		Lait entier (1 verre)			160
Pomme cuite avec dattes et noix	100		Tarte aux pommes à la mode (une pointe)			600
Total	685					1875

Voilà ! Peut-on encore se demander pourquoi l'on grossit bien qu'il semble que l'on ne mange pas particulièrement beaucoup ?

Une étude faite aux Pays-Bas a établi que l'alimentation courante quotidienne fournissait 30,8 g de gras visibles mais 73,8 g de gras invisibles soit grosso modo deux fois plus et sur un total arrondi de 104 g de gras par jour

43 g sont saturés, 41 g sont mono-insaturés et 18 g sont poly-insaturés[17].

C'est donc ainsi que la consommation importante mais souvent totalement ignorée de gras dans notre alimentation entraîne une augmentation parallèle de graisses dans notre organisme pour le soumettre inutilement et bêtement au mal du gras.

Les gras dans l'organisme

Notre organisme comporte trois sortes de lipides:

a) *les lipides constitutionnels ou de constitution*, c'est-à-dire ceux qui entrent dans la constitution même des cellules (cellules nerveuses, cellules cérébrales très particulièrement) et qui participent à leur activité. Ils représentent 10 p. 100 du poids sec des tissus;

b) *les lipides de réserve* sont ceux que l'on voit et qui désespèrent tant de gens par leur effets disgracieux sur la silhouette. Ils se retrouvent dans le tissu sous-cutané (50 p. 100), dans la cavité abdominale (45 p. 100), autour des organes internes et dans le tissu intra-musculaire (5 p. 100) et ils représentent une importante réserve énergétique. Un individu de 70 kg, alimenté normalement, a environ 10 kg de graisses de réserve qui pourront fournir près de 100 000 calories si nécessaire. (1 g de gras libère 9,3 calories) ;

c) *les lipides circulants* ont des noms étranges: VLDL, HDL, LDL, triglycérides, etc. Ils inquiètent et font peur. Essayons de les décoder.

1. *Les formes transportées :* les lipides sont insolubles dans l'eau. Il faut donc les transformer en dérivés solubles pour qu'ils puissent être transportés vers le foie et les tissus adipeux puis transférés des réserves aux sites d'utilisation.

Les lipides deviennent solubles en se liant à une protéine vectrice et en s'introduisant dans des particules stables, les lipoprotéines, dont il existe plusieurs catégories;

- les chylomicrons: ils transportent les graisses alimentaires de l'intestin aux sites d'utilisation et de stockage. Ce sont des particules de grande taille synthétisées dans les cellules intestinales et qui gagnent la circulation pulmonaire après avoir emprunté la voie lymphatique par le canal thoracique. C'est leur présence dans le sang qui donne au plasma son aspect laiteux. Un sérum à jeun est clair mais trouble deux heures après un repas pour redevenir clair 6 à 8 heures après;

- les lipomicrons ou VLDL (very low density lipoproteins) permettent le transport des triglycérides fabriqués dans notre corps. Ils sont synthétisés par le foie;

- les béta-lipoprotéines ou LDL (low density lipoproteins) sont des particules de petite taille qui transportent surtout du cholestérol sous forme estérifiée avec de l'acide linoléique. Elles sont synthétisées dans le sang et dégradées dans le foie et les tissus périphériques;

- les alpha-lipoprotéines ou HDL (high density lipoproteins) sont des particules encore plus petites, très denses et lourdes. Riches en protéines, elles contiennent moins de lipides que les autres lipoprotéines. Elles assurent le transport du cholestérol des tissus vers le foie. Ces lipoprotéines sont aussi appelées bon (HDL) et mauvais (LDL) cholestérol.

2. *La forme utilisée:* les triglycérides sont dégradés en acides gras libres qui représentent la forme d'utilisation des lipides. Ils sont utilisés essentiellement et en permanence par le myocarde (le muscle du cœur).

3. *Les triglycérides* à chaîne moyenne et les acides gras courts (TCM et AG courts) peuvent être déplacés dans les cellules intestinales et aboutir directement au foie où ils sont oxydés et produisent de l'énergie. Ils peuvent aussi sous certaines conditions (famine, diabète) produire des corps cétoniques. Ces triglycérides interviennent dans le métabolisme des hydrates de carbone raffinés et complexes. Ils augmentent la sécrétion d'insuline et donc ils peuvent entraîner une hypoglycémie plus ou moins marquée.

Finalement, on ne doit pas oublier que les lipides sont aussi les transporteurs *des vitamines liposolubles* A, D et E.

La digestion des lipides exige le double processus de la fusion qui les rend liquides et de l'émulsion qui dépend des sucs digestifs: bile, lipases du pancréas et de l'intestin. Leur transport dans l'organisme se fait par le sang (30 p. 100) pour aller directement au foie et par la lymphe (70 p. 100). C'est à ce stade de la digestion que le sérum sanguin devient lactescent. Il sera clarifié sous l'action de la lipoprotéine-lipase.

Le métabolisme des acides gras a lieu dans le tissu adipeux qui n'est pas un simple réservoir calorique, et dans le foie. La régulation de ce métabolisme (stockage ou mobilisation des graisses de réserve) est commandée par les apports alimentaires (ce que l'on mange), le jeûne, l'activité physique ou le repos. Il y a entre les triglycérides et le glucose une étroite dépendance. Les triglycérides ne peuvent pas être resynthétisés dans les cellules sans la présence de glucose. Par contre, l'augmentation des acides gras libres dans le sang (plus on mange de gras, plus on en a) entraîne une diminution de l'utilisation cellulaire du glucose (il reste dans le sang et s'échappe dans les urines) et une résistance des cellules à l'insuline. C'est l'insuline qui signale aux cellules de laisser entrer le glucose mais en présence de trop d'acides gras, les cellules deviennent

« insensibles » à l'insuline. Elles n'obéissent pas à son signal. En l'absence de glucose, les cellules doivent alors utiliser les acides gras qui se transforment en corps cétoniques, cause de fatigue, de léthargie, de confusion et parfois de coma et de mort.

Les besoins en gras

On sait sans aucun doute qu'il existe un maximum lipidique à ne pas dépasser mais existe-t-il un besoin minimum et indispensable en lipides ? L'Occidental moyen tire des graisses 45 p. 100 de ses calories. Le Bantou tire 10 p. 100 de ses calories des graisses et l'aborigène de Nouvelle-Guinée 3p. 100. Avant de penser que cela est insuffisant, il est important de se rappeler que dans ces sociétés, on ne trouve aucune trace de diabète, d'hypertension, d'obésité ou de maladies cardio-vasculaires[18].

Comment ces peuples peuvent consommer si peu de gras et être en bonne santé ? Une notion de base en nutrition est que les protides et les glucides (hydrates de carbone) peuvent se transformer en lipides dans l'organisme. Ainsi, même dans des conditions exceptionnelles d'absence totale de corps gras dans l'alimentation, le besoin minimum absolu de lipides ne se pose pas. En effet, le corps peut produire tous les acides gras dont il a besoin s'il reçoit une petite quantité d'acide linoléique, un acide gras insaturé essentiel, originellement dérivé de la graine de lin, et abondant dans de nombreuses noix et graines. Cette quantité a été calculée : 2 p. 100 des calories, soit 7 g pour une ration de 3500 calories[19]. Par exemple, en consommant 30 g de gruau, on obtient la quantité d'acide linoléique nécessaire pour une journée. Dans la nature, un régime totalement sans gras est impossible à établir car tous les aliments comportent les macro-nutriments : protides, glucides, lipides. Même la laitue a un contenu en gras de plus de 9 p. 100.

À l'opposé, les inconvénients d'un régime trop riche en graisses ne sont pas assez compris. On veut continuer à ignorer la responsabilité qu'il porte dans de nombreuses affections dont la surcharge pondérale (enbonpoint et obésité) et l'athérosclérose. On tient à continuer à croire que le gras est indispensable pour lutter contre le froid et qu'il donne de la force. En médecine sportive, on a établi que « la ration qui permet la survie la plus longue (au froid) est une ration glucidique[20] », soit à base d'hydrates de carbone complexes. Des expériences avec des athlètes entraînés ont aussi démontré qu'au cours de travaux durs, les sujets qui ont suivi un régime très riche en graisses (viandes, œufs, fromages) ont travaillé 3 fois moins longtemps. C'est un régime très riche en hydrates de carbone complexes (pain complet, céréales non raffinées, légumineuses et légumes) qui a permis le maximum d'endurance : 2 sujets sur 3 ont dépassé 4 heures de pédalage alors qu'avec le régime riche en graisses les 3 sujets se sont arrêtés, épuisés, au bout de 90 minutes[21, 22].

Ainsi, il existe réellement un minimum lipidique établi à 2 p. 100 des calories et il existe réellement un maximum lipidique établi depuis quelque temps à 20 p. 100 des calories, maximum à ne pas franchir si l'on veut éviter les maladies du gras et l'hypertension comme nous le verrons plus loin.

De nouvelles résolutions

L'histoire du gras à notre époque a connu plusieurs rebondissements depuis janvier 1961 quand l'American Heart Association a publié ses recommandations sur les graisses dans l'alimentation, dénonçant les gras saturés et encourageant fortement leur remplacement par des gras poly-insaturés. Dans ce premier temps, ce qui était incriminé était la qualité des gras et non pas leur quantité. On s'attaquait aux gras saturés, mais on les remplaçait par des gras insaturés et l'on continuait à manger aussi gras qu'avant.

Bien sûr immédiatement, certains hommes de science se sont mis à étudier les gras poly-insaturés pour voir s'ils étaient vraiment meilleurs que les gras saturés et les résultats ne furent pas longs à venir. Le Dr Friedman, en particulier, a démontré que les gras poly-insaturés provoquaient une hypoxie aussi forte que les gras saturés (le sang s'épaissit, ralentit, s'agglutine et empêche le transport de l'oxygène aux cellules à la suite de leur consommation), qu'ils élevaient les taux de triglycérides dans le sang mais pendant plus longtemps et qu'en plus, ils entraînaient une carence sérieuse en vitamine E dans le corps[23].

Le Dr Friedman complétait son étude en 1965 et démontrait que le problème du gras ne se situait pas tant au niveau de sa qualité que de sa quantité. Cette étude fut presque totalement ignorée et l'enthousiasme pour les gras poly-insaturés ne devait céder quelque peu que dans les années 70 quand d'autres recherches révélèrent que les gras poly-insaturés étaient aussi une cause de lithiase biliaire et qu'ils stimulaient fortement la croissance des tumeurs et plus particulièrement celles qui se développent dans les organes hormono-dépendants: seins, ovaires, utérus, testicules, prostate[24].

Aujourd'hui, après 30 ans d'études et de recherches de tous genres, il est clairement établi que ce qui est salutaire dans les gras, ce n'est pas qu'ils soient poly-insaturés mais que, saturés ou poly-insaturés, on en mange peu, c'est-à-dire, pas plus de 20 p. 100 des calories totales ou, au maximum, 45 g par jour, gras visibles et invisibles confondus. À ce taux, largement suffisant, le cholestérol, le poids et l'hypertension diminuent sensiblement, les risques de cancer, de diabète et d'athérosclérose disparaissent, permettant la régression de ces problèmes dévastateurs en Occident.

Les temps sont révolus. Il faut qu'une réforme s'effectue et voilà comment vous pouvez vous y prendre personnellement:

– Premièrement, rappelez-vous l'existence de cette interdiction millénaire de ne manger aucun gras animal, donc le lard ou saindoux, le suif de mouton et le suif de bœuf sont à bannir, mais aussi toutes les graisses des animaux (poulet, oie, canard, baleine, hareng, morue). Elles ne peuvent absolument pas être isolées et utilisées comme gras de cuisine ou comme base de graisses à tartiner. Une étude récente intéressante a démontré que le bœuf « entier » n'élevait pas autant le cholestérol sanguin que le suif de bœuf. Il existe définitivement dans la graisse animale isolée des facteurs hypercholestérolémiants particuliers[25].

La pratique d'utiliser de la graisse animale est cependant habituelle dans l'industrie du fast-food où l'on fabrique des boulettes et des petits pâtés de viande avec du gras de poulet ou de bœuf rajouté et où l'on frit les aliments (viandes, poissons, légumes) dans de la graisse de bœuf, quand ce n'est pas de la graisse de porc ou de cheval. On en arrive ainsi à avaler des repas outrageux pour la santé comme le démontre l'analyse nutritionnelle de deux aliments si couramment et fréquemment consommés[26]:

Aliment	Calories	Gras totaux	Gras saturés	Calories tirées du gras
1 hamburger	572	34 g	15 g	53 p. 100
1 portion de frites	222	12 g	5 g	49 p. 100

– Dans un deuxième temps, il faut réduire radicalement notre consommation de graisses invisibles. Dans un appel urgent à lutter contre les maladies cardiovasculaires aux États-Unis, deux hommes de science, Michael Brown et Joseph Goldstein ont affirmé que cela nécessiterait « une élimination totale des produits laitiers et des œufs et une consommation strictement limitée des viandes et des autres sources de gras saturés[27] ».

Le tableau suivant nous fait comprendre pourquoi[26] :

Aliments	Calories	Gras saturés	Cholestérol	Calories tirées du gras
1 bifteck de côte	324	24,6 g	84 mg	68 p. 100
1 œuf entier	79	5,6 g	274 mg	64 p. 100
1 coupe de crème glacée entière	349	23,7 g	88 mg	61 p. 100
1 c. à soupe de mayonnaise	99	11,0 g	8 mg	100 p. 100

– Dans un troisième temps, il est inutile de se tourner vers les huiles poly-insaturées pensant qu'elles vont neutraliser les graisses saturées. La seule huile « neutre » qui a fait ses preuves depuis plusieurs millénaires est l'huile d'olive vierge mono-insaturée qui ne rancit pas et qui ne cause ni athérosclérose ni cancers. Consommée avec modération dans le cadre d'un régime riche en céréales complètes, légumineuses, fruits et légumes, elle assure une santé de fer et une longévité enviable.

Les armes sociales de la lutte contre le mal du gras[28]

I. L'étiquetage

En janvier 1993, le gouvernement américain par le biais de la Food and Drug Association publiait de nouveaux règlements sur l'étiquetage des produits alimentaires. Depuis, chaque étiquette doit indiquer combien un aliment comporte de calories totales, de calories tirées du gras, de gras totaux, de gras saturés, de cholestérol, de sodium, de fibres, d'hydrates de carbone totaux, de sucres, de protéines, de vitamine A, de vitamine C, de calcium et de fer. On peut, en plus, employer sur les étiquettes différents qualificatifs : « zéro » ou « sans » cholestérol ; « faible » teneur en gras ; teneur « réduite » en gras en conformité avec les règlements émis à ce sujet. Par exemple, pour pouvoir être étiqueté « sans » cholestérol un produit doit contenir moins de 2 mg de cholestérol par portion mais son contenu en gras saturés doit aussi être de moins de 2 g. « Sans » gras saturés signifie que le produit offre moins de 0,5 g de gras saturés par portion mais aussi que seulement 1 p. 100 des gras totaux ou moins sont des acides gras *trans.* « Faible » teneur en gras signifie qu'un produit a moins de 30 p. 100 de ses calories tirées du gras, soit 3 g ou moins par portion. On indique la capacité qu'ont certains aliments d'élever le taux de cholestérol à cause de leur richesse en gras saturés. On découvre ainsi que le chocolat, riche en beurre de cacao, est un aliment très gras qui élève les taux de cholestérol sanguin. Le public peut ainsi plus facilement limiter sa consommation de gras totaux, de gras saturés et de cholestérol.

II. Les succédanés

L'industrie alimentaire craignant d'être boudée par les consommateurs et voulant éviter un trop grand virage vers le végétarisme, a habilement inventé de nouveaux produits pour remplacer le gras exactement comme on a inventé des édulcorants artificiels pour remplacer le sucre. Grâce à une technologie de pointe, on a pu fabriquer des vinaigrettes et des mayonnaises « sans » gras ou à « faible » teneur en gras en ayant recours à des gommes solubles à l'eau pour remplacer le gras. On a confectionné des desserts glacés avec des produits laitiers maigres (lait écrémé, yogourt avec gomme) et fait des fromages avec une partie de lait entier remplacée par du lait écrémé. Cela a été assez facile à faire pour ces produits riches en eau. Le problème est plus aigu pour des produits secs comme les crackers, les chips et les aliments frits. Comment réduire leur teneur en gras sans trop modifier leur goût et leur texture ? Les croustilles de maïs cuites au four puis vaporisées d'huile végétale sont devenues populaires. On s'est habitué à ce nouveau goût de graisse non cuite. Mais cela n'est pas pratique pour tout ; alors on a inventé des succédanés. Un de ces produits « Simplesse » est un produit fait à partir de blancs d'œufs réorganisés. Récemment approuvé par la Food and Drug Association, il est considéré sans risque. Ce produit n'est pas un lipide mais un protide et il ne fournit que 4 calories au gramme. Il a un défaut qui limite son emploi : il ne supporte pas la cuisson. Il ne peut être incorporé qu'à des aliments à base d'eau, comme les desserts glacés et dans des aliments non chauffés comme les glaçages à gâteau. On cherche donc encore un substitut de gras qui offre les qualités de goût, de texture et de cuisson d'un vrai gras. Des recherches sont en cours sur un produit appelé « Olestra », à base d'acides gras non assimilables. Ce gras artificiel peut être employé dans les desserts, les biscuits, les mayonnaises et les fritures sans qu'on puisse faire de différence et il offre, c'est sûr, zéro calorie.

III. La génétique végétale

Des croisements minutieux et une sélection soignée ont permis d'améliorer le contenu en acides gras et le rendement des graines utilisées pour la fabrication des huiles. L'exemple le plus frappant est celui de l'huile de canola obtenue à partir des graines de colza. L'huile de canola est une des plus pauvres en acides gras saturés et des plus riches en acides gras mono-insaturés. Les modifications faites à la graine de colza pour en modifier le contenu en acides gras saturés et pour la débarrasser de son contenu élevé en acide érucique, un acide toxique, sont présentement faites sur d'autres graines et l'industrie agricole espère offrir de nouvelles huiles au contenu en acides gras modifié.

IV. L'élevage et la génétique animale

Tout comme les agriculteurs, les éleveurs cherchent à offrir aux consommateurs des produits qui répondent à leurs exigences pour des produits plus sains. La mode n'étant plus au « veau gras » les éleveurs veulent maintenant produire du bœuf « maigre ». On a créé par des croisements savants des variétés de poules et de dindes avec plus de viande blanche qu'autrefois et donc moins de viande brune toujours plus grasse.

La formulation scientifique des pâtées pour animaux a permis la production de viandes « diététiques ». Par exemple, en nourrissant des porcs avec une alimentation enrichie en graisses mono-insaturées, on a réussi à produire une viande de porc moins riche en graisses saturées. On a aussi réussi à produire des œufs avec moins de cholestérol en surveillant étroitement la nourriture des poules pondeuses. On sait aujourd'hui que la qualité des graisses consommées influence la qualité des graisses stockées dans l'organisme et que l'on peut ainsi diriger la qualité et la quantité des graisses qui se retrouvent dans la chair animale et dans ses sous-produits (œufs, lait). L'industrie agricole espère donc, d'ici peu, offrir aux consommateurs des produits animaux pauvres en graisses saturées et plus riches en graisses insaturées et qui seront ainsi, pense-t-on, « sans risque ».

Comme nous l'avons vu au début de ce chapitre, notre organisme comporte trois sortes de lipides : les lipides de constitution, les lipides de réserve et les lipides circulants. Depuis les années 60, le public occidental est sensibilisé au fait que l'être humain qui mange beaucoup de graisses saturées et de cholestérol (viandes, produits laitiers, œufs) élève ses *lipides circulants* : VLDL, HDL, LDL et triglycérides montent en flèche et le prédisposent aux maladies du gras.

Le grand public n'y pense pas, mais les physiologistes savent qu'en cas d'alimentation surabondante et prolongée, les *lipides de réserve* sont modifiés. Les graisses de l'alimentation s'emmagasinent dans les dépôts des tissus adipeux sans transformation, c'est-à-dire, sans qu'il y ait de la part de l'organisme un contrôle de spécificité*. Des expériences ont démontré qu'un chien amaigri au point d'avoir perdu ses réserves de graisses et réalimenté avec une alimentation comportant beaucoup de suif de mouton, une graisse bien différente de celle du chien, va reconstituer des dépôts de graisse qui ont les caractères du suif. (Leur point de fusion est plus élevé que celui de la graisse habituelle du chien.) La graisse d'un chien préalablement amaigri puis nourri avec de l'huile d'olive, devient au contraire liquide. Des individus qui mangent beaucoup de graisse de porc (lard, saindoux) arrivent à accumuler des réserves qui conservent dans leur corps les caractéristiques mêmes de cette graisse de porc[29]. Ce sont ces connaissances appliquées à la nutrition animale qui permettent actuellement l'élevage d'animaux de boucherie au contenu en gras saturés moindre grâce à l'utilisation de pâtées riches en huiles végétales poly- ou mono-insaturées. L'organisme humain ne peut fabriquer des réserves de graisse « humaine » que lorsque l'alimentation est réduite en graisses et en huiles totales et riche en hydrates de carbone complexes (pain, pâtes, pommes de terre).

C'est probablement l'intuition de cette réalité physiologique qui est à la base de la croyance populaire universelle qu'en mangeant un certain animal, on « absorbe » les qualités et les défauts de son tempérament. Dans la Grèce décadente du Ier siècle après J.-C., on voit les athlètes à la recherche obsédée de performances de plus en plus poussées abandonner leur régime habituel à base de céréales complètes et de galettes de froment pour un régime abondant en viandes, choisies selon leur discipline : les sauteurs se mettent à manger de la viande de chèvre, les

* Les glucides et les protides, par contre, ne peuvent être assimilés et faire partie des tissus qu'après un contrôle rigoureux de spécificité de la part du corps.

coureurs de la viande de taureau et les lutteurs et les gladiateurs de la viande de porc. Les sauteurs veulent de la chèvre son agilité, les coureurs veulent du taureau sa combativité et les lutteurs et les gladiateurs veulent du porc sa dépravation... Pour ces derniers, l'histoire nous dit qu'ils ont certainement obtenu ce qu'ils voulaient. Certains dessins retrouvés dans les termes de Caracalla nous les montrent avec des obésités considérables et des auteurs comme Philostrate, un des premiers médecins sportifs, parlent sans ménagement de leurs vices: « Ils mènent une vie de veulerie. » Ils sont incapables, malgré leurs muscles et leur poids impressionnants, de soutenir des marches prolongées et ils sont rapidement épuisés par d'inhabituels efforts.

On peut donc influencer directement et volontairement ses lipides circulants et ses lipides de réserve. Qu'en est-il des *lipides de constitution*? Jusqu'à très récemment on croyait que les lipides de constitution avaient des caractères physiques stables et indépendants de l'alimentation. Aujourd'hui, on a prouvé le contraire. Certes, on les trouve dans toutes les cellules, surtout dans la membrane à laquelle leur présence donne des propriétés particulières. Leur rôle est vital: Ils sont les éléments de structure de la matière vivante. Ils ne disparaissent des tissus en aucune circonstance, même après un jeûne prolongé, mais ils sont eux aussi soumis aux gras alimentaires consommés et directement influencés par leur qualité et leur quantité.

Des recherches faites au cours de la dernière décennie ont démontré que les gras de constitution du foie pouvaient être modifiés beaucoup plus rapidement qu'on le pensait, à la suite de la modification des graisses dans le régime. On considère habituellement le cerveau comme un organe « indépendant » du reste du corps et plutôt immunisé contre les désordres du métabolisme et les carences ou les excès alimentaires. Mais des études animales ont démontré que cet organe, lui aussi, pouvait subir des changements ou des altérations de son contenu lipidique à la suite de modifications au niveau des graisses dans le régime. Bien sûr, il est certainement beaucoup plus sérieux d'altérer les lipides constitutionnels du cerveau que du foie, surtout pour l'être humain qui se définit comme un être pensant et spirituel. On a pu établir qu'il était possible, par des manipulations diététiques au niveau des graisses, d'altérer la composition de la membrane cellulaire cérébrale et ainsi d'altérer sa fluidité. La composition de la membrane neuronale peut influencer les propriétés électriques des neurones. De plus, les récepteurs enchassés dans les membranes des cellules des neurones sont un composant vital de la neurotransmission chimique et des membranes cellulaires altérées ont la capacité de modifier la fonction des récepteurs. Or, selon des études animales, tous ces changements peuvent être suffisamment importants pour provoquer *des altérations mesurables des fonctions du cerveau*[30].

Dans une étude, on a donné à des rats un régime à base de lard ou à base d'huile de soja. Au bout de 3 semaines, on a observé entre ces deux groupes, des différences significatives au niveau de la cognition (connaissance), de la sensibilité à la douleur, de la sélection des macronutriments et dans l'activité de la monoamine oxydase* dans les mitochondries des neurones. Les conclusions générales de ces études tant européennes qu'américaines faites avec des rats, des souris et des singes, du lard, du suif, de l'huile de soja ou de l'huile d'olive, démontrent que le gras animal réduit la capacité d'apprentissage chez les animaux alors que le gras végétal l'améliore[31, 32].

* Terme générique désignant un groupe d'enzymes qui provoquent l'inactivation des monoamines tryptamine, sérotonine, noradrénaline et adrénaline.

La psychonutrition a maintenant devant elle des possibilités de recherches excitantes et fascinantes. Déjà on investigue l'influence des gras sur l'humeur et le comportement[33]. On est convaincu que des variations qui restent dans la normalité sont capables d'influencer les fonctions du cerveau. On se pose des questions et déjà on a des réponses sur l'influence de l'allaitement au sein ou au biberon sur le développement du cerveau de l'enfant et de sa personnalité intellectuelle et affective ultérieure. On possède de plus en plus d'indices qui permettent d'affirmer qu'il y a entre les peuples des différences de comportement et d'humeur marquées à cause de leurs alimentations traditionnelles[34].

La science actuellement tend donc à prouver que, outre leurs effets sur le cœur et les vaisseaux, l'excès de gras (plus de 20 p. 100 des calories totales) et l'usage de gras animal (lard, suif, gras de poulet, etc.) ont tendance, pour employer une expression d'autrefois, à « animaliser la nature[35] ».

Le refus absolu de toucher au gras animal pourrait être un moyen sûr de conserver, préserver et favoriser la spécificité de l'homme et de la femme, de les garder humains et de permettre le développement maximal de leurs facultés nobles.

1. Creff A.F., Bérard L., *Manuel pratique de l'alimentation du sportif*, p. 169-171, Masson, Paris, 1980.
2. Denke M.A., Diet and Lifestyle Modification and its Relationship to Atherosclerosis, *Medical Clinics of North America*, 78, 1, 199, January 1994.
3. Boatella J., Rafecas M., Codony R., Isomeric *trans* fatty acids in the Spanish diet and their relationship with changes in fat intake patterns, *European Journal of Clinical Nutrition* 47, Suppl. I, 562-565, 1993.
4. Special report, The 1st Congress of the International Society for the Study of Fatty Acids and Lipids (ISSFAL) : Fathy Acids and Lipids from Cell biology to Human Disease, *Journal of Lipid Research* 35, 169, 1994.
5. Starenkyj D., *L'allergie au soleil*, Orion, Québec, 1986.
6. *La Recherche*, No 181, Vol. 17, page 1265-1266, Octobre 1986.
7. Starenkyj D., *L'enfant et sa nutrition*, p. 32, Orion, Québec, 1996.
8. Mortensen A., Espensen P.L., Hansen B.F., Ibsen P., The influence of dietary olive oil and margarine on aortic cholesterol accumulation in cholesterol fed rabbits maintained at similar plasma cholesterol level, *Atherosclerosis* 96, 159-170, 1992.
9. Starenkyj D., *La ménopause : une autre approche*, p. 180, Orion, Québec, 1995.
10. Taylor D.B., Peng S.K. et al., Spontaneously occuring angiotoxic derivatives of cholesterol, *Am J Clin Nutr*, 32, 40-57, 1979.
11. Creff A.F., Bérard L., *Manuel pratique de l'alimentation du sportif*, p. 186-188, Masson, Paris, 1980.
12. Sabaté J., Does nut consumption protect against ischaemic heart disease ?, *European Journal of Clinical Nutrition*, 47, Suppl. I, S71-S75, 1993.
13. Starenkyj D., *Le bonheur du végétarisme*, chapitres « Les noix », « Les graines », Orion, Québec, 1994.
14. White E.G., *Conseils sur la nutrition et les aliments*, p. 435, PPPA, 1972.
15. *Handbook of the Nutritional Content of Foods*, United States Department of Agriculture.
16. Diehl H., *To Your Health*, p. 47, The quiet Hour, California, 1987.
17. Zevenbergen J.L., The use of fats and oils by the food industry, *European Journal of Clinical Nutrition*, 47, Suppl. I S57-S61, 1993.
18. Sinnett P.F., Primitive life keeps tribesmen's hearts strong, *JAMA* 210, 1687-1688, 1969.
19. Creff A.F., Bérard L., *Manuel pratique de l'alimentation du sportif*, p. 189, Masson, Paris, 1980.
20. Ibid. p. 214.
21. Ibid. p. 190.
22. Starenkyj D., *L'adolescent et sa nutrition*, « L'adolescent sportif », p. 203-252, Orion, Québec, 1989.
23. Friedman M. et al., Effect of unsaturated fats upon lipemia and conjunctival circulation, *JAMA*, 193, 882-886, 1965.
24. Carroll K.K., Khor H.T., Effects of Level and Type of Dietary Fat on Incidence of Mammary Tumors… *Lipids* 6, 415-420, 1971.

25. O'Brien B.C., Cholesterol Metabolism Is Altered When Rats Are Fed Either Beef Tallow as the Only Dietary Fat or Fat Containing the Lipid Extracts of Beef, *J Nutrition* 124, 1112-1117, 1994.
26. Roth E.M., Streicher S.L., *Good Cholesterol, Bad Cholesterol*, p. 156, Prima Publishing, 1990.
27. *Scientific American*, November 1984.
28. Denke M.A., Diet and Lifestyle Modification and its Relationship to Atherosclerosis, *Medical Clinics of America* 78, 1, 214-218, January 1994.
29. Bresse G., *Morphologie et Physiologie animales*, p. 889, Larousse, 1968.
30. Editorial, Cholesterol, Heart Disease and the Brain : An Opportunity in Research and a Disaster in Public Health Education ? *Journal of Psychiatry and Neuroscience* 18, 1, 1993.
31. Coscina D.V., et al., Learning Is Improved By A Soybean Oil Diet In Rats, *Life Sciences* 38, 19, 1789-1794, 1986.
32. Crane S.B., Greenwood C.E., Dietary Fat Source Influences Neuronal Mitochondrial Monoamine Oxidase Activity and Macronutrient Selection in Rats, *Pharmacology Biochemistry and Behavior* 27, 1-6, 1987.
33. Kaplan J.R., Manuck S.B., Shively C., The effects of fat and cholesterol on social behavior in monkeys, *Psychosom Med* 53, 634-642, 1991.
34. Jenkins C.D., Hames C.G., Zyzanski S.J., et al, Psychological traits and serum lipids, *Psychosom Med* 31, 115-128, 1969.
35. White E.G., *Conseils sur la nutrition et les aliments*, p. 456, p. 466, PPPA, 1972.

4

Les maladies du gras

La Seconde Guerre mondiale a été un enfer... Pourtant, un peu comme ce bouquet de fleurs arctiques niché au creux de fanons de baleine boréale en décomposition éclos après l'hiver polaire, ou comme ce plant d'orchidées sauvages perçant les cendres au pied d'un arbre calciné par une coulée de lave après l'explosion du volcan St-Helens, des décombres de cette conflagration sont sorties des données qui ont non seulement permis de confirmer qu'il y avait une relation de cause à effet entre le gras et les maladies cardio-vasculaires mais aussi d'établir que *le processus de l'athérosclérose est définitivement réversible chez l'être humain.*

En 1908, un chercheur russe Ignatowsky devait démontrer pour la première fois ou presque, qu'un régime à base de viande, lait et œufs produisait l'athérosclérose chez les lapins[1].

En 1916, c'est au tour d'un médecin hollandais établi en Indonésie de faire remarquer à la communauté scientifique de son temps que les habitants de Java avaient des taux de cholestérol très bas et qu'ils n'avaient presque pas d'athérosclérose contrairement aux habitants de la vieille Hollande. Un peu plus tard, ayant constaté que les Javanais qui travaillaient et mangeaient à bord des paquebots hollandais avaient les mêmes taux de cholestérol que leurs employeurs, il suggéra à ses confrères que l'athérosclérose n'était pas un phénomène relié à la race mais à l'alimentation[2].

En 1933, Antichkow provoquait à volonté l'athérosclérose chez des animaux de laboratoire en ajoutant à leur pâtée du cholestérol pur[3].

Les études animales aussi soignées soient-elles ne sont pas nécessairement applicables à l'homme dans toutes leurs conclusions et elles restent limitées. L'expérimentation humaine n'est pas toujours évidente mais la guerre devait en permettre une de taille. L'Europe entière devint un laboratoire et ses populations soumises à un régime austère de pommes de terre, céréales entières, légumineuses, racinages et légumes permirent de faire la preuve de la théorie alimentaire de l'athérosclérose. Forcées de délaisser un régime habituel riche en viande, œufs et fromages fournissant 600 mg et plus de cholestérol par jour, toutes les nations de ce continent connurent une diminution marquée des maladies du cœur pendant presque toute une décennie[4]. La Finlande privée de viande et de beurre à la suite de l'invasion russe, la Norvège et la Suède sous l'occupation nazie, la Belgique où les pathologistes ne trouvaient plus d'artères athérosclérotiques à montrer à leurs étudiants[5], connurent, de la bouche même du Dr W.P. Castelli* : « un déclin incroyablement abrupt de la maladie coronarienne parce que les Nazis avaient confisqué le bétail et la majorité des gens vivait de pommes de terre et de pain[6] ». Les premières réflexions, semences d'études fructueuses à partir des années 50 et 60, pouvaient maintenant surgir :

– On disait, et on dit encore, que les maladies cardio-vasculaires ont diminué de 20 à 50 p. 100 pour, aussitôt les rationnements levés et les combats terminés, remonter en flèche et *dépasser* les taux d'avant-guerre[7]. En 1958, Barnes fait la revue de 24 000 autopsies en Autriche. Il trouve 7 fois plus d'infarctus 15 ans après la guerre que pendant les années 44 et 45[8].

– On savait déjà que l'athérosclérose provoquée chez l'animal par une diète riche en gras pouvait régresser si le régime était modifié[9]. Pourrait-on jamais en obtenir la preuve chez les humains ? L'évidence la plus inattendue devait être fournie par les camps de concentration. En dépit de rations alimentaires totalement carencées et de conditions de vie inhumaines, les survivants de l'Holocauste avaient des artères étonnamment propres et flexibles, sans trace d'athérosclérose[10].

La recherche de l'après-guerre

L'Europe fut convaincue, mais jusqu'à ce jour le pain complet, les pommes de terre et le chou restent synonymes de privations, de misère, d'oppression. Emblèmes d'une époque marquée par la détresse et la honte, on a de la difficulté à les voir comme des pourvoyeurs de santé et de longévité. Pendant la guerre on avait le cœur physique en forme mais le cœur affectif démoli... alors pour oublier

* Le Dr W.P. Castelli est le directeur de la fameuse étude épidémiologique de Framingham. Il est aussi conférencier en médecine préventive et en épidémiologie clinique à la Harvard Medical School, professeur associé de médecine à la Boston School of Medecine et conférencier en médecine à la University of Massachussetts School of Medecine, É.-U.

son chagrin et marquer sa rancune, voilà deux générations que l'on mange gras et que l'on boit sec...

Pressentant qu'ils seraient des prédicateurs prêchant dans le désert, de nombreux hommes de science européens émigrèrent aux États-Unis et ils firent là œuvre de pionniers. Dans les vingt ans qui suivent la guerre, des études de toutes sortes – cliniques, épidémiologiques, de migrants, au long cours, à court terme, etc. – jaillissent de toutes parts et elles établissent internationalement que « la relation entre les régimes riches en cholestérol et/ou en gras saturés et l'athérosclérose est irréfutable[11] ». Nommons les plus célèbres :

– *L'étude de Framingham* (Massachussetts) toujours en cours, a débuté en 1948. Son directeur le Dr Castelli (celui qui était en Belgique au début de la guerre) a établi sur 5200 cas, que les individus dont le taux de cholestérol est supérieur à 260 mg % ont 4 fois plus de maladies cardiovasculaires que ceux dont le taux est de 220 mg % ou moins[12].

– *L'étude des sept pays :* Ancel Keys a étudié 12 000 hommes tout autour du monde. Après une dizaine d'années, son étude confirme l'étude de Framingham. Par exemple, il a trouvé huit fois plus de crises cardiaques en Finlande qu'au Japon et sept fois plus d'hommes avec un taux de cholestérol de 260 mg % en Finlande qu'au Japon[13].

– *L'étude de Rosenman :* Il étudie la population américaine dans la région de San Francisco au début des années 60. Il suit pendant 4½ ans 3200 hommes âgés de 39 à 59 ans. Là encore, les individus au taux de cholestérol de plus de 260 mg % ont 4 fois plus de maladies coronariennes que ceux qui ont moins de 200 mg % de cholestérol sanguin[14].

– *Le projet international d'athérosclérose :* Ce programme géant a consisté en la revue de 22 000 autopsies, dans 15 villes de 14 pays, de personnes âgées de 10 à 69 ans décédées entre 1960 et 1965. Les résultats sont absolus: 1) les plaques d'athérome sont directement proportionnelles aux taux de cholestérol; 2) les lésions locales sont proportionnelles à la maladie coronarienne; 3) les surfaces endommagées par les plaques sont directement proportionnelles à l'apport alimentaire en gras et en cholestérol. Ces conclusions ne varient pas avec la race, le climat, la profession ni la population[15].

Et puis, il y eut les enquêtes épidémiologiques géographiques:

– *Les Bantous* d'Afrique vivent sur un régime où les graisses ne représentent que 10 p. 100 des calories (contre 42 p. 100 en France et 45 p. 100 aux États-Unis). Leur taux de mortalité par crise cardiaque est presque zéro. Des autopsies pratiquées sur 42 Bantous décédés accidentellement ont été incapables de déceler la plus petite trace d'athérosclérose. Le taux habituel de cholestérol chez les Bantous varie entre 90 et 120 mg %[16].

– *Les aborigènes de la Nouvelle-Guinée:* Leur régime comporte 10 p. 100 de graisses et 7 p. 100 de protéines. Les jeunes et les vieillards ont des taux de cholestérol de 100 mg %. Leur pression n'augmente pas avec l'âge. Des autopsies pratiquées sur 500 personnes n'ont révélé qu'une seule et unique mortalité attribuable à la maladie cardiaque[17].

– *Une population des Andes:* Vilcabamba, en Équateur, est un village de 800 âmes qui se glorifie de plusieurs centenaires. Le régime habituel est principalement composé d'hydrates de carbone non raffinés: maïs, riz brun, haricots secs, légumes, fruits et viande maigre une fois par semaine seulement. Les graisses sont consommées en très faible quantité (32 g par jour) et les 2/3 sont d'origine végétale. Le taux de cholestérol moyen chez un adulte est de 150 mg %. Les maladies cardio-vasculaires sont virtuellement inexistantes. Cette étude, comme toutes les autres, se répète : régime pauvre en graisses et pauvre en cholestérol → taux bas de cholestérol → faible incidence de maladies cardio-vasculaires[18].

Les migrants : Keys que nous avons déjà mentionné (l'étude des sept pays) a analysé plus de 25 populations subsistant avec des régimes à basse teneur en graisses. Sans exception aucune, toutes avaient de faibles taux de cholestérol et de faibles taux de maladies coronariennes. Cependant, cette immunité apparente aux maladies du cœur et des vaisseaux ne semble persister que tant et aussi longtemps que le régime reste pauvre en graisses. Par exemple, dès que les Japonais touchent à un nouvel environnement et qu'ils se mettent à consommer des régimes plus riches en graisses, ils connaissent un changement correspondant au niveau des taux de cholestérol et de maladies cardio-vasculaires. Au Japon, (l'étude a lieu dans les années 50) l'apport en lipides est de 10 p. 100 des calories totales, à Hawaï il est de 30 p. 100 et à Los Angeles (É.-U.) il est de 40 p. 100. Aux États-Unis, les Japonais et les Américains ont exactement les mêmes taux de cholestérol et les mêmes taux de mortalité par crise cardiaque. L'hypothèse que les maladies cardio-vasculaires seraient génétiques, ne tient pas devant ces études de migrants[19].

Finalement, grâce à *la technologie médicale* on a pu établir quelles étaient les trois variables qui prédisaient avec 98 p. 100 d'exactitude la survenue possible d'une cardiopathie ischémique (crise cardiaque). L'angiographie permet l'examen radiologique des vaisseaux réalisé après l'opacification de ces derniers par une substance opaque aux rayons X, injectée directement dans la lumière des vaisseaux ou à distance.

– Welch a examiné 723 hommes de moins de 40 ans. À la suite d'une angiographie indiquée pour l'investigation de douleurs à la poitrine, il a pu établir que 49 p. 100

d'entre eux avaient en moyenne deux ramifications principales des artères coronaires rétrécies à plus de 50 p. 100. Le pourcentage d'obstruction était directement proportionnel au taux de cholestérol sanguin. Ce médecin a pu ainsi affirmer avec assurance que le taux de cholestérol sanguin était un indice sûr du degré d'athérosclérose chez un individu[20].

– Page, lui, a étudié trois risques de crise cardiaque: l'âge, le taux de triglycérides et le taux de cholestérol sanguin. Il a établi qu'un taux de cholestérol de 140 mg % et un taux de triglycérides de 60 mg % chez des hommes de 28 ans étaient associés avec seulement 0,5 p. 100 de dommages des artères coronaires; mais si à 28 ans un homme avait un taux de cholestérol de 360 mg % et de triglycérides de 540 mg %, il avait alors 78 p. 100 de dommages des artères coronaires. Cherchant à vérifier la fiabilité de ces données, il fit des prédictions sur l'état de santé des artères de 60 hommes en se basant strictement sur leur âge, leur taux de cholestérol et leur taux de triglycérides. Il vérifia alors ses prédictions avec une angiographie de chaque individu et il eut la satisfaction de voir que ses prédictions étaient exactes dans 98 p. 100 des cas: Un seul homme sur les 60 avait été incorrectement diagnostiqué dans cet essai à double inconnue[21].

L'angiographie a donc permis de confirmer les intuitions, les découvertes et les recherches de plusieurs en donnant la preuve que la grandeur du secteur endommagé des artères coronaires était en relation étroite avec le taux de cholestérol sanguin[22]. Ceci dit plus simplement, on avait la preuve maintenant que plus le taux de cholestérol est élevé chez un individu, plus il souffre d'athérosclérose. L'angiographie permit aussi à l'Amérique de connaître le même étonnement que l'Europe à la fin de la guerre 39-45. Alors qu'aux États-Unis les autopsies révèlent que l'on peut détecter des traces d'athérosclérose chez des enfants de 5 ans, qu'à 15 ans les lésions graves sont fréquentes et qu'à 20 ans plus de 50 p. 100 de la population souffre déjà de durcissement des artères[23], les examens radiographiques des artères des prisonniers de guerre au Vietnam de retour au pays, révélèrent des artères propres, souples et sans trace de lésions. C'est au tour de l'Amérique d'être confrontée à une vérité qui lui lance un défi : le processus de l'athérosclérose est définitivement réversible car après plusieurs mois d'une alimentation strictement dépourvue de graisses, de sucre et d'alcool, on en vient à bout complètement[24, 25, 26, 27].

La grande offensive

L'Amérique est maintenant prête pour la grande offensive contre la suralimentation. Saisie par l'ampleur du problème, affolée par la croissance des dépenses collectives de santé, honteuse d'avoir à mourir de trop manger alors qu'un tiers du monde meurt de faim, elle décide de se livrer à la lutte anti-tabac, anti-sucre et anti-gras qui rappelle par son ampleur et sa ferveur la lutte anti-alcool des années 20. Les opposants et les défenseurs de ce mouvement de réforme le qualifient tour à tour de grande prohibition, de vaste débat public, de remède autoritaire ou de politique de la diététique. On est pour ou on est contre mais bientôt les chiffres parlent avec éloquence et les changements s'installent.

C'est l'American Heart Association qui en 1964 sonne le branle-bas. Elle s'adresse directement au public américain et lui révèle quels sont les risques de la crise cardiaque : elle lui parle du tabac, de la sédentarité, des graisses saturées, du cholestérol et de l'hypertension et lui propose les solutions suivantes :

- cesser de fumer ;
- faire de l'exercice ;

– diminuer l'usage des œufs, du lait entier et de la viande rouge;

– couper le sel.

Cette campagne sera prise au sérieux par les médecins qui se mettent à faire l'éducation de leurs patients et ses résultats seront certains.

En 1964, la mortalité par crise cardiaque à un âge précoce est à la hausse tant chez les Blancs que chez les Noirs américains, mais en 1978, pour la première fois, on enregistre un déclin absolu dans le nombre total des décès dus aux maladies cardio-vasculaires. Ce déclin est survenu alors même que la population croissait et que la longévité s'était accrue. Voici des chiffres éloquents: Entre 1970 et 1974, chaque année 1 million de personnes sont mortes de maladies cardio-vasculaires. En 1973, ce chiffre déjà énorme grimpait à 1 037 000 pour descendre à 962 000 en 1978! Ainsi, en moins de 10 ans, le nombre de décès par maladies cardio-vasculaires, a baissé de 20 p. 100[28, 29]. Ça y est, c'est sûr! Il est tout à fait possible de prévenir et de contrôler la maladie cardiaque par une prévention primaire simple qui modifie le style de vie et le régime.

En 1979, ces résultats encourageants seront utilisés par la Commission McGovern, une commission du Sénat américain dans le but de pousser plus loin la réforme. Les maladies cardio-vasculaires entraînent encore trop de morbidités et de mortalités inutiles. Le fardeau économique mais aussi émotif qu'elles causent est encore beaucoup trop lourd, d'autant plus qu'il peut – il est impossible de le nier – être évité. L'imagination d'un peuple qui n'a pas cessé de glorifier son milk-shake, ses hot dogs et ses hamburgers est réveillée. L'Amérique commence à avoir vraiment mauvaise conscience de son abondance. Elle s'inquiète tout d'un coup de ses 4 millions d'obèses

« massifs »*, de ses 3 millions d'adolescents obèses*, de ses statistiques inquiétantes qui révèlent que 30 à 40 p. 100 de ses adultes sont obèses alors que dans la tranche des hommes de 40 ans et plus, 60 à 70 p. 100 le sont[30]. On a beau crier le slogan « Fat is beautiful » (« C'est beau d'être gros ») démontrant par là que tous ne sont pas convaincus des effets catastrophiques de ces distorsions alimentaires, le gras et le sucré sont de plus en plus pointés et attaqués. Les experts appelés à témoigner devant la commission McGovern et assermentés, déclarent solennellement :

« *L'évidence* lie les gras alimentaires et le cholestérol au développement de l'athérosclérose et des maladies cardio-vasculaires[31] » ; (C'est nous qui soulignons.)

« Un très grand nombre d'études révèlent une relation de cause à effet *sans équivoque* entre le cholestérol alimentaire et les gras saturés, le cholestérol sanguin et le développement de l'athérosclérose[32]. » (C'est nous qui soulignons.)

Mais qu'est-ce donc que l'athérosclérose ?

Tous nos organes sont irrigués par le sang. Du plus noble (le cerveau) aux plus volumineux (le foie, les poumons), du plus vaste (la peau) au plus petit (une dent par exemple), chacun reçoit du sang par une artère qui se ramifie en artérioles de plus en plus fines. Le muscle cardiaque lui-même possède sa propre irrigation : c'est le système coronaire composé de deux artères coronaires qui naissent au départ de l'aorte. Le sang ressort de chaque organe par une veine, elle-même issue de la réunion de

---

* L'obésité massive, c'est avoir 30 p. 100 en plus du poids normal mais l'obésité commence à partir de 10 p. 100 en plus du poids requis. Selon les assurances américaines, 5 kilos de plus que le poids considéré comme « normal » selon l'âge et la taille du sujet diminuent de 8 p. 100 l'espérance de vie. Dix (10) kilos de plus que la « normale » diminuent cette espérance d'au moins 20 p. 100.

nombreuses veinules. Artérioles et veinules sont connectées grâce à un réseau très ramifié de capillaires tellement fins que, comme nous l'avons déjà mentionné, les globules rouges (hématies) n'y passent qu'en se déformant. Ainsi le sang circule dans un ensemble clos de canaux dont la longueur totale est estimée à au moins 100 000 km en comptant les capillaires, ce qui fait deux fois le tour de la terre. Il existe donc une très importante surface d'échanges, soit 6000 m^2 entre le sang et les divers organes. On comprend alors non seulement l'importance du sang mais aussi, obligatoirement, celui de *la circulation.*

Au repos le cœur propulse dans tout le corps 5 litres de sang par minute, soit 7200 litres par jour. En cas d'effort, cette quantité double ou triple. Les vaisseaux sont ainsi, du fait de la circulation, mis à rude contribution ; mais ce qui les malmène, ce sont les déséquilibres alimentaires, la tension, le manque d'exercice physique et le tabagisme. Ils subissent alors des lésions et des usures dangereuses.

L'athérosclérose est une lente et grave obstruction partielle des artères qui perturbe la circulation sanguine (et donc l'alimentation en oxygène du corps) et favorise la formation de caillots qui entravent eux aussi la circulation. Il y a apparition progressive d'une déformation locale de la paroi d'une artère accompagnée de son durcissement. On appelle cette déformation athérome et elle est constituée par une accumulation de cellules musculaires lisses, d'un type de globules blancs : les macrophages et de dépôts jaunâtres et graisseux de cholestérol. L'athérome à la fin de son évolution, diminue à un tel point le volume de l'artère, qu'il suffit qu'un caillot intempestif se forme pour que la circulation du sang soit bloquée dans ce vaisseau. On peut comparer ce processus à l'accumulation de la rouille dans les tuyaux de fer, la rouille étant les plaques d'athérome qui finissent par faire saillie à l'intérieur du vaisseau jusqu'à réduire considérablement le flux sanguin.

Toutes les artères du corps peuvent durcir et toutes peuvent se boucher mais certaines sont plus susceptibles que d'autres. Par exemple, le durcissement des artères rénales est une cause d'hypertension et même de la perte du rein. Par contre, quand ce sont les artères du cœur, de la tête (ou du cou) et des jambes qui sont touchées, nous sommes en présence des trois volets des maladies dites cardio-vasculaires :

- la cardiopathie ischémique ;
- l'attaque cérébrale ou crise d'apoplexie ;
- les artérites oblitérantes des membres inférieurs avec claudication intermittente.

Le tueur silencieux

L'athérosclérose est la cause du décès de plus de 50 p. 100[33] des gens dans le monde occidental et depuis les années 70, elle a commencé à menacer les pays en voie de développement[34]. Aux États-Unis, on enregistre à nouveau, depuis une dizaine d'années, 1 million de décès annuellement causés par les crises cardiaques et les crises d'apoplexie, et 50 p. 100 de ces personnes avaient moins de 65 ans.

La morbidité causée par les maladies cardio-vasculaires est encore plus terrible : Au-delà de 6 millions d'Américains souffrent des conséquences débilitantes d'un infarctus du myocarde ou d'angine et près de 3 millions ont eu un accident vasculaire cérébral qui leur a laissé des séquelles d'invalidité à des degrés divers. Les artérites oblitérantes affectent 10 à 15 p. 100 des personnes de plus de 60 ans et 2 à 4 p. 100 de la population fait de la claudication intermittente[35].

La présence d'une maladie cardio-vasculaire chez un membre de la famille constitue pour les autres membres un risque. Dès qu'une personne a un antécédent de maladie cardio-vasculaire, ses risques relatifs personnels d'en mourir prématurément sont de 5 à 7 fois plus élevés qu'une personne qui en est indemne[36]. En d'autres termes, dès que la maladie cardio-vasculaire apparaît, (et en général lorsque les premiers symptômes surviennent les artères sont déjà bouchées à 80 p. 100) à moins d'être très agressivement attaquée, elle va progresser et conduire sournoisement à une fin précoce. En effet, la caractéristique la plus effroyable de l'athérosclérose est certainement d'agir *sans bruit.* Les 2/3 de ses victimes meurent en dehors d'un hôpital et pour un grand nombre d'entre elles, il n'y aura eu qu'un seul et unique symptôme : une mort subite. Les révélations du Dr Kuller, responsable de la Sudden Death Study à Baltimore, nous forcent au sérieux : 24 p. 100 des victimes d'une crise cardiaque avaient consulté leur médecin dans la semaine précédant la crise et pour la presque totalité d'entre elles, elles avaient reçu un constat de bonne santé[37] ! Il n'est pas difficile de comprendre pourquoi, dans les cercles scientifiques, l'athérosclérose, sinistrement, s'appelle « le tueur silencieux ».

Les années 80 débutent donc sous un vent de réforme internationale : les États-Unis avec leurs « objectifs diététiques », la France avec son Livre blanc, le Canada avec son rapport Nutrition Canada s'adressent à leurs populations pour les engager à des changements profonds. On sait, et on a accepté, on a avoué, on a proclamé que le gras est cause d'athérosclérose et que l'athérosclérose est cause de maladies cardio-vasculaires. L'équation a été prouvée. Les inconnues ont été démasquées. Inutile de revenir là-dessus. L'urgence des grandes campagnes d'information en Occident est liée au fait qu'il n'existe pas encore de remède miracle* et que personne n'en entrevoit

* La chirurgie coronarienne est une mesure héroïque qui coûte très cher (entre 30 et 50 000 dollars pour un pontage) et dans 1 pontage sur 5, les artères se rebouchent en moins d'une année. Pour ce qui

ni maintenant ni dans un avenir proche ou lointain. Le seul espoir, selon tous les experts consultés mondialement, demeure dans une prévention primaire définie comme des mesures qui permettent *d'éviter* l'athérosclérose[39]. Ces mesures seront largement divulguées et elles auront pour effet de sensibiliser toute une civilisation à un nouveau style de vie : On se remet à penser à manger maigre, à désirer de faire de l'exercice et à exiger de respirer un air pur dans les lieux publics.

Le mal du gras

Le temps passe. Les recherches continuent. Au seuil de l'an 2000, le mal du gras s'est énormément aggravé : outre l'athérosclérose responsable des maladies cardiovasculaires, on sait maintenant que le gras favorise la survenue de cancers et qu'il est une cause majeure du diabète et de l'obésité. Et puis, c'est timide, mais on n'arrive plus à le cacher : Le mal du gras est également étroitement associé à l'alcoolisme. Le problème du gras est si gros que tous les gouvernements occidentaux réclament aujourd'hui que leurs populations soient sensibilisées, par le biais de ce qu'on appelle dans les milieux concernés « un marketing social », à la nécessité absolue d'adopter « une alimentation pauvre en gras maintenant**[40] ».

La planification d'un tel programme, selon les experts, exige une identification précise du problème et sa description détaillée. Donc, en se basant sur les données les plus récentes de la science, donnons la liste actuelle des maladies du gras.

---

est des médicaments hypocholestérolémiants, ils ne sont pas plus efficaces que des placebos tout en ayant par contre des effets secondaires désagréables : pierres au foie, mort par fibrillation ventriculaire, cécité, hypertrophie des seins[38].

** Traduction libre de « Project LEAN » : Low-fat Eating for Americans Now.

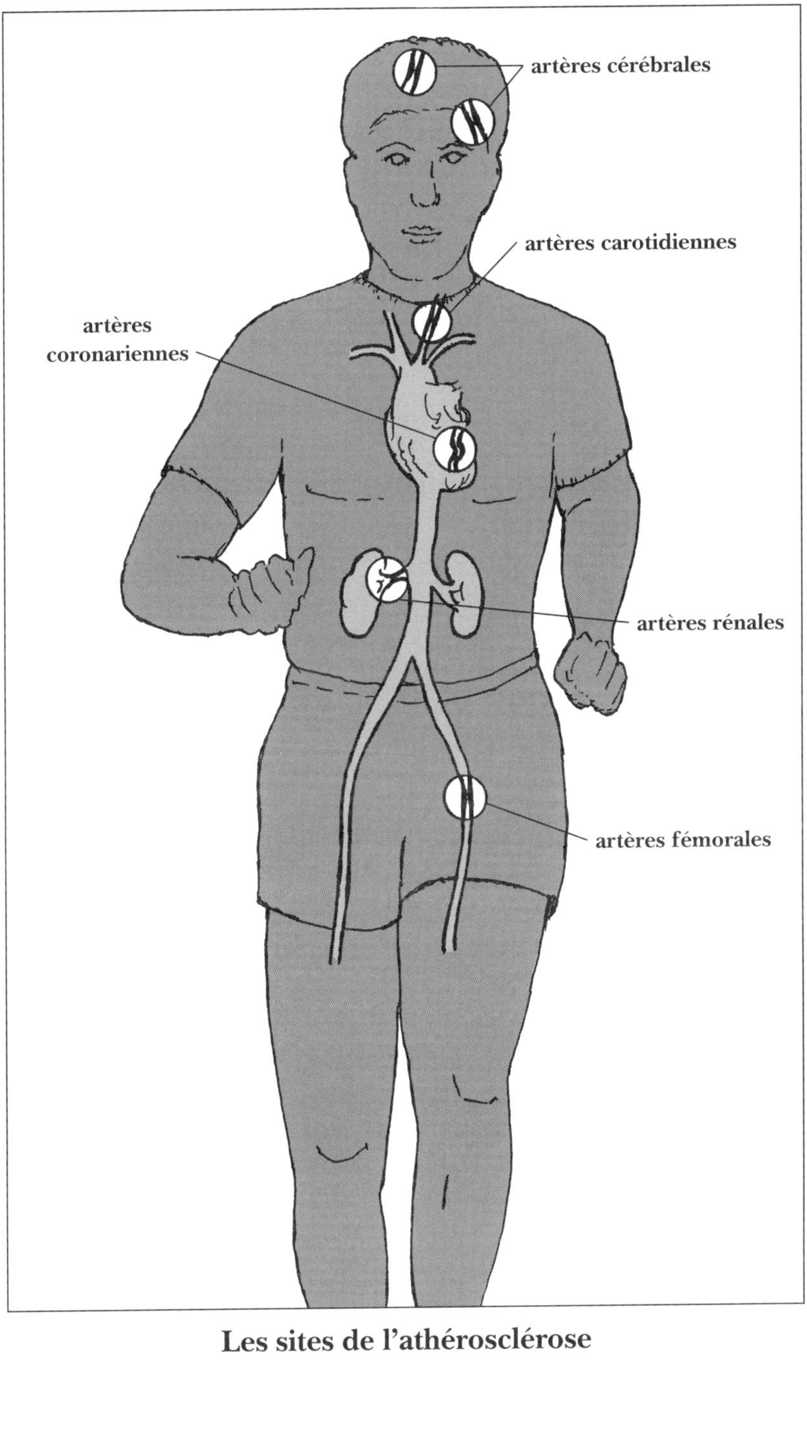

Les sites de l'athérosclérose

L'athérosclérose

L'athérosclérose est la cause de :

• *l'angine de poitrine :* le muscle qu'est le cœur est privé d'oxygène parce que l'irrigation sanguine est ralentie ou temporairement entravée. Il s'ensuit des douleurs souvent atroces dans la poitrine, le bras gauche ou entre les omoplates. La crise peut être provoquée par l'effort et plus particulièrement la marche en plein air, surtout si la personne doit gravir une petite côte, par temps froid, et que le vent est contraire ;

• *l'infarctus :* le rétrécissement de l'artère coronaire est tel que le passage se bouche. Une partie du muscle du cœur est totalement privée d'oxygène et elle meurt. L'infarctus a un début brutal, souvent de nuit, et il s'annonce par une douleur dans la poitrine en arrière du sternum, très violente, en étau, avec sensation de constriction. Cette douleur irradie vers les bras, l'abdomen et les mâchoires. Elle est angoissante et peut durer pendant des heures. La gravité de l'infarctus dépend de l'étendue de la destruction musculaire ;

• *la claudication intermittente :* c'est le symptôme caractéristique du ralentissement de l'irrigation sanguine dans les muscles des jambes. Elle se manifeste surtout lors de l'effort, à la marche. Après une certaine distance, l'individu ressent une vive douleur dans le mollet (ou dans la fesse, la cuisse ou la plante du pied) qui l'oblige à s'arrêter. La douleur s'estompe alors mais elle se reproduit après le même rayon de marche. Les pieds sont habituellement froids et même glacés et l'impotence peut être quasi complète ;

• *la gangrène :* les tissus des orteils et des pieds privés de sang oxygéné deviennent bleus, noirâtres ou livides et après un stade pré-gangréneux très douloureux avec refroidissement, ils pourrissent et meurent. L'amputation après l'échec des vasodilatateurs et de la chirurgie, reste souvent le seul traitement possible. La gangrène peut aussi s'installer dans les intestins;

• *l'impuissance:* l'incapacité de fournir une quantité adéquate de sang à l'organe mâle sur demande et d'une façon soutenue est dans 50 à 60 p. 100 des cas causée par l'athérosclérose;

• *l'accident vasculaire cérébral:* il produit le ramollissement cérébral. Les artères fragiles et étroites qui mènent au cerveau ou l'irriguent s'obstruent ou se rompent et cela entraîne la perte de la parole (aphasie), des troubles visuels, des troubles sensitifs, la paralysie (hémiplégie) ou une mort soudaine;

• *la sénilité:* ce désordre ravageur caractérisé par la perte de la mémoire, la désorientation puis des troubles mentaux (démence sénile) et le gâtisme (repli sur soi et incontinence) est la conséquence dans 40 à 50 p. 100 des cas d'un apport insuffisant d'oxygène au cerveau, suite à l'athérosclérose;

• *la surdité:* la perte de l'ouïe, particulièrement dans les tons aigus, peut être causée par l'athérosclérose;

• *la perte de la vue:* le rétrécissement concentrique du champ visuel et le décollement de la rétine sont des processus qui accompagnent une irrigation sanguine insuffisante dans l'œil.

À la suite d'une telle liste voici, pour nous encourager à agir sans délai et énergiquement, quelques citations célèbres d'éminents hommes de science:

– «Notre régime trop riche est la cause *première, essentielle* et *nécessaire* de l'épidémie actuelle des maladies athérosclérotiques dans les pays occidentaux industrialisés. Le tabagisme et l'hypertension ne sont que des causes secondaires ou complémentaires[41].» Professeur Jeremiah Stamler M.D., North-Western University School of Medicine, É.-U.

– « Dans les sociétés où le taux de cholestérol est au-dessous de 160 mg %, il n'existe pratiquement pas de maladies cardio-vasculaires ou d'athérosclérose. Si nous pouvions abaisser le cholestérol de chaque personne aux États-Unis au-dessous de 150 mg %, nous pourrions probablement éliminer la maladie cardiaque[42]. » Dr Antonio Gotto M.D., président de l'American Heart Association.

– « Un régime adéquat pourrait faire *régresser* l'athérosclérose chez 90 p. 100 des malades si nous pouvions abaisser le taux de cholestérol de chacun au-dessous de 150 mg %[43]. » Dr William Castelli M.D., directeur de l'Étude de Framingham, É.-U.

Les cancers

Impossible de le nier ni de le cacher : le gras est cause de cancers et dans les pays où l'on mange plus de 20 p. 100 des calories sous forme de graisses, il y a de 8 à 200 fois plus de cancers que dans les pays où l'on ne consomme que 20 p. 100 et moins des calories sous forme de graisses. La somme des recherches qui lie le gras au cancer est impressionnante : études de corrélations internationales, études de migrants, expérimentations animales. Ces dernières ont prouvé au-delà de tout doute que le gras favorise la survenue de tous les cancers : cancers d'origine virale, cancers causés par des substances chimiques, cancers qui surviennent à la suite des radiations aux rayons-X et cancers hormono-dépendants. De plus, lorsque l'on transplante des tumeurs dans des animaux, l'excès de gras aggrave le problème du cancer alors que la restriction en graisses et en calories, arrête le cancer, le limite et permet sa régression[44].

Le gras favorise la survenue d'un cancer de trois façons :

1. en provoquant l'*hypoxie* qui est la diminution de l'apport en oxygène aux tissus car il précipite, comme nous l'avons déjà vu, l'agrégation ou l'agglutination des globules

rouges et des plaquettes sanguines. Or une oxygénation inadéquate des tissus vitaux entraîne leur désorganisation et augmente leur susceptibilité au cancer. Warburg[45], deux fois prix Nobel de médecine (1931 et 1944), a démontré qu'en diminuant l'apport en oxygène aux cellules de 35 p. 100, elles devenaient cancéreuses alors que des cellules cancéreuses placées dans un environnement riche en oxygène ralentissaient puis arrêtaient complètement leur croissance et leur division[46]. Goldblatt[47] a réussi à transformer *in vitro* des cellules normales en cellules cancéreuses en abaissant le contenu en oxygène de leur environnement;

2. en entraînant *une baisse de l'immunité*, Chapman[48] a découvert que le cholestérol sanguin est une substance capable d'inhiber le pouvoir de phagocytose des macrophages à l'œuvre dans les tumeurs. L'excès de cholestérol dans le sang a aussi pour conséquence d'entraver la fonction des cellules T[49]. Or un déficit des cellules T entraîne ces maladies infectieuses qui sont causées par des bactéries pathogènes, des mycobactéries (tuberculose), des virus, des champignons (candidose) et des parasites. Le SIDA, par exemple, est un désordre des cellules T[50]. Stamler[51] a démontré que les fumeurs de cigarettes qui ont un taux de cholestérol de plus de 275 mg % courent 7 fois plus de risque d'avoir le cancer du poumon que les fumeurs qui ont moins de 225 mg % de cholestérol.

Les recherches actuelles sont unanimes: L'excès de graisses totales et de cholestérol dans le régime pendant des périodes prolongées favorise la survenue des maladies immunitaires qui englobent:

– *les hypersensibilités* qui se manifestent par une réaction intense (choc anaphylactique) ou une gêne permanente (allergies alimentaires ou cérébrales*, rhume des foins);

---

* Pour une description du phénomène des allergies cérébrales voir, du même auteur, *Mon «petit» docteur*, p. 145-171, Orion.

– *les déficits immunitaires* qui s'expriment par une grande sensibilité aux infections bactériennes, parasitaires, virales et l'incapacité de les vaincre. Chez les personnes qui souffrent de déficits immunitaires, les vaccinations peuvent provoquer des maladies extrêmement graves puisque l'organisme est incapable de produire des anticorps immunisants. Les déficits immunitaires jouent un rôle dans le développement des cancers;

– *les dysfonctionnements immunitaires* qui sont caractérisés par la production d'anticorps (immuno-globulines) non spécialisés ou mal spécialisés ce qui entraîne les myélomes (cancers de la moëlle) et la macroglobulinémie;

– *l'auto-immunisation* qui est un phénomène au cours duquel l'organisme s'immunise contre certains de ses propres constituants. On considère que le lupus érythémateux disséminé, la sclérose en plaques, la polyarthrite rhumatoïde et le syndrome de Guillain-Barré sont des maladies auto-immunes[52].

Des études plus précises relient l'excès de graisses saturées à l'augmentation de l'incidence de tous les cancers alors que l'excès de graisses polyinsaturées, en inhibant le système immunitaire, favorise la croissance des tumeurs[53];

3. *en augmentant la quantité d'acides biliaires dans l'intestin :* plus une alimentation est riche en graisses saturées et insaturées et pauvre en fibres, plus le foie doit fabriquer d'acides biliaires pour métaboliser ces lipides. Cette surcharge en acides (ou sels) biliaires est dangereuse car elle favorise la prolifération des bactéries putréfiantes du côlon. Ces bactéries sont capables d'exercer des effets mutagènes et cancérogènes, et en s'attaquant aux acides biliaires, elles vont permettre la formation d'acides biliaires secondaires (ou libres) dans la bile et les fèces ainsi que de produits franchement carcinogènes tels que les fecapentaenes, par

exemple, dont on compare la toxicité à celle du benzopyrène. Les fecapentænes sont fortement impliqués dans l'étiologie des cancers du côlon[54]. De plus, ces bactéries dites anaérobiques car elles peuvent vivre en l'absence d'oxygène, sont aussi capables de produire des œstrogènes à partir des acides biliaires. Ainsi plus elles sont nombreuses (les bactéries) parce qu'ils sont nombreux (les acides biliaires), plus l'individu sera soumis aux effets cancérogènes des œstrogènes responsables des cancers hormonodépendants: cancers du sein*, de l'utérus*, de l'ovaire*, de la prostate, du testicule[55, 56].

Dans les populations occidentales industrialisées, 1 personne sur 3 meurt du cancer. Consommer 45 p. 100 de ses calories quotidiennes sous forme de graisses a, sans aucun doute possible, une influence négative sur la résistance des individus aux microbes en général et aux cancers en particulier.

L'obésité

L'obésité se décrit comme l'état de l'organisme caractérisé par un dépôt excessif de gras. Bien sûr, c'est en mangeant gras que l'on devient gros. Il y a des gras visibles comme les huiles, la margarine, le beurre et il y a des gras invisibles comme la viande, le lait, le fromage, la crème et les œufs. Chaque gramme de gras visible ou invisible fournit 9 calories alors qu'un gramme d'hydrates de carbone (pain, pâtes, pommes de terre) ne fournit que 4 calories. Pour consommer la quantité de calories fournies par 500 g de steak, il faut manger 16 tranches de pain complet[57] ! Mais alors qu'il est très facile de compléter un gros steak par un dessert, de la crème glacée, un café sucré et des

* Pour une étude détaillée de ces cancers féminins, de leurs causes ainsi que des mesures de prévention voir, du même auteur, *La ménopause: une autre approche...*, « Peut-on prévenir les cancers de la femme? », p. 173-214, Orion.

biscuits, il est presque impossible d'avaler 16 tranches de pain complet à un seul repas. Chaque fois que les protéines et les graisses constituent la base de la nutrition, la suralimentation est inévitable et l'obésité presque obligatoire.

La personne obèse court 3 fois plus de risque d'avoir des affections cardiaques, 5 fois plus de risque d'avoir le diabète, 5 fois plus de risque d'avoir un taux de cholestérol élevé, 6 fois plus de risque de souffrir de lithiase biliaire*. Elle est aussi un candidat de choix pour les cancers du côlon, du rectum, de la prostate, du sein, du cervix, de l'utérus et des ovaires ainsi que pour l'ostéoarthrite et les douleurs basses du dos. L'obésité constitue également un très lourd fardeau psychologique dans une société qui glorifie la beauté et la minceur, tout en ayant des répercussions négatives sur la longévité : chaque livre (500 g) en trop coûte 1 mois de vie et 30 kg de trop coûtent tout près de 5 ans de vie[59] ! L'obésité est donc un problème de santé grave car elle constitue un risque sérieux pour un certain nombre de maladies mortelles.

Le diabète

Le diabète de l'adulte ou diabète de type II ou diabète non insulinodépendant ou diabète de la maturité est un diabète dont 80 p. 100 des victimes sont obèses et présentent des taux sanguins élevés de graisses et de cholestérol[60]. Selon un manuel de médecine moderne, ce diabète qui ne nécessite pas d'insuline « s'améliore beaucoup et peut même guérir tout à fait par un amaigrissement et un régime alimentaire[61] ». Les anciens manuscrits

* En Occident, environ 80 p. 100 des calculs biliaires sont constitués principalement (plus de 70 p. 100) ou exclusivement de cholestérol. Leur formation pourrait être prévenue par l'adjonction d'une petite quantité de son à la ration alimentaire, selon un manuel de thérapeutique médicale[58].

médicaux conseillaient déjà pour le traitement de cette maladie dévastatrice « un régime de famine » et jusqu'en 1922, date de la découverte de l'insuline, le seul traitement offert consistait en un régime alimentaire et un programme d'exercice quotidien.

Tout le monde s'entend sur la nécessité d'instituer pour le diabétique un régime dont le but premier sera de le faire maigrir. Le problème est de savoir quel régime il faut suivre. Ce n'est qu'en 1971 que le « Committee on Food and Nutrition » de l'« American Diabetes Association » a officiellement libéralisé le régime du diabétique en lui permettant enfin d'augmenter sa ration d'hydrates de carbone (ou glucides). Il était d'usage courant jusque dans les années 70 d'endoctriner les malades à se méfier des hydrates de carbone et à se consoler avec des graisses : On imposait au diabétique un régime pauvre en hydrates de carbone, pauvre en calories mais très riche en graisses, soit 56 p. 100 des calories.

Le premier médecin à mettre au défi ce régime basé sur les graisses dans le traitement du diabète a été le Dr Israël Rabinowitch de l'Université de Montréal dans les années 1930. Convaincu que le taux de graisses imposé dans le régime du diabétique était abusif et dangereux, il décide de concevoir un régime dont le taux de graisses est de 21 p. 100. Il sélectionne alors 100 diabétiques recevant déjà de l'insuline puis il les divise en deux groupes de 50 : l'un suit le régime pauvre en graisses (21 p. 100) et l'autre continue à consommer le régime riche en graisses (56 p. 100). Après cinq ans, il publie les résultats suivants : 24 p. 100 des patients qui ont suivi le régime pauvre en graisses ne reçoivent plus d'insuline contre seulement 8 p. 100 chez ceux qui ont suivi le régime riche en graisses. Dans le groupe soumis au régime à basse teneur en graisses, ceux qui ont encore besoin d'insuline ne reçoivent plus que 58 p. 100 de leur dose initiale, en moyenne. Dans le groupe qui suit le régime à haute teneur en graisses, les doses d'insuline n'ont virtuellement pas changé. Le groupe au régime pauvre en graisses avait aussi moins d'athérosclérose et des taux de cholestérol abaissés de 20 p. 100[62, 63].

En 1935, Sir Harold Himsworth du University Hospital de Londres démontrait dans des expériences contrôlées que l'augmentation de gras dans le régime du diabétique diminuait sa sensibilité à l'insuline, obligeant l'augmentation des doses d'insuline injectées. Ce médecin devait établir que le taux de glucose sanguin fluctuait constamment en réponse à la quantité de gras dans l'alimentation[64]. Ces notions, cependant, arrivaient trop tard parce que, maintenant, l'insuline était découverte et toutes les études qui avaient établi tôt dans le XXe siècle les effets bénéfiques dans le traitement du diabète d'une alimentation riche en hydrates de carbone complexes mais pauvre en calories totales, tombèrent dans l'oubli[65, 66].

Le mouvement devait reprendre dans le milieu des années 50 et plusieurs médecins, une fois de plus, démontrèrent, une fois de plus, les effets bénéfiques d'un régime riche en hydrates de carbone complexes et pauvre en graisses dans le traitement du diabète de type II[67, 68, 69]. L'un d'eux, Kiehm, après avoir soumis 13 hommes diabétiques à un régime comportant 75 p. 100 d'hydrates de carbone complexes et 9 p. 100 de lipides, put démontrer qu'après 2 semaines, 9 d'entre eux n'avaient plus besoin d'insuline et 1 avait diminué ses doses. Pour les trois autres qui, avant l'expérience, exigeaient 40 unités d'insuline par jour et plus, la dose n'avait pas augmenté. Cet homme de science devait conclure son étude par la déclaration suivante : « Un régime riche en hydrates de carbone complexes comportant de généreuses quantités de fibres pourrait être le traitement de choix pour les diabétiques prenant des sulfonylurées ou exigeant moins de 30 unités d'insuline par jour[70]. »

Anderson, professeur de médecine et de nutrition clinique à l'Université du Kentucky Medical College aux États-Unis, a poussé les recherches plus loin et il a prouvé que si un régime pauvre en gras guérissait le diabète, un régime riche en gras le provoquait. Pour lui, comme pour d'autres avant lui, le diabète de type II est un diabète chimique causé par une intoxication aux graisses. En 1927, Sweeney avait transformé des volontaires, étudiants en médecine en bonne santé, en diabétiques légers en seulement deux jours en leur donnant une alimentation extrêmement riche en lipides[71]. Felber en 1964, a fait des perfusions de gras à 5 jeunes hommes en bonne santé. Il a pu observer qu'alors que les taux de gras sanguins augmentaient, la sensibilité à l'insuline de leur organisme diminuait au point que même une augmentation de 50 p. 100 de l'insuline n'arrivait plus à conserver un taux de glucose normal. En 1973, Anderson prouvait définitivement qu'on pouvait transformer des hommes normaux en diabétiques en moins de 2 semaines en leur faisant suivre un régime composé de 65 p. 100 de graisses[73].

Selon le Dr James Anderson, le diabète de type II est véritablement une maladie du gras, une maladie d'abondance, une maladie douloureuse[74]. Les pilules, les piqûres et les régimes riches en protéines et donc riches en graisses donnent l'illusion de le contrôler, mais ils ajoutent au fardeau de ses misères car ils n'arrivent pas à l'enrayer et favorisent la survenue de complications chroniques dont :

- *l'insuffisance rénale :* elle représente un problème majeur chez les diabétiques adultes. 25 p. 100 des patients dialysés sont des diabétiques ;

- *les neuropathies :* elles consistent en des douleurs et des sensations de brûlure de la plante des pieds pendant la nuit, des ulcérations sur la plante des pieds, une atteinte d'un ou de plusieurs nerfs avec risque de paralysie et d'impuissance chez 50 p. 100 des hommes diabétiques;

- *les rétinopathies:* la cécité est dix fois plus fréquente chez les diabétiques que dans la population normale et environ 90 p. 100 des malades développent une rétinopathie dans les 25 années qui suivent le début de leur diabète;
- *les complications cardio-vasculaires:* les diabétiques présentent un risque accru d'athérosclérose coronarienne et environ 50 p. 100 des diabétiques adultes succombent à une maladie coronarienne ou à ses complications. Le risque est multiplié par deux chez les hommes et presque par trois chez les femmes. Pour elles, le diabète représente un facteur de risque plus important de maladie cardiovasculaire que le tabagisme[75].

Pourquoi risquer tout cela? Le professeur Anderson, une autorité mondiale en matière de diabète, l'affirme: «95 p. 100 des diabétiques de type II prenant des médicaments hypoglycémiants oraux pourraient les abandonner en moins de 8 semaines et 50 à 75 p. 100 de ceux qui ont besoin d'injections d'insuline pourraient normaliser leur sucre sanguin et ne plus avoir besoin du tout d'insuline en quelques semaines[76].» Comment? En adoptant tout simplement, sous surveillance médicale bien sûr, un régime riche en hydrates de carbone complexes (pain complet, pâtes non raffinées, pommes de terre entières et légumineuses) et très pauvre en graisses totales.

L'alcoolisme

Une équipe médicale a fait une étude dont le but était de vérifier chez des adultes en liberté, les effets sur les lipides sanguins de trois huiles de table courantes consommées dans le cadre d'un régime à teneur réduite en graisses, soit 22 à 26 p. 100 des calories. Au cours de 7 périodes successives de 5 semaines chacune, les participants (26 hommes et 35 femmes âgés de 20 à 64 ans) se nourrissaient alternativement avec les repas fournis par le centre de recherches puis avec leur propre nourriture selon leurs goûts et leurs choix personnels. Chaque participant avait été encouragé à s'abstenir d'alcool ou à n'en consommer qu'une quantité limitée pendant toute la durée de l'expérience.

Bien sûr, l'étude fut concluante et tous les taux de cholestérol se sont abaissés au cours des périodes des repas pauvres en gras mais, chose inattendue et surprenante, la consommation d'alcool de tous ces individus a aussi énormément diminué. La différence a été marquée : Au cours des périodes de repas imposés (moins de 30 p. 100 des calories sous forme de gras) les hommes n'ont bu que 8 g d'alcool par jour alors qu'au cours des périodes de repas libres (plus de 30 p. 100 des calories sous forme de gras), ces mêmes hommes ont bu 51 g d'alcool par jour. Ce phénomène a pu être vérifié à 7 reprises pendant 5 semaines chaque fois.

L'article scientifique[77] qui rapporte cette étude offre un tableau de la composition des repas libres et imposés. Il permet de tirer certaines conclusions fort intéressantes. Les repas imposés comportaient moins de calories, moins de protéines, plus d'hydrates de carbone complexes, et moins de gras que les repas libres, et ils provoquaient une consommation d'alcool très faible (2,8 p. 100 des calories totales) alors que les repas libres, plus riches en calories, plus riches en protéines, beaucoup plus pauvres en hydrates de carbone complexes et plus riches en gras entraînaient une forte consommation d'alcool (15 p. 100 des calories totales).

À la recherche des causes de l'alcoolisme, plusieurs auteurs étonnés ont rapporté que ce fléau épargnait complètement les Orientaux. Peut-on suggérer que les pays aux prises avec un problème d'alcool sont aussi des pays où le gras compose jusqu'à 45 p. 100 des calories quotidiennes: l'Amérique grande consommatrice de viandes rouges, la France grande consommatrice de fromages, les pays du Nord grands consommateurs de beurre et la Russie grande consommatrice de lard. L'Orient, par contre bien qu'ayant augmenté sa ration en graisses au cours des dernières décennies, conserve encore aujourd'hui une ration très modérée: au Japon, par exemple, la moyenne nationale quotidienne des graisses consommées par personne était en 1965 de 14,8 p. 100 des calories totales et en 1988 de 25,5 p. 100[78]. Des études récentes ont établi que c'est lorsque les graisses composent entre 19 et 21 p. 100 des calories totales que le régime est véritablement protecteur contre les cancers du sein et du côlon[78, 79, 80] et on peut penser que c'est aussi à ce taux qu'il est protecteur contre le besoin d'alcool.

Ces notions nous permettent de comprendre maintenant les raisons des succès observés ou enregistrés avec un régime végétarien dans la prévention et le traitement de l'alcoolisme par les pionniers de la tempérance. Au début du XXe siècle, le Dr J.H. Kellogg était convaincu de la valeur absolue d'une alimentation végétarienne. Les travaux de Liebig, un chimiste allemand de la fin du XIXe siècle, l'avaient fortement influencé dans ce sens, car ce savant, malgré son insistance sur la nécessité de consommer chaque jour de 118 à 132 g de *protéines animales*, avouait malgré son très fort préjugé en faveur de la viande que « les personnes qui utilisaient une alimentation végétarienne n'aimaient pas les vins et les liqueurs fortes ». Le Dr Kellogg pouvait citer de mémoire plus de 20 personnes qui s'étaient complètement débarrassées de leur problème d'alcool en délaissant tout simplement l'usage de la viande et des épices. À la veille de la Seconde Guerre mondiale, le Dr Hans Eppinger de Vienne et Dr Kh. Neythcheff de

Bulgarie affirmaient qu'en dehors d'une alimentation végétarienne, il n'y avait pas de remède efficace à l'alcoolisme[81]. Une alimentation végétarienne équilibrée, à base de céréales complètes, de fruits et de légumes, est une alimentation dépourvue de toutes viandes et souvent aussi de produits laitiers comme c'est le cas pour les Orientaux; et sa richesse en fibres procure un rassasiement rapide qui limite la ration calorifique. *Elle est donc toujours pauvre en graisses.* S'il y a véritablement une relation de cause à effet entre le gras et l'alcool, le végétarisme est à coup sûr, un antidote efficace.

Nous avons vu par ailleurs que le gras, par le biais de l'hypoxie et de l'athérosclérose, privait le cerveau de sa ration d'oxygène et le précipitait dans une stupeur qui l'empêchait de trouver un sens à la vie. C'est peut-être à ce niveau-là que se situe pour certaines personnes le besoin de l'alcool: pour noyer le vide d'un esprit qui n'arrive plus à saisir pourquoi il existe. L'alcool fait oublier la souffrance morale engendrée par la consommation des graisses quand elles engourdissent la conscience et font perdre à l'être humain sa dimension spirituelle. C'est une hypothèse...

Nous venons de faire le tour douloureux des maladies du gras. En étudiant le problème du gras, on est constamment confronté à la réalité que sa consommation importante diminue l'apport de l'oxygène aux tissus. Que ce soit à la suite de l'hypoxie car le gras engendre un épaississement du sang par agglomération des cellules du sang, ou de l'athérosclérose parce que les artères ont durci et se sont rétrécies, les organes ne reçoivent pas les nutriments indispensables à leur bon fonctionnement et ils se détraquent. On pourrait encore citer deux ou trois études démontrant une relation entre l'hypoxie et la schizophrénie[82] ou la polyarthrite rhumatoïde[83, 84], mais la liste a été suffisamment longue...

1. Anitschkow N., Ueber Experimentelle Cholesterin Steatose und ihre Bedeutung for die Entstehung einiger pathologischer Prozesse, *Zbl Path* 26, 1-8, 1913.
2. Delanger C.D., Cholesterol Metabolism in Racial Pathology, *Geneesk Tydschr Nederl Indie* 56, 1-34, 1916.
3. Cohen J.D., *Senate Hearings*, Dietary Guidelines for Americans, 96th Congress, second session, p. 4, 1981.
4. Malmros H., The relation of nutrition to health, *Acta Med Scand* Suppl. 246, 128-139, 1950.
5. Vartiainen I., Kanerva K., Arteriosclerosis in Wartime, *Ann Interm Med* (Finland) 536, 748-758, 1947.
6. Castelli W., communication personnelle au Dr Hans Diehl, 1986.
7. Hellerstein H.K., *Atherosclerotic vascular disease*, Salt Lake City : Meredith, 1967.
8. Barnes B.O., et al., Arteriosclerosis in 10 000 autopsies and the possible role of dietary protein, *Fed Proc* 19, 19, 1960.
9. Getz G.S., Vesselinovitch D., Wissler R.W., A dynamic pathology of atherosclerosis, *Amer J Med* 46, 657, 1969.
10. Oliver M.F., Plasma lipids and atherosclerosis, *Proc Roy Soc Med* 53, 15, 1960.
11. Cohen J.D., *Senate Hearings, Dietary Guidelines for Americans*, 96th Congress, second session, p. 4, 1981.
12. Castelli W.P., Garrison R.J., Wilson P.W., Abbott R.D., Kalousdian S., Kannel W.B., Incidence of coronary heart disease and lipoprotein cholesterol levels. The Framingham Study, *JAMA* 256, 2835-8, 1986.
13. Keys A., et al., Coronary heart disease in seven countries, *Circulation* 41, Suppl. 1, 1970.
14. Rosenman R.H., et al., Comparative predicted value of three serum lipids entries in a prospective study of IHD, *Circulation* 35, Suppl. 2, 1967.
15. McGill H.C., The geographic pathology of atherosclerosis, *Lab Invest* 18, 463, 1968.
16. Hannah J.B., Civilization, race and coronary atheroma with particular reference to its incidence and severity in copperbelt Africans, *Centr Afr J Med* 4, 1-5, 1958.
17. Whyte H.M., Body fat and blood pressure of natives in New Guinea, *Austr Ann Med* 7, 36-54, 1958.
18. Leaf A., Hard labor, low cholesterol linked to unusual longevity, *Med Tribune* June 1971.
19. Keys A., et al., Lessons from serum cholesterol studies in Japan, Hawaii, and Los Angeles, *Ann Intern Med* 48, 83-94, 1958.
20. Welch C.C., et al., Cinecoronary arteriography in young men, *Circulation* 62, 625, 1970.
21. Page I.H., et al., Prediction of coronary heart disease based on clinical suspicion, age, total cholesterol and triglyceride, *Circulation* 42, 625-45, 1970.

22. Wissler R.W. et al., Aortic lesions and blood lipids in rhesus monkeys fed "table-prepared" human diets, *Circulation* 32 (Suppl. II) 220, 1965.
23. Osborn G.R., *The Incubation Period of Coronary Thrombosis*, London : Bulterworths, 1963.
24. Morrison L.M., *Diet in coronary atherosclerosis*, JAMA 173, 104, 1960.
25. Lyons T.P., et al., Lipoproteins and diet in coronary heart disease, *Calif Med* 84, 325, 1956.
26. Blankenhorn D.H., et al., The rate of atherosclerosis change during treatment of hyperlipoproteinemia, *Circulation* 57, 355-361, 1978.
27. Basta L.L., et al., Regression of atherosclerosis stenosing lesions of the renal arteries and spontaneous cure of systemic hypertension through control of hyperlipidemia, *Am J Med* 61, 420-423, 1976.
28. Walker W.J., Changing United States life-style and declining vascular mortality : cause or coincidence, *New Angel J Med* 297, 163, 1977.
29. Gordon T., Thom T., The recent decrease in CHD mortality, *Prev Med* 4, 115, 1975.
30. *L'Express* 21 au 27 juin 1980, Vers la tyrannie diététique ?
31. Cohen J.D., *Senate Hearings*, Dietary Guidelines for Americans, 96th Congress, second session, p. 4, 1981.
32. Ibid.
33. O'Brien K.D., Chait A., The Biology of the Artery Wall in Atherogenesis, *Medical Clinics of North America*, Vol. 78, No. 1, 41, January 1994.
34. Epstein F.H., Recent International Changes in Coronary Heart Disease Mortality, *Nutr Metab* 24, (Suppl. I), 45-49, 1980.
35. Robinson J.G., Leon A.S., The Prevention of Cardiovascular Disease, *Medical Clinics of North America*, Vol. 78, No. 1, 69, January 1994.
36. Ibid.
37. Kuller L. et al., Epidemiological Study of Sudden Death Due to Atherosclerotic Heart Disease, *Circulation* 34, 1056-1068, 1966.
38. Coronary Drug Project, *JAMA* 220, 7, 996, May 15, 1972.
39. *Senate Hearings*, Dietary Guidelines for Americans, 96th Congress, second session, p. 4, 1981.
40. Ngo J. Social marketing and fat intake, *European Journal of Clinical Nutrition* 47, Suppl. I, 591-595, 1993.
41. Stamler J., Lifestyles major risk factors, proof and public policy, *Circulation* 58, 3-19, 1978.
42. Gotto A., *Hearings before the Select Committee on Nutrition and Human Needs of the US Senate*, Part I, CVD – Diet related to killer diseases, II, 325-326, 1977.
43. Castelli W., *Medical World News*, Sept. 3, 1979.
44. Carroll K.K., Dietary Factors in Hormone – Dependant Cancers, in *Nutrition and Cancer*, edited by M. Winick, Wiley and Sons, N.Y., 1977.
45. Warburg O., On the Origin of Cancer Cells, *Science*, 123, 309, 1956.
46. Rueckert R.R., Mueller G.C., Effect of Oxygen Tension On Hela Cell Growth, *Cancer Research* 20, 944, 1960.

47. Goldblatt H., et al., Induced malignancy in cells from rat myocardium subjected to intermittent anacrobiosis during long propagation *in vitro*, *Journal Experimental Medine* 97, 525-552, 1953.
48. Chapman H.A., Hobbs J.B., Modulation of macrophage termoricidal capability of components of normal serum : a central role for lipid, *Science* 197, 282-285, 1977.
49. Walker W.A., Watkins J.B., *Nutrition in Pediatrics*, Little, Brown and Company, p. 315, 1985.
50. Pechère J.-C., *Les Infections*, Édisem/Maloine, p. 727, 1983.
51. Stamler J., Elevated cholesterol may increase lung cancer risk in smokers, *Heart Research Letter* 14, 2, 1969.
52. Starenkyj D., *L'adolescent et sa nutrition*, « Nutrition et Immunité », p. 165-186, 1989.
53. Walker W.A., Watkins J.B., *Nutrition in Pediatrics*, Little, Brown and Company, p. 315, 1985.
54. Padmanabhan P.N., Role of bile acids and neutral sterols in carcinogenesis, *Am J Clin Nutr* 48, 768-774, 1988.
55. Carroll K.K., Dietary fats and cancer, *Am J Clin Nutr* 53, 1064S-7S, 1991.
56. Hill M.J., Crowther J.S., Drasar B.S., et al., Bacteria and aetiology of cancer of large bowel, *Lancet* 1, 95-100, 1971.
57. Rose C.P., Rose C.S., *The New Canadian High Energy Diet*, Corona Publishers, Montréal, Québec, 1982.
58. *Thérapeutique médicale*, Traitement des maladies, Édité par Jean Fabre, p. 805-806, Flammarion Médecine Sciences, 1978.
59. Hershcopf R.J., Bradlow H.L., Obesity, diet, endogenous estrogens, and the risk of hormone-sensitive cancer, *Am J Clin Nutrition* 45, 283-289, 1987.
60. Kolterman O.G., Insel J., Sackow M., Olefsky J.M., Mechanisms of insulin resistance in human obesity, *J Clin Invest* 65, 1273, 1980.
61. Fishman M.C., Hoffman A.R., Klausner R.D., Rockson S.G., Thaler M.S., *Principes de Médecine*, p. 204, Édisem/Maloine, 1983.
62. Rabinowitch I.M., Effects of low fat diet on diabetes and insulin, *New England J Med* 204, 799-804, 1931.
63. Rabinowitch I.M., Effect of the high carbohydrate low calorie diet upon carbohydrate tolerence in diabetes mellitus, *Canadian Medical Assoc J* 33, 136-144, 1935.
64. Himsworth H.P., The dietetic factor determining the glucose tolerance and sensitivity to insulin of healthy men, *Clin Sci* 2, 67-94, 1935.
65. Sansum W.D., Blatherwick N.R., Bowden R., The use of high carbohydrate diets in the treatment of diabetes mellitus, *JAMA* 86, 178, 1926.
66. Richardson R., High carbohydrate diets in diabetes mellitus, *Am J Med Sci* 177, 426, 1929.
67. Singh I., Low-fat diet and therapeutic doses of insulin in diabetes mellitus, *Lancet* I, 422-425, 1955.
68. Gulati P.D. et al., Diet for diabetics, *Lancet* II, 297-298, 1974.
69. West K.M., Therapy of diabetes : an analysis of failure, *Ann Int Med* 79, 425-434, 1973.

70. Kiehm T.G., et al., Beneficial effects of a high carbohydrate, high fiber diet on hyperglycemic diabetic men, *Amer J Clin Nutr* 29, 895-899, 1976.
71. Sweeney J.S., Dietary factors that influence the dextrose tolerance test, *Arch Int Med* 40, 818-830, 1927.
72. Felber J.P., Vannotti A., Effects of fat infusion on glucose tolerance and insulin plasma levels, *Med Exp* 10, 1536, 1964.
73. Anderson J.W., et al., Effect of high glucose and high sucrose diets on glucose tolerance of normal men, *Amer J Clin Nutr* 26, 600-607, 1973.
74. Anderson J.W., Regression of Diabetes in (Eds.) Trowell H.C., Burkitt D.P., *Western Diseases : their emergence and prevention*, Arnold Publ., London, 373-391, 1981.
75. Fishman M.C., Hoffmann A.R., Klausner R.D., Rockson S.G., Thaler M.S., *Principes de Médecine*, p. 211-214, Édisem/Maloine, 1983.
76. Anderson J.W., Diabetes : drugs or diet ? (présentation) *Lifestyle Medecine Convention*, Loma Linda University, Loma Linda, Californie, 1980.
77. Insull W., Silvers A., Hicks L., Probstfield J.L., Plasma lipid effects of three common vegetable oils in reduced-fat diets of free-living adults, *Am J Clin Nutrition* 60, 195-202, 1994.
78. Goldin B.R., et al., The relationship between estrogen levels and diets of Caucasian American and Oriental immigrant women, *Am J Clin Nutr* 44, 945-953, 1986.
79. Boyar A.P., et al., Response to a Diet Low in Total Fat in Women with Post-menopausal Breast Cancer : A Pilot Study, *Nutr Cancer* 11, 93-99, 1988.
80. Hagerty M.A., et al., Effect of low- and high-fat intakes on the hormonal milieu of premenopausal women, *Am J Clin Nutr* 47, 653-659, 1988.
81. Starenkyj D., *Le bonheur du végétarisme*, p. 295-315, Orion, 1994.
82. Gordon G.S., et al., Cerebral oxygen uptake in chronic schizophrenic reaction, *Arch Neural Psychist* 73, 544-555, 1955.
83. Lund-Gleson K., Oxygen tensions in synovial fluids, *Arthritis Rheum* 13, 769, 1970.
84. Gilly R., Hybaroxia held useful in easing rheumatic joints, *Med Tribune*, January 1971.

5

L'hérédité et le cholestérol

« Toutes ces maladies – l'athérosclérose, les maladies du cœur, l'hypertension et le diabète sucré – commencent dans l'enfance. »

Dr G.S. Berenson

Voilà plus de 40 ans que l'étude de Framingham est en cours. Elle a permis d'établir, confirmant ainsi les résultats de nombreuses autres études épidémiologiques, que les maladies coronariennes, cardio-vasculaires et hypertensives ainsi que le diabète de type II sont les principaux tueurs des Américains. Certes, au cours des deux dernières décennies, l'incidence des crises cardiaques a sensiblement diminué aux États-Unis, mais la réduction totale de la mortalité n'a été que de 6 p. 100. Chaque année, on effectue encore dans ce seul pays, plus d'un million de cathétérismes et d'angioplasties et 250 000 pontages à cause de ces maladies[1].

Les études basées sur les rapports d'autopsie indiquent que l'athérosclérose coronarienne affecte 90 p. 100 des adultes occidentaux mais aussi, prenez-en bien note, que ce processus dégénératif commence dans l'enfance et qu'ensuite, il progresse sûrement jusqu'à l'âge adulte. Ainsi, on peut observer des stries graisseuses dans l'aorte de tout petits enfants, des enfants n'ayant que trois ans; par contre, entre 10 et 14 ans plus de la moitié des enfants en ont et chez 8 p. 100 d'entre eux les lésions sont déjà dangereuses[2]. Chez les jeunes adultes de 23 à 26 ans, 30 p. 100 des hommes blancs américains sont à risque avec des taux de cholestérol qui dépassent 130 et 160 mg/dl et 10 p. 100 sont à risque élevé[3]. Les trouvailles d'autopsie des soldats américains âgés de 20 à 22 ans qui ont participé aux conflits de la Corée et du Vietnam ont révélé la présence d'une maladie coronarienne chez 70 p. 100 d'entre eux. Sur les 60 millions d'enfants et de jeunes adultes qui vivent présentement aux États-Unis, 1 million et demi mourront de crise cardiaque en 2020[4].

Tous ces chiffres, une fois de plus, sonnent le branlebas. Devant l'évidence, on déclare maintenant sans ambages que les maladies cardio-vasculaires qui affligent les adultes ont leur origine dans l'enfance. Ces maladies sont donc devenues des problèmes relevant de la pédiatrie. On croit qu'une prévention maximale ne peut se faire que si l'on commence tôt dans la vie. On demande donc le dépistage systématique de l'hypercholestérolémie que l'on décèlera, à coup sûr, chez 1 enfant sur 2[4]. On ne comprend pas pourquoi cela offusque certains alors que le dépistage de conditions qui n'affectent qu'1 enfant sur 10 000 est déjà devenu obligatoire... et qu'il est impossible de le nier plus longtemps: en Occident, la maladie coronarienne est excessive et elle s'installe non quand un individu commence à fumer, par exemple, mais dès la naissance et même avant!

Quelques notions de base sur le cholestérol

Le cholestérol joue un rôle important dans toutes les cellules de notre corps puisqu'il en est un constituant constant. Le cholestérol est absorbé avec certains aliments (œufs, abats, viandes, produits laitiers) au niveau de l'intestin, mais il est aussi fabriqué dans notre organisme à partir des graisses riches en acides gras saturés (gras de la viande, lard, suif, beurre, crème, huiles de palme et de coco). On parle ainsi de cholestérol exogène qui provient directement des aliments et de cholestérol endogène qui est synthétisé principalement au niveau du foie. Le cholestérol endogène permet la biosynthèse des hormones sexuelles et cortico-surrénales ainsi que la formation de la vitamine D, et il entre dans la composition des graisses complexes du tissu nerveux et des graisses de réserve. Il représente environ 80 p. 100 du cholestérol total. C'est le cholestérol endogène qui, dans certains états pathologiques, s'amasse en dépôts dans les viscères et plus particulièrement dans les parois artérielles où il constitue le principal élément de l'athérome. En temps normal, le cholestérol endogène non utilisé est dégradé au niveau du foie en acides biliaires et il s'engage avec le cholestérol exogène dans le cycle entéro-hépatique*.

Ces notions, l'existence d'un cholestérol exogène (venant des aliments) et celle d'un cholestérol endogène (fabriqué dans notre corps), doivent être complétées par celles qui rappellent l'existence d'enzymes qui contrôlent la synthèse du cholestérol endogène et l'excrétion du cholestérol endogène et exogène.

De nombreuses études animales suggèrent que l'activité des enzymes qui contrôlent la synthèse et l'excrétion

---

* Pour une description détaillée du cycle entéro-hépatique voir, du même auteur, *Mon «petit» docteur*, p. 68-69, Orion, Québec, 1991.

du cholestérol endogène peut être programmée par la nutrition de la femelle au cours de la gestation et par la nutrition du petit à sa naissance. En effet, par des manipulations de leurs régimes, on arrive à changer de façon permanente le taux de la synthèse et de l'excrétion du cholestérol, soit à l'augmenter ou à le diminuer. Par exemple, lorsque l'on donne de la cholestyramine* à des femelles et à leurs nouveau-nés, on peut abaisser de façon permanente les taux de cholestérol sanguin de ces derniers alors que des rats sevrés prématurément vont avoir des taux de cholestérol élevés à l'âge adulte.

Nous possédons aussi maintenant certaines évidences qui nous permettent de croire et d'affirmer que l'hypercholestérolémie qui conduit aux maladies coronariennes de l'adulte est programmée *in utero* et dans la petite enfance. Par exemple, les hommes et les femmes qui ont eu une croissance ralentie dans le ventre de leur mère et au cours de la première année de leur vie, ont, à l'âge adulte, une pression sanguine élevée, une mauvaise tolérance au glucose, une coagulation sanguine anormale, et ils meurent, plus que les autres, de troubles coronariens car ils ont aussi des taux de cholestérol élevés. Ces associations sont fortes et indépendantes du statut social, du tabagisme et d'autres aspects d'un style de vie adulte.

La nutrition prénatale et le cholestérol

Une étude, en particulier, a été faite en Angleterre sur 219 hommes et femmes nés dans une maternité à Sheffield au cours des années 1939-1940. On a voulu

---

* La cholestyramine est une résine administrée par voie buccale qui se lie, dans le tube digestif, aux sels biliaires dont elle empêche la réabsorption, rompant en particulier le cycle entéro-hépatique du cholestérol et exerçant ainsi une action hypocholestérolémiante. Ce médicament a pour inconvénient d'empêcher l'absorption digestive des vitamines liposolubles A, D, E, K.

vérifier si un retard de croissance *in utero* conduisait aux concentrations de cholestérol qui sont associées à des risques accrus de maladies du cœur. On sait qu'un retard de croissance au cours de la grossesse affecte le poids et la taille de l'enfant, mais aussi les proportions de son corps. Or les dossiers de naissance de ces individus indiquaient non seulement leurs poids à la naissance, mais aussi les circonférences de leurs tête, poitrine et abdomen. La circonférence de l'abdomen est une mesure très importante car elle reflète la taille du foie, cet organe vital qui joue un rôle central dans la synthèse et l'excrétion du cholestérol.

Les résultats de cette étude ont démontré que ces hommes et femmes d'âge moyen qui avaient à leur naissance une petite circonférence de l'abdomen, avaient maintenant des taux de cholestérol élevés. Cette association était indépendante de l'âge de la grossesse, indiquant ainsi qu'elle reflétait une association avec un retard de croissance fœtale plutôt qu'avec la prématurité.

Certains auteurs ont démontré que la sous-nutrition au début de la vie intra-utérine avait tendance à produire des animaux petits mais proportionnés alors que la sous-nutrition en fin de grossesse conduisait à des dommages sélectifs des organes et à une croissance inégale. Lorsque la sous-nutrition s'installe, les tissus dont la maturité est la plus avancée vont continuer à croître, c'est comme s'ils avaient la priorité, mais ils vont croître aux dépens des autres tissus. Le moment de la sous-nutrition détermine quels sont les tissus et les systèmes qui seront sélectivement endommagés et ainsi le schéma de la disproportion dans la taille à la naissance. Le fœtus humain en fin de gestation, va faire face au manque de nutriments en préservant la croissance du cerveau, mais cela se fera aux dépens de la croissance du tronc. C'est alors que le foie cesse de se développer normalement, entraînant des changements permanents dans le métabolisme du cholestérol.

Les mesures de prévention en santé publique à l'heure actuelle préconisent une réduction du poids des adultes pour abaisser leurs taux de cholestérol élevés. En tenant compte des études présentes, il faudrait aussi préconiser une croissance maximale du fœtus et cela grâce à une nutrition maternelle optimale du début à la fin de la grossesse, car, c'est chose acquise, une croissance retardée ou entravée du foie au cours du dernier trimestre de la gestation peut altérer de façon permanente le métabolisme du cholestérol qui, tout au long de la vie, sera et restera élevé[5]. Une femme enceinte doit véritablement manger pour deux au cours du dernier trimestre de sa grossesse si elle veut mettre au monde un bébé bien formé et de poids normal qui aura, à l'âge adulte, les meilleures chances d'être en bonne santé et de vivre longtemps*.

Le lait maternel et le cholestérol

Le lait maternel comporte 39 g de lipides par litre mais seulement 10,5 g de protéines[6] et il contient de la lipase, une enzyme qui permet la digestion et l'absorption de ces graisses à 92 p. 100[7]. Il est très riche en cholestérol, beaucoup plus riche qu'un lait maternisé à base de lait de vache ou encore qu'un lait de soja maternisé** qui lui n'en contient pas du tout[8]. Pourtant, on considère que l'allaitement est une mesure indispensable de prévention des maladies cardio-vasculaires de l'âge adulte et son absence comme une « anomalie diététique » qui, au même titre que le tabagisme, le manque d'exercice, le stress, l'hypertension, l'obésité et la consommation excessive de produits animaux, constitue un facteur de risque important[9]. Cela est

---

* Pour établir une nutrition optimale au cours de la grossesse, voir, du même auteur, *Le bébé et sa nutrition de la conception au sevrage*, « Pour faire un beau bébé », p. 57-94, Orion, Québec.

** Lait maternel : 2,59 – 3,88 mmol de cholestérol par litre
Lait de vache maternisé : 0,28 – 0,85 mmol de cholestérol par litre
Lait de soja maternisé : 0 mmol de cholestérol par litre

vraiment étonnant, d'autant plus que le lait maternel entraîne des taux sanguins élevés de cholestérol chez le bébé au cours de la première année de sa vie. Ce phénomène a été appelé « hypercholestérolémie de l'allaitement »[10].

Il n'y a rien qui relève du hasard dans la nature, d'où la sagesse d'obéir à ses lois et de s'y soumettre avec confiance. Nous savions déjà que le corps fabrique son propre cholestérol (cholestérol endogène) et qu'il a un taux de synthèse qui varie selon les apports de cholestérol alimentaire (cholestérol exogène). Par contre, on a appris récemment qu'un apport élevé de cholestérol alimentaire dans la toute petite enfance, grâce à un allaitement maternel exclusif et prolongé (6 mois et plus) permettait au corps d'avoir un taux de synthèse du cholestérol endogène *très faible,* taux qui, il est important de le souligner, aura tendance à se maintenir tout au long de la vie. Cependant, les enfants nourris d'un lait maternisé plus pauvre en cholestérol sont forcés de développer un taux de synthèse du cholestérol endogène plus élevé qui, lui aussi, aura tendance à se maintenir tout au long de la vie[11].

Formidable, n'est-ce pas? Mais ce n 'est pas tout. On a également établi que dans les premières semaines de la vie, il *fallait* les taux élevés du cholestérol fourni par le lait maternel pour permettre le développement de systèmes enzymatiques appropriés; et que des approvisionnements en cholestérol abondants et faciles à utiliser, favorisaient la myélinisation du système nerveux central[12]. Il est intéressant de noter que celle-ci n'est achevée qu'environ trois ans après la naissance, temps où dans les sociétés traditionnelles on sèvre finalement l'enfant pour lui donner une alimentation à base de végétaux, généralement totalement dépourvue de cholestérol exogène[13].

L'allaitement quand on pense santé, n'est certainement pas une option et c'est pourquoi les gouvernements occidentaux cherchent sérieusement maintenant à encourager les femmes à allaiter leurs bébés. Certains auteurs voulant exploiter ce qu'ils perçoivent comme une nouvelle mode poussent l'audacité jusqu'à pervertir cet acte féminin éminemment altruiste* en le présentant comme un geste auto-érotique et donc totalement égoïste. Pourtant, si l'on veut de la motivation et promouvoir simplement l'allaitement, il n'y a qu'à penser que le lait maternel a été créé pour nourrir le petit de l'homme dont la spécialisation est encore aujourd'hui un cerveau capable de communiquer avec son Créateur. Les difficultés inhérentes à l'usage du lait de vache deviennent évidentes quand on réalise et garde à l'esprit que ce liquide est « destiné à un petit d'une autre espèce qui a des sabots, des cornes et qui est herbivore[14] »...

La génétique et le cholestérol

Une mauvaise nutrition prénatale et l'absence ou la privation précoce de lait maternel constituent des risques qui vont exposer un individu à des taux élevés de cholestérol avant même l'âge adulte. Il existe aussi, cependant, des hypercholestérolémies primitives** qui sont des maladies génétiques dont la forme la plus courante est la xanthomatose hypercholestérolémique familiale. Ces troubles congénitaux sont liés à une anomalie de la synthèse du cholestérol et des lipoprotéines LDL. Ils entraînent des taux de cholestérol dangereusement élevés qui oscillent entre 250 et 550 mg/dl, la moyenne étant de 360 mg/dl, et qui multiplient par 4 les risques de mort par infarctus dès l'âge de 20 ans. On peut observer, chez 70 p. 100 des

---

* Voir, du même auteur, *Les cinq dimensions de la sexualité féminine*, Orion, Québec.

** Il existe une forme grave (homozygote) et une forme moins grave (hétérozygote) de l'hypercholestérolémie familiale. Dans la première l'infarctus peut survenir dans l'enfance et dans la seconde, il se produit avant la quarantaine (entre 20 et 39 ans).

personnes affectées, des dépôts de cholestérol (xanthomes) au niveau de la peau, des tendons (tendons extenseurs des doigts, tendon d'Achille, tendons des genoux et des coudes où le cholestérol forme des grosses masses jaunâtres ou nodules), de la périphérie de la cornée où le cholestérol dessine un cercle blanc porcelainé, des paupières et surtout dans les parois artérielles[15].

Cette maladie génétique pour laquelle on a déjà identifié plus de 150 mutations à un seul site sur le chromosome 19, affecte 1 personne sur 500 aux États-Unis[15] mais au Québec, elle touche 1 personne sur 270. Dans certaines régions de cette province la fréquence est encore plus élevée : 1 personne sur 154 au Saguenay-Lac St-Jean et 1 sur 80 sur la rive nord du fleuve St-Laurent et dans la région de Kamouraska[16]. Tout comme pour les populations libanaise et afrikaner, l'hypercholestérolémie familiale québécoise est due à l'endogamie ou à ce qu'on appelle en génétique « l'effet du fondateur » qui a été défini ainsi : « l'établissement d'une nouvelle population par quelques premiers fondateurs qui ne portaient qu'une petite fraction de la variation génétique totale de la population parentale[16]. » Cet « effet du fondateur » a permis la haute fréquence d'une anomalie due à un gène délétère avec un mode codominant de transmission.

L'histoire nous rapporte que toute la population canadienne-française de souche actuelle descend de 3380 pionniers qui se sont installés de façon permanente dans la vallée du St-Laurent entre 1608 et 1680, période de la plus forte immigration française en Nouvelle-France. La croissance de la population a été rapide : En 1608, Samuel de Champlain fondait Québec avec 30 hommes et en 1617 la première famille s'y installait. En 1638, pour la première fois, les naissances excèdent les mortalités. En 1666, date du premier recensement, on compte 3215 personnes réparties dans 538 familles. Le taux de natalité est très élevé : Les femmes qui se marient avant l'âge de 25 ans mettent au monde une moyenne de dix enfants et celles qui se marient entre 25 et 30 ans, ont une moyenne de six enfants. Ainsi, aussi extraordinaire que cela puisse nous paraître, 1500 femmes mariées pendant les 50 premières années de la colonie avaient, un demi-siècle plus tard, produit plus de 50 000 descendants et véritablement créé un peuple[17] ! Alors qu'il compte 65 à 70 000 individus, ce peuple devait souffrir la défaite des Français sur les plaines d'Abraham en 1763, mais continuer sa croissance. Entre 1840 et 1930, il pourra se permettre de perdre près de 1 million d'hommes et de femmes qui n'ayant pu trouver à s'installer sur une terre ou à gagner leur vie dans une économie principalement agricole, émigreront aux États-Unis[16].

À cause des conditions imposées par le climat, la géographie, la langue, le statut socio-économique et un style de vie rural, les Québécois qui aimaient établir de petites communautés stables, auto-suffisantes et étroitement unies, ont vécu pendant près de trois siècles dans un isolement assez marqué. Un tel isolement géographique et culturel joint à l'habitude de se marier très jeune et d'avoir beaucoup d'enfants, a favorisé et multiplié les conséquences de « l'effet du fondateur ».

La connaissance de ce problème génétique dans une population donnée exige un dépistage précoce car les enfants sont affectés à la naissance ; puis une recherche familiale minutieuse lorsqu'un cas a été découvert car il n'est certainement pas isolé, et enfin une prévention agressive de l'athérosclérose qui tend toujours à être prématurée.

Les protéines et le cholestérol

On devait découvrir au début de notre siècle que les protéines animales produisent une croissance plus grande et plus rapide que les protéines végétales. De là à déclarer qu'une croissance maximale est synonyme d'excellence, il n'y avait qu'un pas qui fut rapidement franchi et qui entraîna une consommation toujours plus importante de viande dans notre société occidentale. Les chiffres parlent: En 1810, on mange 18 kg de viande par an et par personne; en 1910, période où l'on déclare et enseigne qu'une grande quantité de protéines animales et donc de viande, augmente les performances physiques et intellectuelles, on se met à en consommer 56 kg et en 1980, on en absorbe plus de 110 kg par an et par personne[18].

Pourtant depuis maintenant une vingtaine d'années, ce dogme de la supériorité des protéines animales dites « complètes » sur les protéines végétales dites « incomplètes », n'est plus scientifique du tout et on revient progressivement à une hypothèse lancée par Ignatowski en 1909: « l'hypothèse protéine » de l'athérosclérose. Ce savant russe encore célèbre par ses expériences sur des lapins nourris de viande, lait et œufs, avait relié les lésions observées dans leurs artères au fait qu'ils étaient nourris de *protéines animales*, hypothèse qui, à l'époque, n'avait pas été retenue car en 1913, Anitschkow et Chalutov publiaient un article dans lequel ils racontaient à leur tour leurs expériences avec des lapins auxquels ils avaient donné du cholestérol pur en cristaux ce qui avait également produit chez ces animaux de graves lésions des artères. Cela devait aiguillonner la recherche sur l'athérosclérose du côté du cholestérol, un composant des aliments fournisseurs des protéines animales et la détourner des protéines animales elles-mêmes.

À partir des années 60, quelques chercheurs se penchent à nouveau sur « l'hypothèse protéine » de l'athérosclérose. Il est difficile de ne pas remarquer que les pays où dominent l'athérosclérose et les maladies cardio-vasculaires sont des pays où la viande, les œufs, le lait et le fromage sont les aliments de base. Les pays immunisés contre ces problèmes sont des pays où l'on consomme principalement des protéines végétales : soit des céréales, des légumineuses et des racinages. Il serait trop lourd de rapporter ici toutes les études devenues classiques depuis, qui ont étudié la réponse de différentes espèces animales aux changements des protéines dans leur régime. Cependant, elle est universelle : chez tous les animaux ou presque, les protéines animales sont beaucoup plus hypercholestérolémiantes que les protéines végétales. Un régime à base de caséine (protéine du lait) va toujours élever rapidement le cholestérol sanguin alors qu'un régime à base de soja va toujours l'abaisser rapidement. On relève un détail intéressant : les bébés animaux et les femelles gravides sont toujours plus sensibles aux effets des protéines animales ou végétales que les animaux adultes ou les mâles. En effet, selon qu'on les soumet à un genre ou à un autre de protéines, leur taux de cholestérol s'élèvera toujours plus ou s'abaissera toujours plus[19].

Des études, évidemment, ont aussi été faites sur des humains et les mêmes résultats encourageants ont été obtenus. En Italie, par exemple, des cas d'hypercholestérolémie familiale (plus de 300 mg de cholestérol LDL) ont été traités et ils ont répondu très favorablement à la substitution de la viande par des protéines végétales texturées (soja). Le cholestérol total s'est abaissé de 20 à 22 p. 100 et le cholestérol LDL s'est abaissé de 22 à 25 p. 100. L'effet des protéines de soja sur la cholestérolémie semble si fort que même l'ajout de 500 mg de cholestérol par jour ne la fait pas remonter. Les pédiatres italiens qui ont une longue expérience dans le traitement de l'hypercholestérolémie familiale avec une diète à base de soja, pensent qu'elle devrait être instaurée dès l'âge de deux ans et poursuivie jusqu'à la puberté avant que l'on cherche à prescrire un médicament quelconque. Ce régime à base de soja, affirment-ils, est sans aucun danger, efficace et bien toléré par les patients[19].

Une étude intéressante a été faite avec des individus obèses hypercholestérolémiques. Lorsque l'on donne à des obèses un régime pauvre en calories mais à base de caséine (protéine du lait et du fromage), les taux de cholestérol totaux et LDL augmentent, mais quand on leur donne un régime restreint en calories à base de soja, on enregistre une réduction du cholestérol LDL de 20 p. 100[19].

On est donc sûr maintenant que les *protéines végétales* ont un effet spécifique sur le transport et le métabolisme du cholestérol. D'une part, elles l'abaissent et d'autre part, elles contrecarrent les effets maléfiques d'un régime riche en graisses saturées. Les protéines végétales, c'est à noter en passant car nous y reviendrons plus loin, ont aussi un effet bénéfique sur la pression sanguine qu'elles abaissent sensiblement[19].

Cherchant à expliquer la supériorité des protéines végétales sur les protéines animales, les nutritionnistes ont découvert que le choix des protéines influence les concentrations d'insuline et de glucagon, ces deux hormones qui s'opposent, la première étant hypoglycémiante et la seconde hyperglycémiante. Ce nouveau visage des protéines montre qu'outre leurs effets sur la croissance, les protéines sont aussi des régulateurs des taux de glucose sanguin et de la quantité de cholestérol que le corps synthétise (cholestérol endogène).

Or les protéines qui produisent une croissance maximale, soit les protéines animales, produisent aussi une sécrétion maximale d'insuline. Ceci entraîne une synthèse plus élevée de cholestérol et donc des taux de cholestérol sanguins plus élevés. Les protéines végétales, au contraire, abaissent la sécrétion d'insuline et donc la synthèse du cholestérol endogène.

Chaque fois que l'on mange, il se déverse dans notre sang de grandes quantités de glucose et d'acides aminés (protéines). L'insuline est alors sécrétée dans les cellules pour abaisser ces éléments et les ramener à un taux constant (constante biologique). L'insuline augmente l'utilisation de notre nourriture et favorise la production du cholestérol. Le glucagon, s'opposant aux effets de l'insuline, élève les taux de glucose dans le sang et ralentit la fabrication du cholestérol.

Les protéines végétales, parce qu'elles ne déclenchent pas une sécrétion exagérée d'insuline, abaissent le rapport insuline/glucagon et minimisent la production endogène du cholestérol. Un seul repas à base de viande entraîne un très grand déversement d'insuline, mais un repas à base de soja diminue le déversement d'insuline qui ralentit et se stabilise une demi-heure après avoir mangé.

Il semble que le contrôle du déversement de l'insuline est important car selon les conclusions apportées par une très vaste étude portant sur des policiers finlandais pendant plus de 9 ans, des taux d'insuline élevés à jeun ou juste après un repas, constituent un risque de mortalité par crise cardiaque. Le problème se situe réellement au niveau de la composition en acides aminés des protéines. Les protéines animales comportent une quantité importante de lysine et de leucine, deux acides aminés dits essentiels qui se retrouvent, bien sûr, dans les protéines végétales mais en plus petites quantités. Or plus une alimentation comporte de lysine (viande) et de leucine (fromage), plus la synthèse du cholestérol endogène va être élevée.

Les auteurs de ces découvertes, Albert Sanchez, professeur de nutrition à la School of Public Health et Richard Hubbard, professeur associé au département de pathologie et de nutrition, tous les deux de l'Université Loma Linda en Californie, ont affirmé que si l'on veut avoir un taux de cholestérol sanguin normal, il faut choisir une alimentation non seulement dépourvue de gras animal, mais aussi de protéines animales[20].

Déplaçons-nous en Autriche. Là en 1993, quatre pédiatres ont testé les effets des protéines du soja pour les comparer aux effets du régime pauvre en gras et en cholestérol habituellement prescrit aux enfants qui souffrent d'hypercholestérolémie familiale. Rappelant qu'il n'existe que deux stratégies thérapeutiques pour réduire les taux de cholestérol sanguins, ils ont insisté sur la nécessité, particulièrement chez les enfants, de tout faire pour n'utiliser que la première stratégie, soit le régime, et éviter la seconde, soit les médicaments. En effet, aucune étude jusqu'à ce jour n'a encore prouvé que la consommation à long terme d'un médicament visant à abaisser le cholestérol sanguin était sans danger pour la croissance et le développement de l'enfant. On ne peut donc pas encourager la prise d'un médicament dès l'âge de deux ans pour éviter les conséquences d'un excès de cholestérol. Il est beaucoup plus sage d'instituer un régime sain et équilibré auquel l'enfant va s'habituer et qui sera efficace[21].

Un régime à base de 20 à 50 g de soja par jour permet une réduction marquée et durable du cholestérol total et du cholestérol LDL. Le soja est mis en farine et ajouté aux pâtes à pain et à pizza, aux muffins et aux biscuits, aux boissons glacées et aux jus de fruit. Cette poudre fine et légère est très bien acceptée par les enfants qui, dès les premiers mois de leur vie[22], peuvent en bénéficier. Or comme l'hypercholestérolémie génétique persiste jusque dans la vieillesse, il est rassurant de savoir qu'un tel régime pourrait être suivi sans aucun danger et avec des bénéfices réels, indéfiniment[23].

Cherchant à comprendre le mécanisme par lequel le soja réduit le cholestérol, ces pédiatres autrichiens ont observé que les protéines de cette légumineuse fabuleuse*

* Voir du même auteur, *Le bonheur du végétarisme*, « Une vache dans votre cuisine », p. 201-221, Orion, Québec.

accéléraient l'excrétion ou l'élimination du cholestérol alors que les protéines animales (caséine) augmentaient la synthèse et l'absorption du cholestérol au niveau de la muqueuse intestinale. Certains individus, selon un rapport conjoint russe et français, peuvent absorber jusqu'à dix fois plus de cholestérol que d'autres à partir d'un intestin fragilisé et perméable (allergique) aux protéines animales[24].

Il est donc important, disent les experts, chaque fois que l'on constate un taux de cholestérol élevé, d'instaurer un régime végétarien dans lequel au moins 50 p. 100 des protéines totales seront sous forme de soja : farine, lait, tofu ou protéines de soja texturées (imitations de viande). On obtiendra ainsi une réduction de 12 p. 100 du cholestérol total et de 11,5 p. 100 du cholestérol LDL. Ceci est extraordinaire car il a été prouvé qu'*à une diminution de 1 p. 100 de cholestérol correspond une diminution de 2 p. 100 du risque de crise cardiaque* chez les personnes ayant un taux de cholestérol élevé. En consommant chaque jour 50 g de protéines de soja plutôt que de la viande, on peut donc diminuer ses risques de crise cardiaque de 24 p. 100[25] ! Ce n'est certainement pas à dédaigner.

Le sucre et le cholestérol

Qu'est-ce que, nutritionnellement parlant, une grosse barre de chocolat ou une généreuse portion de crème glacée ? C'est un mélange riche en gras et riche en sucre qui unit le mal du gras au mal du sucre pour produire un très malheureux mariage. En effet, le sucre augmente et prolonge tous les effets nocifs du gras. Par exemple, lorsque l'on donne à des volontaires une portion de crème fouettée pure, les concentrations de triglycérides atteignent leur maximum 4 hrs après puis déclinent pour redevenir à la normale 8 hrs après. Par contre, si l'on ajoute du sucre à la crème, les concentrations de triglycérides atteignent leur maximum 6 hrs après sa consommation et 8 hrs après elles sont *aussi élevées*; les taux de glucose, sous l'effet de l'insuline sécrétée par l'augmentation des triglycérides, s'abaissent en-dessous du taux habituel à jeun et huit heures après, ils sont *encore bas*; les taux de cholestérol augmentent de 60 p. 100 2 heures après le repas de sucre et de crème et huit heures après, il sont *toujours aussi hauts*[26].

Il a été établi que le sucre mélangé au gras empêche le dégagement de ce dernier qui s'accumule dans le sang. Il s'ensuit des déversements importants d'insuline, ce qui abaisse le taux de glucose sanguin et provoque une hypoglycémie mais augmente le taux de cholestérol et favorise l'athérosclérose. Le sucre et le gras mélangés sont donc hautement athérogènes et ce phénomène devrait être sérieusement pris en considération par tous ceux qui veulent éviter de souffrir d'une maladie cardio-vasculaire.

On comprend l'inquiétude réelle de certains nutritionnistes qui ne peuvent s'empêcher de penser aux quantités de barres de chocolat et de crèmes glacées que les enfants arrivent si facilement à consommer dans une seule journée... et on ne s'étonne pas d'apprendre qu'en Occident, l'athérosclérose et l'hypoglycémie sont des phénomènes extrêmement répandus et qu'ils débutent dans la toute petite enfance. On peut cependant se réjouir d'apprendre que les fruits juteux riches en vitamine C et en potassium comme les goyaves[27] ou les figues de Barbarie[28] (cactées) mais aussi les mangues et les oranges et les pommes remplacent à merveille les sucreries grasses et abaissent sensiblement et agréablement le cholestérol et la pression sanguine.

Il est tentant, une fois de plus, de parler de l'importance de la mère et de son rôle indispensable auprès de ses enfants car il est impossible de nier qu'elle tient dans ses mains, si elle le veut bien, leur santé. Elle a le pouvoir de former leurs habitudes alimentaires, de les diriger, de les planifier. Elle peut décider d'offrir à ses enfants des fruits pour dessert et comme gâteries plutôt que des pâtisseries et des confiseries. Elle développera ainsi leur goût pour des aliments sains et leur donnera le privilège d'éviter de graves maladies… tout naturellement… sans effort…

Un programme de prévention de l'athérosclérose pour les tout petits

La grande question, après toutes ces études, est de savoir comment s'y prendre ou plutôt si l'on peut vraiment instaurer sans danger un tel programme chez de tout jeunes enfants. Évidemment dès qu'on parle de restrictions, on soulève l'inquiétude non seulement des parents mais d'une société entière. Tout d'un coup, chacun se découvre un cœur plein de tendresse pour l'enfant « privé » de crème glacée et de hamburgers et les « pauvre petit » fusent de partout. On craint pour sa santé, sincèrement… S'il fallait qu'il manque de quelque chose !

De nombreux comités internationaux ont recommandé la modification des habitudes alimentaires chez les adultes et les enfants de plus de deux ans mais ils ont aussi découragé une intervention dans ce sens chez les bébés de peur de compromettre leur croissance. Pourtant, c'est définitif, l'athérosclérose commence dans la toute petite enfance, avant l'âge de deux ans, et si un bébé non allaité a un taux de cholestérol élevé, il sera un enfant, puis un adolescent puis un adulte qui aura des taux de cholestérol élevés[29]. Au fur et à mesure que l'enfant grandira et approchera de l'âge adulte, les facteurs de risque liés à l'obésité, à l'usage des contraceptifs hormonaux et au tabac aggraveront les effets de l'hypercholestérolémie[29] qu'elle soit la conséquence d'un gène défectueux ou d'un style de vie occidental basé sur l'inactivité et une consommation régulière d'aliments frits, de crème, de viande, bacon, cretons, foie, fruits de mer, chocolat, bonbons, sirops et gâteaux[29].

Les enfants qui font de l'hypercholestérolémie (1 sur 2 aux États-Unis[4], répétons-le) ont donc besoin d'un programme de prévention sérieux qui visera à abaisser leur taux de cholestérol en modifiant leurs habitudes alimentaires avant même qu'ils marchent, mais aussi à leur donner une éducation sérieuse dans le but de les détourner du tabac et de leur donner l'envie de bouger.

Un groupe de pédiatres finlandais – la Finlande a une incidence extrêmement forte de maladies cardiovasculaires – a décidé d'étudier la croissance de bébés âgés de 7 à 13 mois soumis à un régime modifié pour comporter moins de gras saturés que le régime habituel des enfants finlandais, tout en conservant la même quantité totale de gras[30]. (Les enfants finlandais ont des taux de cholestérol plus élevés que les autres enfants européens.)

Les résultats de cette étude ont prouvé que des enfants sevrés de 7 à 14 mois soumis à un régime plus pauvre en gras saturés et donc moins riche en œufs, crème, viande, beurre et fromage, se développaient normalement et n'avaient aucune altération dans leur croissance ou leur développement psychomoteur[30]. Déjà en 1976, Friedman et Goldberg avaient prouvé qu'un régime pauvre en gras saturés et pauvre en cholestérol, instauré dès que l'enfant est sevré, n'affectait pas sa croissance[31]. Aujourd'hui, des pédiatres comme Berenson n'hésitent pas à affirmer que passé l'âge de trois ans « les gras saturés et le cholestérol ne sont pas des composants diététiques essentiels[4] » et que la modification des gras dans l'alimentation des petits abaisse leur taux de cholestérol sans entraver leur croissance[30].

Voulant faire de la cardiologie préventive, un groupe de pédiatres américains a mis sur pied un cours visant à enseigner à la famille de l'enfant hypercholestérolémique de nouvelles habitudes alimentaires tout en encourageant l'implication directe de l'enfant dans la décision de substituer à certains produits d'autres moins riches en gras saturés. Ces médecins sont convaincus qu'aujourd'hui on ne peut plus dire : « Oh ! laissez donc les enfants être des enfants et qu'ils mangent de la crème glacée ! » car les sorbets aux fruits et les yogourts glacés existent et ils sont une alternative.

Ce cours se donne au bureau même des pédiatres en quatre cessions de 90 minutes. Il ne cherche pas à détailler une « diète » particulière ni à transformer l'individu responsable de l'enfant en un compteur de grammes de gras saturés mais bien plutôt à engager chaque membre de la famille, parents au travail et enfants à l'école, à modifier globalement son attitude face à la nourriture. Les enfants apprennent ainsi à exécuter des recettes simples pauvres en gras et à découvrir des substituts qui prouvent que l'on a le choix. Les résultats de ce cours sont très positifs : non seulement les taux de cholestérol sanguins baissent mais en plus, les parents perdent leur inquiétude d'avoir à faire suivre à leur enfant un régime qui leur semble compliqué ; les enfants développent le goût de cuisiner et tout le monde se met à manger plus sainement[32].

On peut donc *et il faut* prévenir l'athérosclérose dès la petite enfance. Un programme de prévention véritable de l'athérosclérose insistera sur une nutrition optimale de la femme enceinte du début à la fin de la grossesse ; un dépistage précoce de l'hypercholestérolémie familiale ; un allaitement prolongé du bébé ; un régime à base de soja plutôt que de viande et de fruits frais plutôt que de sucreries.

Les parents qui ont des enfants qui font de l'hypercholestérolémie leur feront du bien et ils s'en feront à eux-mêmes si, au lieu de considérer ce problème comme une pénitence et un malheur, ils cherchent à le résoudre en impliquant toute la famille.

Plus que jamais l'axiome de Cazalis « On a l'âge de ses artères » se vérifie et à une époque où l'on glorifie tant la jeunesse, personne ne peut se permettre de vieillir si tôt, si vite !

1. Berenson G.S., Editorials, Cholesterol : Myth vs Reality in Pediatric Practice, *AJDC* 147, 371-373, April 1993.
2. Dennison B., et al., Serum total cholesterol screening for the detection of elevated low-density lipoprotein in children and adolescents : Bogalusa Heart Study, *Pediatrics* 85, 472-479, 1990.
3. Wattigney W.A., et al., Increasing impact of obesity on serum lipids and lipoproteins in young adults : the Bogalusa Heart Study, *Arch Intern Med* 151, 2017-2022, 1991.
4. Berenson G.S., Editorials, Cholesterol : Myth vs Reality in Pediatric Practice, *AJDC* 147, 371-373, April 1993.
5. Barker D.J.P., Martyn C.N., Osmond C., Hales C.N., Fall C.H.D., Growth in utero and serum cholesterol concentrations in adult life, *BMJ* 307, 1524, 11 December 1993.
6. Lourdes M.A. et al, Effects of Infant Nutrition on Cholesterol Synthesis Rate, *Pediatric Research*, Vol. 35, No 2, 1994.
7. Jeliffe D.B., Jeliffe E.F.P., Human Milk in the Modern World, p. 33, Oxford University Press, 1978.
8. Cruz M.L.A. et al., Effects of Infant Nutrition on Cholesterol Synthesis Rate, *Pediatric Research*, Vol. 35, No. 2, p. 136, 1994.
9. Jeliffe D.B., Jeliffe E.F.P., Human Milk in the Modern World, p. 255, Oxford University Press, 1978.
10. Whyte H.M., Yee I., Serum cholesterol levels in Australians and natives New Guinea from birth to adulthood, *Austral Am Med* 7, 336, 1958.
11. Cruz M.L.A., Wong W.W., Mimouni F., et al., Effects of Infant Nutrition on Cholesterol Synthesis Rate, *Pediatric Research* 35, 135-140, 1994.
12. Jeliffe D.B., Jeliffe E.F.P., Human Milk in the Modern World, p. 33, Oxford University Press, 1978.
13. Starenkyj D., *Le bébé et sa nutrition*, de la conception au sevrage ; *L'enfant et sa nutrition*, de 2 à 12 ans, Orion, Québec, 1990, 1996.
14. Smibert J., Two books on breastfeeding published in Australia, *Med J Aust* 2, 954, 1974.
15. Bild D., Williams R.R., Brewer H.B., et al., Identification and Management of Heterozygous Familial Hypercholesterolemia : Summary and Recommendations from an NHLBI Workshop, *Am J Cardiol* 72, 10-5D, 1993.
16. Davignon J., Roy M., Familial Hypercholesterolemia in French-Canadians. Taking Advantage of the Presence of a « Founder Effect », *Am J Cardiol* 72, 6D-6D, 1993.
17. Dubuc C., Lettre à un Français qui veut émigrer au Canada, Éditions du Jour, p. 149, 1968.
18. Starenkyj D., *L'adolescent et sa nutrition*, p. 51, Orion, Québec, 1989.
19. Sirtori C.R., Richard E., Lovati M.R., Soybean Protein Diet and Plasma Cholesterol : From Therapy to Molecular Mecanisms, *Annals of the New York Academy of Sciences*, 188-201, 1994.
20. Sanchez A., Hubbard R., The Superiority of Vegetable Protein, *Adventist Review*, 16-17, Dec. 28, 1989.

21. Widhalm K., Brazda G., Effect of soy protein diet versus standard low fat, low cholesterol diet on lipid and lipoprotein levels in children with familial or polygenic hypercholesterolemia, *The Journal of Pediatrics* 123, 1, 30-34, 1993.
22. Tsang R.C., Glueck C.J., Fallat R.W., Mellies M., Neonatal familial hypercholesterolemia, *Am J Dis Child* 129, 83-91, 1975.
23. Widhalm K., Pediatric guidelines for lipid reduction, *Eur Heart J* 8, 65-70, 1987.
24. Safonova I.G., Sviridov D.D., Rytikow F.M., et al., Cholesterol uptake in the human intestine. Hypo- and hyperresponsiveness, *Biochimica et Biophysica Acta* 1166, 313-316, 1993.
25. Potter S.M., Bakhit R.M., et al., Depression of plasma cholesterol in men by consumption of baked products containing soy protein, *Am J Clin Nutr* 58, 501-506, 1993.
26. Grant K.I., Marais M.P., Dhansay M.A., Sucrose in a lipid-rich meal amplifies the posprandial excursion of serum and lipoprotein triglyceride and cholesterol concentrations by decreasing triglyceride clearance, *Am J Clin Nutr* 59, 853-860, 1994.
27. Singh R.B., Rastogi S.S., Singh R., et al., Effects of Guava Intake on Serum Total and High-Density Lipoprotein Cholesterol Levels and on Systemic Blood Pressure, *Am J Cardiol* 70, 1287-1291, 1992.
28. Fernandez M.L., Lin E.C.K., Trejo A., McNamara D.J., Prickly Pear (*Opuntia* sp.) Pectin Reverses Low Density Lipoprotein Receptor Suppression Induced by a Hypercholesterolemic Diet in Guinea Pigs, *J Nutr* 122, 2330-2340, 1992.

6

Le stress, les émotions et le cholestérol

« Nul n'est plus grand ni plus fort
que sa capacité d'aimer et d'être aimé[1]. »

Le stress c'est l'agression, a dit Hans Selye en 1950 mais, un demi-siècle plus tard, cette réalité, pour toute une civilisation, est devenue une abstraction qui, jetée comme un immense nuage noir, comme un épais brouillard, comme un drap opaque sur nos émotions, froisse, comprime, compresse, concentre et congèle leur expression.

On a oublié que toute agression provoque une réaction. Or, la réaction au stress, c'est l'émotion. Le stress, ou l'agression, s'est transformé en explication facile, en excuse toute prête au nombre effarant de divorces, de crises cardiaques et de cancers que notre société produit. On a nié qu'après le stress, il y a l'émotion et que c'est la façon de vivre et d'exprimer ses émotions qui rend malade ou en santé. À toute maladie, il y a des facteurs physiques – infections, intoxications, carences nutritionnelles et traumatismes – auxquels s'ajoutent obligatoirement des facteurs psycho-sociaux, définis comme étant la réponse émotive de l'individu aux agressions extérieures.

Le corps et l'esprit

Le corps et l'esprit sont deux réalités indissolublement une. L'esprit peut rendre le corps malade – on parle alors de maladies psychosomatiques – et le corps peut rendre l'esprit malade – il s'agit de maladies somato-psychiques.

L'ulcère d'estomac est une maladie de type psychosomatique. Selon les théories psychoanalytiques, l'ulcéreux peut être une personne consciencieuse, ambitieuse, incapable de détente, avec des « tendances passives inconscientes ». Il peut aussi être une personne qui a peu de vie intérieure, peu de chaleur communicative et des difficultés à former des relations avec les autres.

Les déficiences des glandes surrénales et les excès d'œstrogènes entraînent des maladies somato-psychiques : les premières fabriquent un syndrome de dépersonnalisation avec troubles de la concentration et des possibilités d'attention et les deuxièmes peuvent provoquer chez la femme un délire de persécution et de haine, une excitation maniaque et de la dépression.

Le cerveau humain est l'organe intermédiaire entre le corps et l'esprit, entre l'inconscient et le monde extérieur. Il reçoit des impressions qu'il redonne sous forme d'expressions. L'impression se fait au niveau de l'esprit. L'expression se fait au niveau du corps. Et c'est parce qu'il y a unité absolue du corps et de l'esprit que les émotions peuvent être à l'origine de maladies débilitantes et même fatales.

Le choc des émotions

Dans la nuit précédant son exécution, un homme a totalement blanchi. Au cours d'un bombardement, un individu fait une formidable éruption d'urticaire. Trois jours après un grand chagrin, une femme se retrouve avec un goitre... Ces phénomènes rapportés par Alexis Carrell, et beaucoup d'autres semblables, ont été observés par de nombreux médecins qui affirment que les émotions peuvent être à l'origine de graves maladies.

La peur, la colère, le chagrin, l'envie, la haine, le mensonge, l'avarice, l'orgueil et la jalousie sont des émotions qui ébranlent tout l'organisme et mettent en déroute ceux qui les subissent car elles entraînent des perturbations intellectuelles, troublent les synthèses mentales et entravent l'adaptation au réel.

L'émotionné ne voit plus clair. Son corps est secoué par des expressions neuro-végétatives très variées et puissantes : pâleurs, rougeurs, sueurs locales ou profuses, chaudes ou froides, larmes, horripilations (chair de poule), mictions fréquentes (polyuries), yeux exorbités (exophtalmies), dilatations pupillaires (mydriases), spasmes des muscles lisses qui donnent à la personne une sensation d'angoisse, de gorge contractée (spasme pharyngé), d'incapacité de parler (spasme laryngé), de boule dans la poitrine (spasme œsophagien), de sensation de « cœur serré » avec barre en arrière du sternum et impression de mort imminente.

Les émotions provoquent donc des modifications biologiques qui affectent tout l'organisme. Plusieurs auteurs cherchant à expliquer le mécanisme d'action des émotions ont noté *les décharges d'adrénaline*, un excitant du système nerveux végétatif, qui entraînent une vasoconstriction, une augmentation de la glycémie, une diminution du temps de coagulation, *une production accrue du cholestérol* et *une augmentation de l'irrigation et de la contraction musculaire.*

D'autres chercheurs parlent de trois mécanismes principaux déclenchés par les tensions émotives :

– des variations du débit sanguin dans les organes (trop ou pas assez de sang) ;

– des variations des sécrétions des glandes endocrines (arrêt de l'ovulation par exemple) ;

– des modifications de tension de certains muscles (nuque raide, mal de dos, jambes lourdes, etc.).

On a aussi observé dans toutes les grandes émotions humaines outre une augmentation de la glycémie, une diminution de la résistance électrique du corps qui paraît liée à une sécrétion plus active des glandes sudoripares (transpiration excessive), de profondes perturbations des équilibres des réactions nerveuses et musculaires et donc de l'excitation, un arrêt des ondes cérébrales.

Les émotions peuvent par leur répétition ou leur constance, engendrer des perturbations chroniques, car elles ne provoquent pas d'immunité mais plutôt une véritable sensibilisation. Ainsi à des crises d'hypertension artérielle aiguë causées par des peurs ou des colères répétées, succédera une hypertension artérielle permanente qui, elle, engendrera de véritables lésions organiques.

Passons en revue[4] les effets des émotions sur les différents systèmes de notre corps :

– *le système nerveux :* les émotions sont à l'origine de la simple fatigue, des psycho-névroses et de l'alcoolisme toujours trempé dans la colère et le chagrin ;

– *les glandes endocrines :* goitres, aménorrhées (absence de règles), dysménorrhées (règles douloureuses), hypercorticismes (dérèglement et hypertrophie des glandes surrénales) peuvent être induites par les émotions. Le syndrome pré-menstruel caractérisé par de l'irritabilité, une tension extrême, un manque de contrôle personnel et de jugement à l'approche des règles ainsi que de gonflement et d'hypersensibilité du ventre et des seins a été associé non à la maladie mentale (schizophrénie, dépression, état limite) mais à des traumatismes sexuels survenus dans l'enfance et à l'adolescence. Selon Felice, le syndrome pré-menstruel est un type de « difficulté psychosomatique » qui résulte des émotions provoquées par des agressions comme le viol, l'inceste et l'activité sexuelle orale qui développent chez la femme un sens très aigu de vulnérabilité sexuelle[2] ;

– *les troubles sexuels* comme l'impuissance, la frigidité, la dyspaneurie (douleurs apparaissant au cours des rapports chez la femme), la vaginite sont définitivement l'expression d'émotions comme la peur, la colère et l'envie. L'identité masculine ou féminine de l'individu est embrouillée et souvent il y a refus de l'assumer* ;

– *l'appareil digestif :* les crises d'anxiété, l'angoisse, la colère, l'inadaptation ou l'insatisfaction entraînent toujours une exagération de la mobilité des muscles digestifs et une augmentation de la sécrétion et de l'acidité de l'estomac. Ces tensions émotives sont à l'origine de nombreux troubles : anorexie[3], ballonnements, vomissements chez l'enfant, troubles vésiculaires, crampes abdominales, spasmes du pylore, boule dans l'œsophage, hoquet, constipation ou diarrhée, ulcère gastro-duodénal (l'hyperacidité entraîne d'abord de petites hémorragies de la muqueuse, puis des érosions et finalement l'ulcère se constitue), rectocolite hémorragique et autres colites ;

– *l'appareil locomoteur :* le premier président de l'Association de rhumatologie américaine a déclaré : « Mes propres investigations dans les dix dernières années ont montré que l'anxiété et le ressentiment sont les réactions émotionnelles les plus constantes retrouvées chez les arthritiques qui viennent me voir. Ceci implique que des relations humaines mal ajustées posent un problème

* Voir du même auteur *Le désir féminin*, Orion, Québec.

fondamental. Il me semble vrai qu'un caractère égoïste, centré sur lui-même et exigeant, est souvent envahi par la peur, les soucis, les ressentiments et l'énervement. Par contre, un esprit généreux, ouvert, aimant ne connaît pas la peur, il est heureux, tempéré, tolérant, il sait pardonner son prochain (...) La question est de savoir comment changer le caractère d'un individu pour que ses impulsions égoïstes n'existent plus... » ;

– *l'appareil urinaire:* certains auteurs ont parlé de cystalgie, de cystite, de néphrite aiguë psychosomatiques. D'autres ont cité les urétrites qui pouvaient être déclenchées par des perturbations émotives survenant à l'occasion d'un écart sexuel ou même d'une lecture suggestive, d'une conversation grivoise, de heurts familiaux, de soucis professionnels ou encore après une émission de télévision médicale qui amène l'individu à se croire atteint d'une urétrite parce qu'il a encore des idées de remords et de culpabilité résultant d'une ancienne aventure ;

– *il existe aussi une psychosomatique du cancer:* les malades atteints de cancer ont des réactions émotives qui gravitent autour de la dépression et de sentiments de culpabilité. Ils ont une personnalité très inhibée, immature, incapable d'exprimer des émotions. Un cancer est souvent précédé par un traumatisme émotif consécutif à un changement psycho-social (isolement, solitude, deuil, divorce, perte d'emploi ou de statut social). Il y a alors hyperactivité des surrénales ce qui entraîne une diminution du taux des anticorps et par voie de conséquence, une augmentation du nombre des cellules de la tumeur. Une forte émotion peut être à l'origine d'un fléchissement des défenses immunologiques et donc de la matérialisation d'un cancer jusque-là, latent. Ce qui force à conclure que les stress de la vie quotidienne sont bien moins responsables d'une quantité de maladies débilitantes que ne le sont les fausses réactions ou les émotions négatives à leur égard ;

– *la tuberculose* « n'éclate qu'à l'instant précis où le sujet se trouve en proie à un grave conflit psychique, à un déchirement entre un désir conscient et une résistance inconsciente. » (Dr Huebachman) Et que dire des allergies (rhume des foins, asthme, urticaire), des migraines et des céphalées (maux de tête) par variation du débit sanguin des organes, des glaucomes de la « joie » ou de la peur, du psoriasis, des verrues... qui prouvent les effets débilitants des émotions destructives ;

– *l'appareil cardio-vasculaire*, bien entendu, n'échappe pas aux émotions. L'anxiété, plus que l'exercice violent ou le surmenage, surcharge le cœur. Celle-ci peut être à l'origine d'une contracture du myocarde, de la tachycardie paroxystique, de l'arythmie qui entraînent à la longue la thrombose coronarienne puis l'infarctus du myocarde. Les tensions psychiques répétées favorisent également les sténoses des artères rénales et des membres inférieurs, les spasmes artériels de la maladie de Raynaud ;

– *les troubles de la coagulation :* plusieurs études ont été faites sur les émotions et la coagulation du sang. Par exemple, le Dr Macht a pratiqué des temps de coagulation :

– sur 50 personnes normalement heureuses, le temps de coagulation était de 8 à 12 minutes ;

– sur 50 personnes craintives, il se situait entre 4 à 5 minutes ;

– enfin sur 50 personnes très nerveuses, il variait de 1 à 3 minutes.

On voit ici comment il peut y avoir un lien direct entre une émotion et une maladie : Dans une artère déjà rétrécie ou durcie, un sang qui se coagule trop vite, est un risque certain de thrombose. Les docteurs Parsons et Guiler et le professeur Polya estiment qu'un état de tension émotive favoriserait l'apparition de triglycérides coagulants et cela sans l'intervention de facteurs alimentaires. L'apport de cholestérol alimentaire aggrave le problème parce qu'il empêche la dégradation des triglycérides[4].

Ce petit tour d'horizon rapide nous force à reconnaître que ce n'est pas tant le stress mais *notre réponse* au stress qui nous tue. Notre style de vie gravite-t-il habituellement autour de la confiance[5] ou de la *crainte* qui englobe l'anxiété, la peur, les soucis, la révolte de l'homme qui n'a pas trouvé un but à sa vie ? – de la vérité ou du *mensonge* que sont les refoulements, les négations et les faux témoignages ? – de l'humilité ou de l'*orgueil* extériorisé par la timidité ou la manie de la critique, la surestimation de sa liberté au point de se croire son propre dieu, la séparation des autres et le repli sur soi ?

Le langage des émotions

Notre vieux monde se divise en deux mondes : Le monde occidental composé des sociétés dites modernes qui déjà vivent leur destruction et le monde des pays en voie de développement composé des sociétés traditionnelles qui ne comprennent pas encore quel est le véritable prix à payer pour leur modernisation. Sociétés modernes et sociétés traditionnelles offrent des contrastes dramatiques qui les opposent et les troublent. L'Occident a la nostalgie de la stabilité, de la sécurité, des « valeurs » des sociétés traditionnelles alors que celles-ci rêvent jusqu'à l'ébriété d'acquérir les richesses matérielles de celles-là.

Dresser une liste des différences de ces deux genres de sociétés est assez facile, mais si on veut en comprendre le sens profond, il est obligatoire de discerner que leur divergence fondamentale se situe au niveau de l'emphase mise sur l'individu en Occident alors que dans le reste du monde, le groupe est le point de référence. En effet, en Occident, l'individu a la tâche monumentale et écrasante de *se* définir, mais ailleurs le *groupe* automatiquement identifie, modèle et soutient l'individu.

Cette obligation imposée à l'individu occidental d'établir et de défendre son individualité, a fait de l'individualisme une valeur absolue et en même temps, elle a favorisé, comme mode courant et moyen habituel de connaissance, l'introspection. L'introspection se définit comme étant l'observation d'une conscience individuelle par elle-même. Et c'est ainsi que l'individu des sociétés modernes a non seulement le devoir de se définir lui-même mais encore celui de le faire *par lui-même.*

Selon le psychiatre Leff[6], la grande importance que l'on donne dans notre monde aux sensations et aux sentiments éprouvés par l'individu, a préparé toute une génération à prendre des drogues hallucinogènes, ces drogues qu'on dit « élargir » l'esprit (mind-expanding drugs). Elles produisent une déformation des impressions sur le système nerveux central et elles procurent des ivresses particulières avec visions, bruits extraordinaires et sentiment de désincarnation très bouleversant. La perception de l'espace et du temps est modifiée et il y a trouble de la conception corporelle habituelle et du « moi ».

Ces expériences ont favorisé l'émergence d'une nouvelle culture : celle de l'*Homo solus.* C'était inévitable... Quand ce qu'une personne est seule à ressentir à l'intérieur d'elle-même est érigé par elle en valeur unique et compulsive, elle va obligatoirement être amenée à se distancer des autres, et ses liens avec eux vont s'atténuer pour peut-être se dissoudre totalement. Le moi est toujours l'ennemi du nous.

La base des sociétés traditionnelles est la famille qui comporte facilement trois et même quatre générations qui vivent sous le même toit, sur la même terre ou encore dans la même rue et qui englobe les oncles et les tantes, les cousins et les cousines, les neveux et les nièces. Les rapports au sein d'une telle famille sont des rapports de mutuelle obligation. Les rôles sont définis et ils déterminent les responsabilités et les privilèges de chacun. Dans une société traditionnelle, les paliers d'identification sont multipliés. Tout le monde, obligatoirement, est quelqu'un : on est mari ou femme, père ou mère, fils ou fille, frère ou sœur et cela est source de fierté et d'honneurs suffisants. L'identité de tous sert à l'identité de chacun : on porte le même nom, on cultive le même champ, on dirige la même entreprise, on vit dans le même village, on appartient au même clan. Il est impossible de s'isoler. On côtoie constamment des semblables.

Voulant oublier que dans sa nature profonde, l'humanité n'a qu'un seul besoin fondamental : « aimer et être aimée » et qu'ainsi l'amour ça se passe toujours du côté du nous, nos sociétés occidentales ont inventé une nouvelle mathématique des rapports humains. Deux ne font plus un. Deux restent deux. Tous ne sont plus pour un. Un n'est plus pour tous. C'est chacun pour soi. Il n'y a plus de dénominateur commun. La solitude est horizontale et la solitude est verticale. À refuser le nous, on multiplie les zéros et tout le monde n'est plus personne.

Dans une société du « moi », l'émotion prédominante que suscite une perte est la dépression, fortement teintée d'auto-accusations. Dans une société du « nous » (société traditionnelle), la réponse immédiate à une perte est la colère avec l'attente de recevoir une compensation adéquate. Le blâme de la perte n'est jamais accepté personnellement mais il est toujours extériorisé comme un sentiment d'avoir été lésé et d'avoir ainsi droit à un dédommagement. Lorsqu'il est impossible d'indemniser adéquatement une perte comme lors de la mort d'une personne chère par exemple, l'individu en deuil demande le soutien moral de son clan et il le reçoit toujours.

Nos études modernes nous ont permis de prouver que le soutien d'un confident est un amortisseur efficace contre l'impact d'une perte mais qu'en l'absence de tout appui, la personne affligée aura tendance à devenir dépressive. Le mécanisme culturel qui veut qu'une perte provoque de la colère, que le blâme soit dirigé vers l'extérieur et qu'un support social soit donné à la personne malheureuse, est donc un mécanisme efficace contre le développement et l'installation de la dépression et il n'est plus aussi surprenant d'apprendre que dans le vocabulaire de beaucoup de sociétés traditionnelles d'Asie, d'Afrique et d'Australie, les mots dépression et anxiété n'existent tout simplement pas.

Dans d'autres sociétés du nous, les mots qui décrivent ce que nous appelons dépression abondent. Dans la culture iranienne, par exemple, tristesse, chagrin, désespoir sont au cœur même de son éthique. Mais *exprimer* ces émotions fait l'objet d'une compétence sociale. Tout jeunes, les enfants apprennent à s'affliger dans le contexte des cérémonies religieuses pour les martyrs de leur nation. C'est ainsi que dès la plus tendre enfance, ces expériences humaines si pénibles comme la disparition d'un proche, le deuil et la tristesse sont assimilées dans la souffrance de la communauté élargie. Les pertes personnelles sont placées dans la perspective d'une tragédie nationale et il n'y a personne d'affligé qui s'afflige tout seul. Dans cette culture d'Asie occidentale, la réponse à une perte individuelle est submergée dans la mer d'une conscience collective de tragédies historiques. La tristesse est considérée comme un élément positif qui donne à l'individu de la profondeur.

Les mots et les expressions qui décrivent ces émotions de tristesse sont très imagés. On parle de « détresse de cœur », de « cœur écrasé », de « fonte du cœur », d'« inconfort à l'intérieur du cœur », le tout accompagné de palpitations, de battements forts, de malaises, de douleurs et de pression dans la poitrine. On s'écrie : « cœur, cœur de trop ! » Le chagrin est physique et il s'exprime physiquement; il est visible, porté à l'extérieur; il est exposé publiquement et il réclame obligatoirement l'aide des autres. Pleurs, chants et cérémonies constituent des moyens de résoudre deuils et malheurs, de susciter la compassion des autres et d'en sortir grandi.

En Occident, à partir de la Renaissance, on constate un changement majeur dans l'expression de la douleur qui, jusque-là, de fortement somatique devient de plus en plus psychologique. Au fur et à mesure que l'obsession du moi augmente et s'enracine, la douleur s'intériorise et se diffuse pour se cristalliser en une souffrance intérieure, une souffrance non seulement personnelle mais encore personnalisée, une souffrance intime, une souffrance taboue. Dans notre société moderne, la souffrance est devenue une intouchable qui va exiger, pour être extirpée du moi et conjurée, le luxe réservé à une petite élite, de la psychoanalyse. Il flotte donc dans l'esprit collectif occidental, une impression que personne ne peut ni ne pourra jamais comprendre les émotions ressenties par l'individu et donc que cela ne sert strictement à rien d'en parler. Chacun a le sentiment intime que sa souffrance est inexpugnable et que jamais elle ne sortira du tréfonds de son cœur…

On refuse chez nous les expressions physiques des émotions, obligatoires sous d'autres cieux: une femme en deuil ne pleure pas; une jeune fille violée ne crie pas; un enfant laissé seul n'a pas peur… ??? Les impressions reçues de l'extérieur n'ont plus le droit de lui être rendues sous forme d'expressions: les étourdissements, les évanouissements, les battements accélérés du cœur, les crampes de ventre, les arrêts de respiration, les douleurs d'estomac qui surviennent directement après une émotion sont considérés comme déplacés, comme un signe de faiblesse morale. Il faut que les émotions soient muettes. Elles n'ont plus le droit d'être dans le corps. Elles ne peuvent que se réfugier dans l'esprit.

L'étude linguistique[6] de certains mots est à cet effet extrêmement intéressante. Considérons le mot *anxiété* qui vient d'un verbe grec qui signifie « serrer fort ou étrangler ». Il a donné naissance à plusieurs mots latins qui ont la même racine : angustus, ango, angor, anxius, anxietas et angina d'où est tiré le terme technique, angine, pour la douleur de poitrine causée par l'insuffisance coronarienne. Tous ces mots comportent les notions physiques de constriction et d'inconfort.

Au XIXe siècle le mot *angoisse* qui vient du latin angustus, étroitesse, lieu resserré, était défini comme un sentiment de constriction dans la région épigastrique avec de la difficulté à respirer et une grande tristesse.

En allemand moderne, le mot *eng* signifie étroit, rétréci, et au superlatif, il devient engste. Ce mot a une forte relation phonétique avec *angst* qui est un mot régulièrement employé pour exprimer ce qu'on a traduit en français par anxiété. Dans son origine grecque, latine ou allemande, l'anxiété considérée aujourd'hui comme un problème strictement mental, est caractérisée et définie par une sensation physique de très grande étroitesse localisée à la gorge, à l'estomac ou au cœur.

Le mot *dépression*, lui, vient du latin deprimere qui signifie « presser de haut en bas », enfoncer, affaisser. Il est intéressant de remarquer que de nombreux patients modernes qui souffrent de dépression, se plaignent encore d'avoir une sensation de pression sur la tête. Le langage des émotions a donc changé : de physiques elles sont devenues psychologiques et il semble qu'elles n'ont plus le droit d'avoir recours *ouvertement*, directement et immédiatement à la richesse d'expression du corps.

La communication de la détresse

Dans une société du « nous », la souffrance est quelque chose que l'on montre et que l'on exprime parce que les autres sont là et qu'ils vont s'en occuper : on perd l'appétit, on a le sommeil agité, on est blanc de peur, rouge de rage, on s'évanouit, on se lamente, on se tire les cheveux, on déchire ses vêtements, on porte le sac et la cendre, on refuse de se parfumer, de se coiffer, de se vêtir, on reste prostré, on devient muet, on en perd la vue, on se courbe, on a mal partout, on traîne les pieds, on arrête de travailler, on sanglote, on crie, on hurle.

Dans notre langage occidental, nous appelons ces manifestations physiques qui surviennent en l'absence de toute maladie organique, mais en présence d'un changement majeur des circonstances de la vie, *hystérie*. Très répandue dans les sociétés du « nous », l'hystérie était aussi courante en Occident au XIXe siècle et fréquente jusqu'à la Deuxième Guerre mondiale. Puis, alors que communiquer sa détresse avec son corps devenait de plus en plus de mauvais goût, on enregistre une disparition presque totale des crises d'hystérie, mais l'émergence de l'anxiété et de la dépression, des expériences psychologiques intimes et silencieuses. Le vocabulaire de la détresse dans une société du moi n'est pas physique mais psychologique : « Je suis anxieux. Je suis déprimé. » On ne le voit pas. On ne l'entend pas. On ne le comprend pas. Pourtant, la détresse, qu'elle soit exprimée physiquement ou psychologiquement, qu'elle surgisse dans une société du « nous » ou dans une société du « moi », jaillit toujours de la même source : elle provient des vicissitudes de la condition humaine aux prises avec des problèmes de relations familiales et sociales. De l'incapacité d'aimer et d'être aimé.

La médicalisation de la souffrance

Aujourd'hui, on considère que parler de sa souffrance en termes physiques, c'est faire des métaphores. « Cela me prend aux tripes ou cela me crève le cœur » sont des images, dit-on. Il est impossible que ces descriptions expriment de véritables réactions physiologiques. Pour nous Occidentaux de la fin du XXe siècle, la souffrance est psychologique et quand elle s'exprime physiquement, on entend dire avec dédain que l'individu est en train de « somatiser » ses émotions. Par exemple, il se plaint que lorsqu'il est déprimé son « cœur bat vite ». Pourtant, si l'on veut être historiquement correct, il faudrait signaler que les autres patients, ceux qui, lorsqu'ils sont déprimés, disent qu'ils ont « envie de mourir », sont en train de « psychologiser » leurs émotions. « Somatiser » ses émotions, c'est les sortir de soi. « Psychologiser » ses émotions, c'est les rentrer en soi.

Ainsi, on ne parle plus d'hystérie en Occident, cette représentation corporelle et souvent immédiate d'une détresse émotionnelle, mais on parle d'anxiété et de dépression, des représentations mentales *toujours différées* d'une détresse émotionnelle. La médecine a redéfini la souffrance humaine et en a fait une « maladie » appelée dépression qui exige, pour être guérie, non pas des interventions réelles au niveau de la vie privée, familiale ou sociale de l'individu, mais des médicaments prescrits par le spécialiste.

La médicalisation de la souffrance a permis premièrement de traiter la dépression comme un état de défaillance psychologique et d'attaquer le problème avec des médicaments forts ou encore, selon le genre de médecine choisi, avec des pensées fortes dites positives, destinés à conjurer ses symptômes silencieux ; et, deuxièmement, elle a permis de traiter la personne dépressive comme si elle avait elle-même créé, avec son propre esprit, sa propre dépression.

En passant du « nous » au « moi », nous sommes donc passés du physique au psychologique et nous avons pris l'habitude d'emprisonner nos émotions au lieu de leur permettre la liberté d'une expression corporelle. Nous avons voulu nier que les émotions sont toujours d'abord dans le corps. En les reléguant dans l'esprit, nous avons définitivement isolé l'individu qui souffre, pour l'enchaîner à son trouble.

La suppression de l'expression physique spontanée et immédiate de la souffrance a entraîné un style de vie basé sur la crainte, le mensonge et l'orgueil. On a beau parler du stress et mettre à son compte notre misère... cela nous a amené à nier la liberté que nous avons de réagir à l'agression et ainsi de la neutraliser.

Voici quelques exemples: Un ancien texte hébraïque, tiré du Deutéronome[7] exige que la jeune fille violée *crie.* Si elle a crié, au secours, elle ne sera pas considérée comme complice dans cette affaire. Crier, c'est réagir. Réagir, c'est refuser l'agression et c'est empêcher le remords ou la colère qu'elle peut susciter. En criant avec sa bouche et de toutes ses forces, *au moment* de l'agression, la jeune fille évite la crainte et le mensonge. Ces émotions surviennent toujours lorsqu'il n'y a pas de réaction ouverte à l'agression et peu à peu, elles gagnent le corps pour crier quand même... dans des règles ou des rapports douloureux que rien ne soulagera.

Les coutumes des peuples ont toujours exigé que l'on pleure et se lamente pour un mort. L'engagement de pleureuses permettait de produire l'atmosphère voulue pour que la souffrance des personnes concernées éclate. Le port du noir pendant un temps déterminé permettait de signaler le deuil et forçait toute la communauté à se pencher sur la personne endeuillée. Celle-ci pouvait ainsi raconter sa misère spontanément, pleurer et se faire consoler pendant plusieurs mois. Après quoi venait le demi-deuil et tranquillement, comme d'un sablier, la douleur s'écoulait puis... s'arrêtait. Tout ce protocole autour de la mort favorisait la rupture avec le disparu et gardait ceux qui restaient dans des émotions positives, dans la confiance, la vérité et l'humilité, qui nous permettent d'être en relation avec les autres et avec Dieu.

Dans notre culture occidentale moderne, on nie la mort. On rit le jour des funérailles. On porte du rouge si possible. Au cimetière, on laisse le cercueil sur un tapis vert et on rentre à la maison pour prendre des calmants. Le lendemain, on est de retour au travail et personne ne dit un mot. Puis, un an ou deux ans après, on se retrouve en dépression. On finit par aller chez le médecin qui, s'il est perspicace et prend le temps de poser quelques questions pertinentes, conseillera peut-être une thérapie du deuil... Et au moment où l'on croira que tout est rentré dans l'ordre, un cancer que tout le monde mettra au compte du « stress » pourra se déclarer. Mensonge. Orgueil. Notre style de vie refuse que l'on exprime ce que l'on a sur le cœur au moment où on l'a sur le cœur. Il force à se séparer des autres et à se replier sur soi. Mais l'émotion tue, l'émotion refoulée, l'émotion niée doit quand même un jour parler, pleurer et crier... C'est ainsi qu'elle le fera dans une crise cardiaque ou un cancer du côlon, des mois et parfois des années après le choc émotif.

Les drogues du « stress »

Les gens ne supportent plus leur travail, ils ne supportent plus leur famille, ils ne supportent plus leur vie. Ce qui sommeille dans les profondeurs même de leur être – sentiments, attaches secrètes, complexes d'infériorité ou d'orgueil, égoïsme, péchés de la pensée et du cœur, volonté personnelle, liens de dépendance envers les autres et les choses, désobéissances, ressentiments, haines, envies et jalousies – et qu'ils n'ont jamais confessé ni avoué, accepté ou rejeté en toute lucidité, exercent sur eux une influence déprimante.

Selon Freud, celui qui reçoit une humiliation et la garde sur le cœur sans réagir, tombe malade et fait une névrose. Mais ce n'est pas l'humiliation qui l'a rendu malade, soit l'agression ; c'est le manque de réaction à l'agression. L'émotion produite par l'agression a été refoulée et l'individu doit maintenant vivre un mensonge. Il doit vivre comme si rien ne lui était arrivé[4].

Selon Baruk, l'individu qui viole ou refoule ce qu'il sait être juste ou vrai se met, sans le savoir, dans la situation d'un accusé inconscient, car tout se passe comme si, dans le fond de son être, la justice violée ou la vérité étouffée subsistaient comme un facteur accusateur et irritant. Il s'ensuit des besoins de justification et des réactions accusatrices à faux qui sont à la base des haines et des délires de persécution. De nombreux mouvements militants sont formés et propulsés par des individus qui savent, mais refusent d'avouer, qu'ils ont posé un ou plusieurs gestes qui ont accusé leur conscience. Par leur activisme, ils cherchent à se convaincre eux-mêmes et à convaincre les autres, qu'ils avaient raison quand même. Et moins ils y arrivent, plus ils sont fanatiques[4].

Selon Klopfenstein, un simple symptôme tel que la fatigue est souvent dû à une violence contre la vérité, lorsqu'on essaie de jouer le rôle d'un personnage que l'on n'est pas en réalité[4].

Comme l'a écrit le Dr Paul Tournier, « nous portons tous un fardeau où se trouvent inexorablement mêlés ce dont nous sommes *victimes* et ce dont nous sommes *coupables*... » et comme notre style de vie occidental marqué par le déclin de la vie familiale et religieuse nous empêche de le dire et de l'avouer, rares sont les individus qui ne ressentent pas la compulsion d'avoir recours aux drogues, ces substances multiples qui procurent un soulagement, un effet de bien-être, une fuite loin de soi-même et de ses problèmes propres. L'homme moderne recherche non pas tant le bonheur en lui-même, il n'a plus cette ambition, mais des moyens d'être heureux... et la drogue lui donne cette illusion facile en masquant sa solitude.

Notre style de vie est donc profondément marqué par l'usage de toutes sortes de drogues qui ont un effet concret sur l'esprit et sur le corps. Et pour revenir ici au sujet qui nous préoccupe dans ce livre, nous allons passer en revue l'effet de certaines drogues sociales totalement méconnues sur l'athérosclérose et les maladies cardio-vasculaires.

a) Le café

L'alcool et le tabac, tout le monde en convient, sont de véritables fléaux sociaux, mais le café a encore un petit air d'innocence et il jouit de beaucoup d'indulgence.

La drogue du café est la caféine qui excite le système nerveux central et qui permet d'outrepasser ses possibilités physiques et mentales en supprimant le sommeil et en donnant un sentiment éphémère de force et d'énergie.

Ses effets immédiats et qui durent environ 4 heures sont : un équilibre instable, des battements accélérés du cœur, une voix aiguë ou éraillée, de l'insomnie, des pensées fulgurantes mais décousues, une mauvaise mémoire, de la fatigue, le tremblement des doigts. À boire du café, certains individus ressentent un sentiment inexplicable d'angoisse et d'anxiété. D'autres symptômes peuvent survenir plusieurs heures ou même plusieurs jours après la prise de caféine : troubles du sommeil, troubles de la mémoire, maux de tête, agitation, palpitations du cœur, tremblements, instabilité, vertiges, hyperexcitabilité des réflexes, irritabilité, agitation, impatiences dans les jambes et inconfort général.

La caféine produit un ralentissement marqué de la circulation sanguine dans le cerveau[8]. Il est utile de se rappeler que l'on retrouve de la caféine non seulement dans le café mais aussi dans le thé, les colas, le chocolat et plusieurs médicaments que l'on obtient sans prescription (contre la grippe, contre les maux de tête, stimulants). Ce ralentissement de la circulation sanguine dans les lobes frontaux explique en partie l'effet de la caféine sur le caractère et la personnalité.

L'irritabilité des buveurs de café – et derrière celle-ci combien y a-t-il de violences domestiques et sociales ? – est devenue proverbiale. Leur anxiété est bien connue des psychiatres. Pavlov a découvert que l'entêtement et l'obstination étaient favorisés par le café. Ses expériences avec des chiens l'ont amené à conclure que le café était « la colle des mauvaises habitudes » car lorsqu'un chien « boit » du café, il est presque impossible de le faire changer d'habitude ou de le dresser à de nouvelles habitudes. Rhine, un autre homme de science, a démontré que l'emploi de la caféine, car elle altère leur capacité de penser et de juger, augmentait la suggestibilité des individus et leur crédibilité, faisant d'eux des proies faciles pour les charlatans de tout acabit et les expériences occultes[4].

Plusieurs études récentes ont établi que boire du café était l'indice d'un style de vie marqué par la multiplication, la force et la ténacité des dépendances : boire du café, c'est risquer fortement de fumer et, plus on boit de café, plus on fume. Boire du café, c'est aussi faire plus d'obésité, boire plus d'alcool, avoir un statut professionnel moins bon et *consommer plus de gras*[9, 10]. Il est donc normal que l'on considère le café comme une drogue sociale dangereuse pour le cœur et les vaisseaux.

Cependant, indépendamment du style de vie qu'elle entraîne, la caféine stimule directement le cœur tout en exerçant un effet de constriction sur les artères. Elle multiplie les battements du cœur et en accélère la fréquence. Elle élève la tension et augmente la quantité d'acides gras libres dans le sang. Le café bouilli élève les taux de cholestérol sanguin, car il comporte une sorte de gras libéré pendant la cuisson. Ce gras ne se retrouve pas dans le café filtré ou dans le café instantané[11].

Si l'on fait le tour de la littérature scientifique sur le café et les problèmes cardio-vasculaires, on est obligé de conclure que la consommation de cette boisson brune constitue un risque définitif, de par un effet direct sur le cœur et les vaisseaux et de par un effet indirect car elle entraîne un style de vie à risque.

Comment cesser de boire du café

Beaucoup de gens aimeraient cesser leur consommation de café – le café est aussi une cause d'ostéoporose*, de mastite sclérokystique (bosse sur les seins**), de cancer de la vessie, de stérilité, de fausse couche, de prématurité et de complications à l'accouchement – mais les symptômes du sevrage sont tellement pénibles que peu arrivent à briser leur dépendance. Les maux de tête sont particulièrement intolérables. Voici un truc efficace qui permet un sevrage facile avec un minimum de maux de tête, d'étourdissements, de nausées, de maux de dos et de troubles visuels:

Préparer une tasse de café très noir et la mettre au réfrigérateur. Dès que les symptômes du sevrage se font sentir, en prendre 1 c. à soupe. Attendre 30 minutes et recommencer si les symptômes n'ont pas disparu. Prendre 1 c. à soupe au besoin, jusqu'à la libération complète.

La stimulation que l'on recherche artificiellement dans le café peut être obtenue sans aucun danger par une consommation abondante d'eau très fraîche, de grandes respirations d'air propre, des marches rapides à l'extérieur

---

* La consommation d'une seule tasse de café par jour entraîne la perte de 1,4 p. 100 du calcium des os en un an chez les femmes de 50 ans et plus. En dix ans, une seule tasse de café par jour aura fait perdre 14 p. 100 du calcium des os. Que font 3, 4 et 8 tasses de café par jour année après année[12]?

** Voir du même auteur, *La ménopause: une autre approche...* «Le café et le cancer du sein», p. 197, 198, Orion, Québec.

et l'usage après chaque douche du gant de crin qui permet un massage énergique du corps jusqu'à ce que la peau soit rouge flamboyant. Pour beaucoup, ce programme tout simplement équivaut à une résurrection[13].

b) Les écrans

Le cinéma, la télévision, les vidéos et les ordinateurs, en envahissant la vie privée de 99,0 pour 100 des personnes de notre société, ont définitivement imposé un style de vie marqué par la sédentarité et le grignotage qui sont l'une et l'autre des causes majeures d'obésité. Or la sédentarité, le grignotage de produits riches en gras et riches en sucre et l'obésité constituent des risques assurés de maladies cardio-vasculaires, mais aussi de cancers et de diabète.

Le ciné, la télé, les vidéos (et l'ordinateur très souvent) satisfont à la définition d'une drogue : ils procurent un soulagement à l'ennui et une fuite loin de soi-même et de ses problèmes propres. Hommes, femmes et enfants leur sacrifient facilement au minimum trois heures par jour, mais souvent infiniment plus car dans de nombreux foyers et lieux de travail, la télé n'est jamais éteinte.

On peut trouver sans difficulté, un tas de défauts, dangers et effets secondaires graves à ces loisirs faciles et stériles, mais tant que l'on n'a pas considéré qu'ils ont la capacité de créer nos émotions, de les altérer, de les soulever, de les manipuler, de les contrôler, on n'a pas encore mis le doigt sur le véritable bobo. La télé, le ciné, les vidéos et l'ordinateur ont la capacité de planter dans notre esprit et dans notre corps les émotions qu'ils ont fabriqués et qu'ils veulent nous imposer. Une puissance émotive inouïe émane des écrans, une puissance qui obligatoirement va subtilement affecter et changer chaque spectateur. Quand l'on regarde un film, on invite chez soi un étranger, le producteur, et on lui donne le droit de diriger notre esprit.

Dès le début, images et sons envoûtent, et chacun se livre corps et âme au message livré. Tout est planifié : – les angles de la caméra, les sons et la musique, les dialogues, les costumes, l'action – pour faire pénétrer dans la mémoire et y graver de façon permanente des émotions spécifiques.

Ces émotions fabriquées vont se surimposer à nos propres émotions, mais avec tellement plus de force ! Le ciné, la télé et les vidéos ne se veulent pas persuasifs. Ils sont coercitifs. Ils projettent et produisent très souvent la colère, la débauche, la vulgarité du langage et des manières, la rage, la méchanceté, la cupidité et le mensonge. Avec cela dans l'esprit et dans le corps – toutes les images reçues sont inscrites dans notre mémoire et peuvent en ressortir à n'importe quel moment – comment peut-on savoir quelles sont les émotions qui nous sont propres, d'une part, et d'autre part, comment peuvent-elles être empreintes de confiance, de vérité et d'humilité qui sont les seules émotions qui assurent la santé ?

Chaque jour l'Occidental recherche et accepte un lot d'émotions qui ne sont pas à lui, qui sont infiniment trop grandes pour lui et qu'il n'exprimera pas. Hommes, femmes et enfants de tout âge subissent la même charge émotive – est-ce possible ? l'image est devenue la grande égalisatrice de notre ère moderne – et tous portent en eux un nombre effarant de meurtres gratuits, de divorces, de guerres, de bagarres, de vols, d'agressions et d'abus de toutes sortes.

Tout le monde voudrait croire que cela ne lui fait rien. Que ce n'est pas grave. Qu'il n'y a rien là. Chacun s'efforce d'afficher une indifférence protocolaire, car toute réaction émotive est tout de suite jugée péjorativement : sensiblerie ! pruderie ! pudibonderie ! puritanisme dépassé ! purisme ! Et le peu d'expressions que l'on pourrait avoir, ne serait-ce qu'un oh ! ou qu'un ah !, on le réprime encore. Doit-on s'étonner que le suicide, pour tant de jeunes élevés depuis leur naissance dans un chaos d'émotions plus grandes, plus fortes, plus longues que celles produites par une guerre mondiale, soit devenu l'ultime expression physique d'une souffrance qui leur a été imposée ?

Comment se sevrer de la drogue « écran »

Comprenons bien tout d'abord que tout stress émotif entraîne la production d'adrénaline qui à son tour produit toujours du cholestérol[14, 15]. Pensez à ces heures passées devant l'écran... à ces heures d'agressions et d'émotions puissantes... totalement à vide, sans relation avec la réalité, parfaitement inutiles... mais qui fabriquent quand même du cholestérol. Ce cholestérol endogène joint au cholestérol fourni par le grignotage et collé par le tabac et le café et l'alcool et le manque d'oxygène et de soleil et d'exercice... quelle recette assurée pour les maladies du gras !

Pour se sevrer d'une drogue aussi destructrice, il faut absolument sortir ! L'exercice au grand air est indispensable pour conserver ou retrouver la santé du cœur et des vaisseaux. Marcher, courir, faire de la bicyclette, nager, jardiner, monter et descendre des côtes, des pentes ou des escaliers à ciel ouvert, sont des exercices extrêmement bénéfiques, si on les fait régulièrement et avec modération au début de la reprise d'une vie normale, soit 15 à 30 minutes, trois à quatre fois par semaine.

L'exposition au soleil qui accompagne obligatoirement l'exercice en plein air, est un véritable facteur de santé* car elle permet un abaissement important des taux de cholestérol sanguin. Une étude parmi de nombreuses autres du même genre a démontré qu'une seule exposition au soleil pendant 2 heures de 30 patients souffrant déjà du

---

* Voir du même auteur, *La vie en abondance,* Méditations sur les lois de la santé. Orion, Québec.

durcissement des artères, avait entraîné une diminution de 13 p. 100 de leur cholestérol sanguin[16, 17]. Déchargez votre cœur ! Allez dehors !

c) L'auto-érotisme

Le bonheur suprême de la vie disent les poètes, les penseurs, les théologiens et les psychiatres est de savoir que l'on aime et que l'on est aimé. Si cela est vrai – et nul encore ne peut le contredire – il est impérieux de démasquer la détresse de ceux et de celles qui n'aiment ni ne sont aimés.

Une sexualité normale permet l'expression normale du besoin normal d'aimer et d'être aimé. Une sexualité normale se définit par la présence de trois composantes que l'on ne peut pas dissocier impunément : le plaisir, la procréation, l'amour.

L'*amour* fait de la sexualité humaine une sexualité personnalisée. En lui donnant le visage de l'autre, il lui donne son véritable sens qui est de donner et de recevoir.

La procréation enracine la sexualité humaine dans l'éternité. Elle est création pour le compte de Dieu et permet la participation active de l'homme et de la femme à l'œuvre du Créateur.

Le plaisir est la puissance temporelle de la sexualité humaine.

Dissocier la sexualité humaine de l'amour et de la procréation est aussi pernicieux et dangereux que d'ôter le son et le germe des céréales. Une sexualité morcelée est une sexualité pourvoyeuse de folie et de mort. Le plaisir sans amour et sans possibilité ou intention de procréation est toxique. C'est un poison du corps et de l'esprit qui noie l'individu dans une sexualité autistique[19], détachée de la réalité et repliée sur soi. Cette sexualité centrée, axée et piégée dans le plaisir seul est source et cause de névrose car elle ne présente à l'individu aucune possibilité de devenir « autre ». Elle force l'abdication du « je » en faveur du « ça » alors que dans une sexualité normale le « je » abdique librement en faveur du « nous ».

La sexualité du plaisir pour le plaisir s'exprime par la masturbation qui constitue la base de nombreuses perversions. Se masturber, c'est affirmer que l'on est seul, que l'on est incapable d'aller vers l'autre, et vu l'aspect compulsif et obsessionnel de cet acte, que l'on pourra de moins en moins y aller. Aussi appelée plaisir solitaire, la masturbation possède avec les toxicomanies de nombreux points communs. Elle bouleverse les émotions et entraîne un surmenage nerveux qui à son tour entraîne un état d'excitabilité accrue de toutes les fonctions neuro-végétatives. On observe alors des douleurs d'estomac, une digestion délicate, des battements trop rapides du cœur, une fonction intestinale perturbée (diarrhées, constipation, ballonnements). L'individu ressent constamment un malaise intérieur pénible qui le jette sur la voie d'une névrose faite d'anxiété habituelle et excessive à propos de sa santé (névrose hypocondriaque) qui s'ajoute à un sentiment pénible de culpabilité[20].

Cette assuétude entraîne aussi des carences spécifiques : carence en *zinc* qui induit certaines formes de schizophrénie[21] et carence en *inositol*, une vitamine du complexe B, à l'origine de troubles cardio-vasculaires. L'inositol est essentiel au métabolisme des graisses. En combinaison avec la choline, il empêche le durcissement des artères et protège le foie, les reins et le cœur. Il est utile dans la nutrition du cerveau, indispensable dans la fabrication des cellules de la moëlle épinière, des membranes des yeux et des intestins. Il est essentiel pour la pousse des cheveux. Une carence en inositol peut être à l'origine d'une constipation opiniâtre, d'un eczéma, d'anomalies des yeux, de la perte des cheveux, d'une calvitie et d'*un taux élevé de cholestérol.* Certaines études ont démontré que l'inositol avait un effet calmant marqué, capable de contrôler l'anxiété, l'insomnie et la haute pression causées par le stress[22].

L'auto-érotisme, c'est l'impossibilité d'accueillir l'amour, c'est une incapacité à vivre dont il faut se sortir. Il n'y a qu'un moyen pour cela: Cesser toute activité masturbatrice et toute activité génératrice de cette compulsion (journaux, télé-ciné-vidéo, etc.), d'une façon absolue. Après une abstinence de un à six mois, le système nerveux reposé retrouvera son équilibre. Alors vous pourrez penser à aimer *vraiment.*

L'hypertension

L'hypertension, très souvent considérée comme un problème lié au stress, constitue un facteur de risque important dans les maladies cardio-vasculaires. Elle frappe 35 millions d'Américains et en menace 25 millions d'autres. Ceux qui souffrent d'hypertension courent 3 fois plus de risque d'avoir une crise cardiaque, 5 fois plus de risque de faire de l'insuffisance cardiaque et 8 fois plus de risque de faire une crise d'apoplexie (attaque cérébrale) et ainsi d'être, et très souvent de rester, paralysés[23]. Il est donc facile de comprendre combien cela est dangereux et pourquoi la profession médicale insiste sur le traitement rapide de l'hypertension.

À cette fin, il existe un groupe de médicaments appelés diurétiques qui forcent les reins à éliminer des quantités élevées de sel et d'eau. Ces médicaments contrôlent efficacement l'hypertension, mais ils ne la corrigent pas. Ils ont cependant des effets secondaires dangereux[24, 25, 26]. Les diurétiques thyazidiques, par exemple,

- augmentent les taux de sucre dans le sang et ainsi favorisent et aggravent le diabète[28];

– augmentent les taux d'acide urique et mènent à l'arthrite goutteuse ;

– abaissent les taux de potassium et ainsi augmentent les risques d'arythmie cardiaque et de mort subite[29].

D'autres médicaments anti-hypertensifs comme le chlorhydrate de propranolol sont causes de dépression, de léthargie, de somnolence et d'impuissance sexuelle[30].

Il n'est pas surprenant de constater alors que beaucoup de patients ont des réticences à prendre ces médicaments et que la moitié d'entre eux cessent totalement toute médication anti-hypertensive au bout de quelques mois[31].

L'hypertension est une autre de nos maladies de civilisation. Alors que 50 p. 100 des gens de plus de 40 ans et 70 p. 100 de ceux de plus de 65 ans souffrent d'hypertension dans notre société, ailleurs, ce phénomène est extrêmement rare. En fait, l'hypertension est inconnue de près de 80 p. 100 de la population mondiale[32].

On connaît actuellement 4 causes majeures d'hypertension :

– *L'excès de sel.* Nos besoins quotidiens en sel s'élèvent au maximum à 5 g (1 c. à thé) mais nous en consommons couramment de 15 à 20 g. Quand nous prenons plus de sel que ce que nos reins peuvent éliminer, le sel devient un déchet toxique qui s'accumule et qui doit être dilué avant que le corps puisse le métaboliser. C'est ainsi que l'on se met à retenir l'eau, souvent par kilos, tout simplement pour arriver à diluer ce sel. La pression va s'élever pour essayer de faire passer toute cette eau salée additionnelle à travers les reins.

Des études de populations ont démontré que « sans exception aucune, les sociétés qui font de l'hypotension artérielle sont des sociétés qui consomment peu de sel. Là, personne n'a une tension élevée, et il est rare que la tension s'élève avec l'âge[33]. »

– *Le gras.* Dès que l'on diminue l'apport en graisses dans son régime et qu'il tombe de 40 p. 100 des calories à 25 p. 100 des calories, au bout de dix jours la pression commence à s'abaisser et après 6 semaines, les pressions systolique et diastolique ont diminué de 7,5 mmHg et de 2,8 mmHg respectivement sur les chiffres d'avant l'institution du régime faible en gras. Le simple fait de prendre du lait écrémé plutôt que du lait entier, de l'huile plutôt que du beurre, de la viande dégraissée et du fromage maigre entraîne des changements significatifs de la pression artérielle[34]. L'installation d'un régime végétarien sans alcool et sans tabac a des résultats encore plus dramatiques[35].

– *L'obésité.* L'excès de poids contribue directement à l'hypertension. Chaque livre de graisse en plus doit être irriguée par le sang et cela exige un réseau de milliers de vaisseaux sanguins en plus. Évidemment, il faut aussi une pression plus forte pour pousser tout ce sang à travers ces capillaires. On comprend alors qu'il est normal que les personnes obèses fassent 5 fois plus d'hypertension que les personnes de poids normal[36]. Perdre du poids est une recette assurée pour abaisser la pression sanguine[37].

– *Les œstrogènes.* Qu'ils soient les œstrogènes de la contraception ou qu'ils soient les œstrogènes de la ménopause*, ils sont cause d'hypertension car ils ont pour effet secondaire de retenir le sel dans les tissus. Ils augmentent aussi la production de l'angiotensine également appelée hypertensine, une substance qui élève la pression sanguine et réduit l'apport sanguin aux reins – une combinaison dangereuse. Une étude portant sur 5 ans a voulu évaluer

* Voir, pour une autre approche de la ménopause, du même auteur *La ménopause : une autre approche...*, Orion, Québec.

l'effet de l'usage régulier des œstrogènes sur 46 000 femmes. Elle a trouvé une augmentation allant jusqu'à 970 p. 100 de la mortalité cardio-vasculaire, dépendant de la durée de l'usage[38].

La solution naturelle à ce problème grave propose :

1. *la diminution radicale du sel* et son remplacement par des herbes aromatiques. L'un des plus grands spécialistes américains de l'hypertension a déclaré : « Si nous pouvions diminuer notre consommation de sel à 5 g par jour, soit 1 c. à thé, nous pourrions résoudre un de nos plus grands problèmes de santé[39]. » ;

2. *la réduction du poids :* pour chaque kilo de perdu, la pression systolique baisse de 1 à 1,5 points, même si on ne diminue pas le sel[40].

3. *la réduction du gras :* en coupant sa consommation de gras de moitié, on diminue la viscosité du sang (rappelez-vous le phénomène de l'agglutination) et on diminue automatiquement sa pression sanguine de 10 p. 100, même si on ne coupe pas le sel[41].

4. *de l'exercice :* quoi que l'on ne sache pas très bien encore quel est l'effet direct de l'exercice sur la pression sanguine, on sait qu'un programme de *marche* quotidien, par exemple, facilite le contrôle du poids, aide à dissiper la tension nerveuse et l'anxiété et améliore la circulation générale et le bien-être. Tout récemment Kataria a affirmé que l'un des exercices les plus simples mais les plus efficaces pour abaisser la pression sanguine était de *rire* ! Il a ainsi fondé aux Indes, des « Clubs pour rire » où les participants chaque matin, avant d'aller au travail se réunissent pour rire spontanément et à l'unisson. Ils se réchauffent avec des Oh ! Oh ! et des Ah ! Ah ! jusqu'à ce que le rire vienne tout seul et de l'intérieur. Le proverbe millénaire : « Un cœur joyeux est un bon remède[42] » peut maintenant être pris au sérieux en Occident.

En effet, un survol rapide de la littérature scientifique nous apprend que le Dr John Diamond croit que sourire ou même tout simplement regarder un sourire, améliore la santé du système immunitaire parce que le thymus, un organe immunitaire et les muscles du sourire (le grand zygomatique) sont étroitement reliés.

Sourire, avoir une expression faciale souriante, augmente l'afflux du sang au cerveau et stimule le relâchement de neurotransmetteurs favorables. Quand nous sourions avec notre visage, ou quand nous sourions intérieurement, notre système immunitaire reçoit une charge positive. Le niveau des immuno-globulines A (IgA), ces anticorps qui assurent une protection locale aux membranes des muqueuses, augmente.

Affecté d'une maladie douloureuse et débilitante Norman Cousins a découvert que 10 minutes de rire franc lui procuraient 2 heures de sommeil sans douleur. Les physiologistes savent que l'anxiété et la relaxation musculaire ne cohabitent pas. Un bon éclat de rire induit 45 minutes de relaxation musculaire mesurable et 20 secondes de rire à se tordre fait autant de bien au cœur que 3 minutes d'effort pénible à la rame.

Le Dr William Osler aimait à dire que le rire franc et honnête était la bonne musique de la vie. Parce que le chagrin entraîne une diminution marquée de l'activité des cellules T, un type de globules blancs indispensables pour la lutte anti-infectieuse, il était convaincu qu'un malade qui avait un bon sens de l'humour avait de meilleures chances de guérison qu'un malade triste et renfrogné.

D'autres études scientifiques parlent, c'est vraiment étonnant, de l'exercice de *la bonté:* 17 minutes par jour (oui, cela a été minuté) de bonté gratuite ou cachée suffisent pour réduire le stress et fortifier les systèmes cardiovasculaire et immunitaire. Par exemple, on cache des pièces d'argent dans le sable près des balançoires d'un parc d'enfants et l'on imagine la joie de ces petits en trouvant le trésor ! Ou encore, on achète des œillets pas trop chers et on s'amuse à en placer un sur le pare-brise des autos stationnées dans une rue particulière puis on se réjouit de la surprise des employés fatigués qui, après leur longue journée de travail, trouvent les fleurs et se disent : « Tiens ! il y a encore des braves gens sur cette terre. » On parle affectueusement, on s'intéresse sincèrement à un enfant ou à un vieillard et on mérite leurs sourires confiants. On s'occupe gentiment d'un animal familier et on reconnaît qu'il tient à nous... Un autre vieux proverbe confirme ces découvertes : « L'homme bon fait du bien à son âme, mais l'homme cruel trouble sa propre chair[43]. »

Si l'exercice de la marche, du rire et de la bonté constitue, selon le docteur américain De Shay, « le moyen le plus simple mais le plus efficace » d'abaisser la pression sanguine, l'hypertension ne serait-elle pas, elle aussi, une expression physique d'émotions refoulées ? Quand on marche dehors, on se dégage de ses soucis, on se distance de son « moi » et l'on se rapproche de la nature... Quand on rit, on disloque sa colère et elle se volatilise... Quand on exerce la bonté, on chasse la haine et la peur disparaît. L'hypertension pourrait-elle être une protestation contre la tristesse d'une existence qui n'a plus de perspective ?

Trouver le repos

« Moins l'homme sait quel but
assigner à sa vie, plus il accélère la
cadence de sa vie. »

Harvey Cushing

L'impact du style de vie occidental sur la santé ne peut pas et ne doit pas être sous-estimé ; mais il ne faut pas faire l'erreur de mettre au compte du stress ou du surmenage ce qui nous vient du vide existentiel de nos cœurs...

Ce n'est pas parce que l'on n'a pas le temps que tout va si vite... Tout va si vite parce que l'on tente de se guérir soi-même de ses frustrations... La frustration du besoin de sens pousse les uns vers l'activisme à outrance et la volonté de puissance dont la manifestation la plus banale est la volonté de gagner de l'argent. D'innombrables malades du « cœur » ou des « nerfs » sont d'acharnés travailleurs et ils font penser à une toupie qui ne se tient droite qu'aussi longtemps qu'elle tourne à toute allure. Ils ne voient vraiment pas ce qui pourrait leur permettre de remplir le temps vide... Cette même frustration du besoin de sens va pousser les autres vers la débauche qui plonge obligatoirement l'individu dans la frustration sexuelle. Il n'y a rien de plus fort que le vide existentiel pour faire proliférer la libido sexuelle. Chaque fois que l'amour n'a pas le visage respecté de l'autre, il devient bestial et le sentiment de culpabilité sexuelle pousse un nombre incalculable de personnes vers la folie. Et parce que la réalité d'un tel vide, d'un tel non-sens est insupportable, chacun recherche de plus en plus, dans *quelque chose*, une ivresse qui va obligatoirement ajouter à ses misères...

Pourtant, il existe une solution. Cette frustration de sens, l'homme moderne la tient en grande partie au fait qu'il se compare aux machines qu'il a créées, ce qui a tendance à l'amener à se mésestimer lui-même. Il se croit créateur à l'image de sa création, la machine sans pouls, sans cœur, sans fatigue... L'homme de l'an 2000 a besoin lui aussi de reconnaître qu'il est créature à l'image de son Créateur, le Dieu qui est amour, et ainsi retrouver le sens ultime de l'existence : aimer et être aimé.

1. Starenkyj D., *Le désir féminin*, Orion, Québec, 1995.
2. Hurt S.W., Friedman R.C., Clarkin J., et al., Psychopathology and the Menstrual Cycle, in *Behavior and the Menstrual Cycle*, edited by R.C. Friedman, Marcel Dekker Inc., New York, 1982.
3. Starenkyj D., *L'adolescent et sa nutrition*, « Anorexie et boulimie », Orion, Québec, 1989.
4. Klopfenstein C., *La Bible et la santé*, La pensée universelle, 4e édition, Paris, 1977.
5. Starenkyj D., *La vie en abondance*, Méditations sur les lois de la santé, « La confiance en Dieu », Orion, Québec, 1990.
6. Leff J., *Psychiatry Around the Globe : A Transcultural View*, Dekker, 1981.
7. *La Bible*, Deutéronome 22:23-27.
8. Thrash A., Thrash C., *A Case Against Coffee and Other Brown Drinks*, New LifeStyle Books, 1991.
9. Pietinen P., Aro A., Tuomilehto J., et al., Consumption of Boiled Coffee is Correlated with Serum Cholesterol in Finland, *International Journal of Epidemiology*, Vol. 19, No. 3, 1990.
10. Schwarz B., Bischof H.-P., Ku M., Coffee and Cardiovascular Risk : Epidemiological Findings in Austria, *International Journal of Epidemiology*, Vol. 19, No. 3, 1990.
11. D'avanzo B., Santoro L., Nobili A., et al., Coffee Consumption and Serum Cholesterol, *Preventive Medecine* 22, 219-224, 1993.
12. Starenkyj D., *La ménopause : une autre approche...* « L'ostéoporose, c'est du luxe ! », Orion, Québec, 1995.
13. Starenkyj D., *La vie en abondance*, Méditations sur les lois de la santé, Orion, Québec, 1990.
14. McMillen S.I., *None of these diseases*, p. 86 Spire Books, Fleming H. Revell Company, 1967.
15. Thrash A., Thrash C., *Nutrition for Vegetarians*, New Life Style Books, 1982.
16. Altschul R., Ultraviolet Irradiation and Cholesterol Metabolism, *Arch Phys Med* 36, 394, 1955.
17. Altschul R., Herman I.H., Ultraviolet Irradiation and Cholesterol Metabolism ; Seventh Annual Meeting of the American Society for the Study of Arteriosclerosis, *Circulation* 8, 438, 1953.
18. *La Bible*, Exode 34:6-7.
19. Starenkyj D., *Le désir féminin*, p. 157-160, Orion, Québec, 1995.
20. Starenkyj D., *Le désir féminin*, p. 199-204, Orion, québec, 1995.
21. Henkin R.I., Patten B., Re P., Bronzert D.A., A syndrome of acute zinc loss. Cerebellar dysfunction, mental changes, anorexia and taste and smell dysfunction, *Arch Neurol* 32, 745-751, 1975.
22. Pfeiffer C.C., *Mental and Elemental Nutrients*, Keats, New Canaan, Conn., p. 138-146, 1975.
23. Kannel W.B. et al., Optimal resources for primary prevention of atherosclerotic diseases : Atherosclerosis Study Group, *Circulation* 70, 153A-205A, 1984.

24. MRFIT : Risk factor changes and mortality results, *JAMA* 248, 1465-1477, 1982.
25. Helgeland A., Treatment of mild hypertension, a 5-year controlled drug trial, The Oslo Study, *Am J Med* 69, 725-732, 1980.
26. Kuller L.H., et al., Primary prevention of heart attacks : MRFIT, *Am J Epidemiol* 112, 185-191, 1980.
27. Grimm R.H., Effects of thiazide diuretics on plasma lipids and lipoproteins in mildly hypertensive patients, *Ann Intern Med* 94, 7-11, 1981.
28. Murphy M.C., et al., Glucose intolerance in hypertensive patients treated with diuretics ; a fourteen-year follow-up, *Lancet* 2, 1293-1294, 1982.
29. Holland O.B., Diuretic induced ventricular ectopic activity, *Am J Med* 70, 762-768, 1981.
30. *Compendium des Produits et Spécialités Pharmaceutiques*, Association pharmaceutique canadienne, 1997.
31. Kaplan N., Diuretics : where shall we go from here ? *Hospital Tribune*, May 16, 1985.
32. Blackburn H., Prineas R., Diet and hypertension : anthropology, epidemiology, and public health implications in Hegyeli R.J. (Ed.), *Nutrition and cardiovascular disease*, p. 31-79, Kergel, Bâle, 1983.
33. Medical News, More proof of salt-hypertension link, An interview with Lot Page, *JAMA* 237, 1305-1308, 1977.
34. Iacono J.M., Puska P., Doughterty R.M., et al., Effects of Dietary Fat on Blood Pressure in Rural Finnish Population, *Am J Clin Nutr* 38, 860-869, 1983.
35. Dwyer J.T., Health aspects of vegetarian diets, *Am J Clin Nutr* 48, 712-738, 1988.
36. Kannel W.B., et al., Relation of adiposity to blood pressure and development of hypertension : the Framingham Study, *Ann Intern Med* 67, 48-59, 1967.
37. Maxwell M.N., et al., Blood pressure changes in obese hypertensive subjects during rapid weight loss : comparison of restricted vs. unchanged salt intake, *Arch Intern Med* 144, 1581-1584, 1984.
38. Fisch I.R., Frank J., Oral Contraceptives and blood pressure, *JAMA* 237, 2499 2503, 1977.
39. Hunth J.C., Management and treatment of essential hypertension in (Eds.) Genest J., Koin E., Kuchel O., *Hypertension*, p. 1068-1117, McGraw-Hill, N.Y., 1977.
40. Reisin E., et al., Effect of weigh loss without salt restriction on the reduction of blood pressure in overweight hypertensive patients, *N Engl J Med* 298, 1-6, 1978.
41. Puska P., Iacono J.M., et al., Controlled, randomised trial of the effect of dietary fat on blood pressure, *Lancet* 1, 1-5, 1983.
42. *La Bible*, Proverbes 17:22.
43. *La Bible*, Proverbes 11:17.

7

Comment abaisser son cholestérol

Le taux de cholestérol dans le sang constitue un indice extrêmement important pour la santé : en dessous de 200 mg/dl un individu est à l'abri des maladies du gras. En fait, de nombreux médecins recommandent un taux idéal qu'ils calculent ainsi : 100 + l'âge. Par contre, chaque fois que l'on trouve un taux de plus de 200 mg/dl chez des individus qui ne sont pas centenaires, il faut en établir la cause car il est impérieux que ce taux soit abaissé. Selon une étude particulière, le taux moyen de cholestérol chez des hommes qui venaient de faire une crise cardiaque était de 225 mg/dl[1].

L'hyperlipidémie (excès de cholestérol, de lipoprotéines HDL ou LDL et de triglycérides) peut être primitive, c'est-à-dire comme nous l'avons déjà vu d'origine génétique (hypercholestérolémie familiale) mais elle peut aussi être secondaire et elle est alors une anomalie acquise. Il est extrêmement important de déterminer quelles sont les causes d'une hyperlipidémie secondaire avant de pouvoir la traiter avec succès. L'hyperlipidémie peut constituer un indice très important signalant la présence d'un désordre caché jusque-là.

Les causes secondaires de l'excès de cholestérol[2]

Les causes secondaires d'un excès de cholestérol se classent en 4 groupes: elles peuvent être alimentaires, médicamenteuses, être la suite de désordres du métabolisme ou de certaines maladies.

I. Le régime

Évidemment, nous avons déjà couvert ce sujet mais il reste encore certaines choses à dire. Les facteurs alimentaires qui élèvent le cholestérol LDL sont les graisses saturées, le cholestérol exogène mais aussi l'insuffisance de calories. Perdre du poids à l'aide de régimes fracassants et souffrir d'anorexie entraînent des changements marqués dans les lipides du sang. On peut rencontrer chez des jeunes femmes faisant de *l'anorexie mentale* des taux de cholestérol qui excèdent 300 mg/dl bien que leur thyroïde soit en parfait état. La poursuite d'un régime très pauvre en calories peut entraîner une élévation du taux de cholestérol sanguin de 36 à 73 p. 100.

Les huiles de poisson que l'on donne aux diabétiques et aux patients qui souffrent d'hyperlipidémie familiale pour abaisser leurs triglycérides, élèvent le cholestérol LDL.

L'alcool élève les triglycérides et le cholestérol HDL et peut sérieusement aggraver l'hyperlipidémie chez des patients qui font déjà de l'hypertriglycéridémie.

II. Les médicaments

Certains médicaments ont pour effet secondaire d'élever le cholestérol et/ou les triglycérides. Ils peuvent ainsi aggraver l'athérosclérose et/ou provoquer la pancréatite (inflammation du pancréas).

Les *stéroïdes* tout particulièrement ont un impact significatif sur les concentrations de lipides et de lipoprotéines dans le sang. Rappelons-nous que le cholestérol est le précurseur des corticostéroïdes, des androgènes, des œstrogènes et des hormones progestatives. Il n'est donc pas étonnant que ces médicaments affectent le métabolisme des graisses. Leurs effets ne sont pas banals. Un usage incorrect de ces médicaments peut transformer une anomalie primaire et simple des lipides en une situation dangereuse pour la vie du patient.

Les *glucocorticoïdes,* des médicaments anti-inflammatoires et anti-allergiques, élèvent comme le font l'alcool et les œstrogènes, les triglycérides et le cholestérol HDL. Ils semblent provoquer une résistance à l'insuline et ils posent un problème particulier pour le patient diabétique ou urémique qui ne peut pas se permettre de voir ses triglycérides s'élever.

Les *androgènes anabolisants* (testostérone) sont des médicaments souvent consommés par les adeptes du culturisme car ils favorisent le développement musculaire. Pris oralement, ils abaissent sérieusement le « bon » cholestérol (HDL) en 1 à 2 semaines ce qui augmente de 3 à 6 fois les risques de souffrir d'un problème coronarien. Ils augmentent aussi dangereusement les triglycérides chez les patients dialysés.

Les *hormones féminines* de la ménopause et celles de la contraception ont toutes les deux des effets réels sur les lipides du sang. Selon une des plus importantes études sur la question[2], les femmes préménopausées qui utilisent un contraceptif oral contenant une dose relativement faible d'œstrogènes combinés avec une dose moyenne ou élevée de progestérone, ont 24 p. 100 de plus de cholestérol LDL que les femmes qui ne touchent pas aux hormones. Par contre, les femmes qui utilisent un contraceptif hormonal oral riche en œstrogènes et pauvre en progestérone ont des taux de cholestérol HDL plus élevés que celles qui n'utilisent pas de contraceptifs. Les femmes ménopausées qui prennent des œstrogènes ont des taux de cholestérol LDL plus faibles (11 à 19 p. 100) que les femmes qui n'utilisent pas d'hormones. La « pilule » entraîne aussi de l'hypertriglycéridémie ce qui peut mener à la pancréatite aiguë. Celle-ci représente alors un véritable « drame abdominal » qui survient brusquement et qui est marqué par des douleurs atroces au ventre. Puis survient un état de choc avec chute de la tension artérielle, diminution des urines et signes nerveux.

Les *diurétiques* en règle général élèvent le cholestérol total de 5 à 8 p. 100, les triglycérides de 15 à 25 p. 100 et le cholestérol LDL de 8 p. 100. Ces médicaments brouillent les effets bénéfiques d'un régime pauvre en gras et il faut que leur prise soit accompagnée d'exercice régulier.

Les *agents bloquants alpha et bêta*, des antihypertenseurs, font fluctuer les lipides sanguins. En règle générale, ils élèvent les triglycérides et abaissent le « bon » cholestérol.

Les *rétinoïdes*, ces médicaments utilisés dans le traitement de l'acné, entraînent une augmentation du cholestérol et plus particulièrement des triglycérides qui peuvent s'élever jusqu'à 1155 mg/dl. Il est obligatoire pour limiter les dégâts de la thérapie, de faire de l'exercice régulièrement, d'éviter de prendre du poids et de ne pas toucher à l'alcool.

La *cyclosporine* est un médicament utilisé dans le traitement de la sclérose latérale amyotrophique. Il augmente le cholestérol total de 21 p. 100 et le cholestérol LDL de 31 p. 100. Il peut élever énormément les triglycérides (jusqu'à 3215 mg/dl) et causer alors des maux de tête, des troubles de la vue et des désordres neurologiques. Tout patient traité à la cyclosporine doit immédiatement consulter son médecin en cas de douleurs musculaires, de fatigue inusitée ou de toute anomalie soudaine.

Les *médicaments antiépileptiques*, la *cimétidine*, le *tamoxifen*, l'*amiodarone*, un régulateur du rythme cardiaque élèvent tous le cholestérol sanguin de façon importante. La prise de ces médicaments doit absolument être accompagnée de vérifications régulières des lipides sanguins et d'un régime pauvre en cholestérol.

III. Les désordres du métabolisme

L'*hypothyroïdie* est une cause certaine d'un taux de cholestérol sanguin très élevé. En fait, après un mauvais régime, elle est la cause la plus courante de l'hyperlipidémie. Une déficience de la thyroïde peut aussi entraîner des taux élevés de triglycérides avec comme signe visible des éruption de xanthomes papuleux ou tubéreux qui sont des granulations jaunâtres épaisses et tapissant la peau sur une grande surface.

L'*obésité* est toujours accompagnée d'un taux de cholestérol total et de triglycérides élevé et d'un faible taux de « bon » cholestérol. L'« obésité du ventre » est un syndrome auquel sont associées l'intolérance au glucose, l'hypertension et l'hypertriglycéridémie, risques sûrs d'une maladie cardiaque précoce.

Le *diabète* est la cause d'un excès de triglycérides et d'un faible taux de « bon » cholestérol. Cet état de fait peut mener à la pancréatite.

La *grossesse* sans être un désordre du métabolisme, loin de là, est un état fragile car elle entraîne des bouleversements du métabolisme. Au cours d'une grossesse normale, le cholestérol, particulièrement dans le 2e trimestre, grimpe de 50 p. 100 et les triglycérides, dans le 3e trimestre, sont multipliés par 3. Ces taux s'abaissent radicalement dans les 24 heures qui suivent l'accouchement et 6 à 8 semaines après la naissance du bébé, les triglycérides sont de nouveau normaux. Pourtant, loin de constituer un risque de maladie cardiaque, la grossesse semble être un facteur protecteur. Selon une étude animale, des guenons qui avaient été enceintes et qui furent par la suite soumises à un régime calculé pour provoquer l'athérosclérose, comparées à des guenons qui n'avaient jamais été enceintes, ne firent que la moitié de l'athérosclérose coronarienne prévue. La grossesse constitue cependant un risque sérieux de pancréatite pour les femmes qui ont un problème génétique d'hypertriglycéridémie car au cours du 3e trimestre, les triglycérides peuvent grimper au-delà de 2000 mg/dl.

IV. Les maladies non métaboliques

Les maladies du foie comme la *cholestase* (diminution ou arrêt de la sécrétion biliaire) et la *cirrhose* entraînent de graves hypercholestérolémies qui peuvent faire penser à une hypercholestérolémie d'origine génétique. Le cholestérol monte aussi haut que 500 à 1000 mg/dl. L'usage des médicaments est très difficile en présence d'une maladie du foie et il est impératif de couper totalement l'alcool, d'instituer un régime faible en calories et de faire de l'exercice régulièrement.

Les maladies des reins (*déficience rénale chronique, néphrose*) font augmenter les triglycérides et baisser le cholestérol HDL. Les risques d'athérosclérose sont grands.

Les *porphyries* entraînent un excès de cholestérol sanguin avec une élévation marquée du cholestérol LDL.

Le *lupus érythémateux disséminé* provoque des taux élevés de cholestérol et de triglycérides et il constitue un risque d'athérosclérose.

Les *transplantations* quoique salutaires peuvent être associées, à cause des gains de poids que l'on enregistre à leur suite et de la prise de médicaments comme la prednisone et la cyclosporine (un immuno-suppresseur), à une forme complexe d'hyperlipidémie secondaire.

Ce petit tour d'horizon nous montre clairement que le traitement adéquat d'un excès de cholestérol ou de triglycérides exige, avant la prescription d'un médicament quelconque, un diagnostic sérieux et la recherche minutieuse des causes secondaires de ce problème aux graves conséquences: l'athérosclérose et la pancréatite.

Les armes thérapeutiques

Au début des années 90, il était bien établi, tant dans le milieu scientifique que dans le grand public, qu'un régime pauvre en cholestérol diminuait sensiblement les risques de mourir d'une crise cardiaque. Après toutes ces décennies de travail acharné – et maintenant qu'on pouvait en récolter les bienfaits réels –, une hypothèse nouvelle devait secouer le monde médical. En 1992, une étude publiée dans le *British Medical Journal*[3] déclarait avoir trouvé que des taux de cholestérol bas épargnaient le cœur, oui, mais qu'ils n'épargnaient pas le cerveau car chez les hommes (mais non les femmes) à qui on avait fait baisser le taux de cholestérol, il y avait une mortalité excessive causée par des blessures à la suite de suicides, d'homicides et d'accidents… !

Immédiatement, une question pertinente s'est imposée: tous ces efforts d'éducation en santé publique en procurant tant de bienfaits aux cœurs des gens ont-ils réellement aider à soulager la souffrance humaine s'ils ont été suivis d'une augmentation des agressions, des comportements impulsifs et des suicides[4] ? Un auteur[5] a suggéré que l'abaissement du cholestérol entraînait une diminution de la fonction de la sérotonine dans le cerveau. Il a ainsi commencé son article : « Des études de prévention primaire qui ont démontré que l'abaissement des concentrations du cholestérol sérique chez les sujets d'âge moyen par un régime, des médicaments ou les deux conduisait à une réduction de la maladie cardiaque, ont aussi rapporté une augmentation des mortalités dues au suicide ou à la violence. *Il n'y a pas eu d'explication adéquate pour cette association*[6]. »

Un an plus tard, le *British Journal of Psychiatry*[6] publiait les réponses de cinq hommes de science à leur collègue. Son étude fracassante avait été analysée, disséquée, passée à la loupe. L'émoi avait été fort, mais maintenant on savait que derrière cette découverte il y avait non un problème du cholestérol comme tel mais de *médicaments hypocholestérolémiants*[7]. « Les médicaments mais non le régime augmentent la mortalité par des causes non cardiovasculaires. Il se peut que ce ne soit pas l'abaissement du cholestérol comme tel qui soit critique dans l'augmentation des mortalités, mais la méthode, l'étendue et la rapidité du processus – ou en réalité un quelconque autre effet des médicaments. L'usage concomitant d'autres médicaments ou de substances telles que l'alcool[8] peut aussi avoir des conséquences au niveau du comportement[7]. »

Tout cela pour découvrir et dire, qu'une fois de plus, les médicaments se révèlent être des armes à double tranchant avec leurs effets secondaires plus redoutables que les bobos qu'ils doivent guérir. Les nouveaux médicaments hypocholestérolémiants semblent être particulièrement dangereux car leurs effets sont plus rapides et plus prononcés. Ils peuvent abaisser le cholestérol de 30 à 50 p. 100 au lieu de 10 p. 100 pour les anciens médicaments. Ils peuvent donc aussi augmenter encore plus, les comportements violents et agressifs de ceux qui les consomment[6].

Il existe plusieurs genres de médicaments hypocholestérolémiants. Les principaux sont la cholestyramine, un séquestrant des acides biliaires, le clofibrate et le probucol. Un nouveau médicament que l'on dit prometteur est la lovostatine car il est capable d'abaisser le cholestérol LDL de 50 p. 100. On voudrait le considérer comme un médicament miracle qui permettrait aux patients de ne pas faire si attention que ça à leur régime… Tous les médicaments hypocholestérolémiants ont cependant des effets secondaires désagréables. En voici quelques-uns pigés au hasard dans le *Compendium des produits et spécialités pharmaceutiques* (CPS) : constipation, diarrhée, nausées, ballonnements, mauvaise absorption des vitamines liposolubles A, D, E, K (ce qui entraîne des carences avec leurs propres conséquences négatives), maux de tête, éruptions cutanées, douleurs au ventre, mauvaise digestion, fatigue, faiblesse, somnolence, perte de cheveux, impuissance, diminution de la libido, prise de poids, arythmie cardiaque, prurit, sensibilité et hypertrophie des seins, opacité du cristallin, problèmes de foie. N'y a-t-il pas là de quoi rendre agressif, violent ou dépressif n'importe qui ?

Les armes thérapeutiques peuvent être dangereuses mais elles sont aussi très souvent inutiles. Le cholestérol peut baisser sans l'utilisation de médicaments – c'est bien établi – mais aussi sans entraîner les moindres troubles de l'humeur. C'est ce qu'a prouvé la *The Family Heart Study* faite en 1992[9]. Pour 233 familles volontaires, la baisse du cholestérol sanguin par des moyens naturels a été suivie d'une amélioration marquée de l'hostilité qui s'exprime par des crises de nerfs incontrôlables et des envies de battre, injurier ou faire du mal ou du tort à quelqu'un, et de la dépression qui se manifeste par des sentiments de désespoir face à l'avenir et des pensées d'attenter à sa vie.

Lorsque les 149 hommes et les 156 femmes composant ces 233 familles ont accepté de changer leurs habitudes typiquement américaines à base de « fast-food » et de « junk food » et qu'ils ont adopté un régime faible en gras et riche en hydrates de carbone complexes et donc à base de pain complet, pâtes alimentaires non raffinées, pommes de terre entières et légumineuses, tous, au fur et à mesure que leur taux de cholestérol s'abaissait, ont changé d'humeur et se sont sentis plus calmes, plus heureux, plus confiants. Cette étude a établi qu'il n'y avait aucun rapport entre l'abaissement des taux de cholestérol et l'augmentation des émotions négatives ou violentes si, lorsque, chaque fois que l'abaissement du cholestérol se faisait naturellement. On pourrait dire « végétalement ».

De nombreuses expériences ont permis d'établir l'efficacité de certains végétaux pour abaisser le cholestérol sanguin. Utilisés fidèlement dans le cadre d'un régime alimentaire végétalien, végétarien ou semi-végétarien, ils permettent d'atteindre et de maintenir un taux de cholestérol au-dessous de 200 mg/dl et offrent une protection réelle contre les maladies du gras.

Les céréales complètes

L'avoine sous forme de gruau, l'orge en grains et le seigle sous forme de biscottes complètes (crisp bread) sont des céréales qui ont un effet hypocholestérolémiant. Le gruau peut remplacer les céréales sèches du matin, l'orge se retrouver dans les soupes et les biscottes de seigle remplacer avantageusement le pain blanc. Il n'y a que des effets bénéfiques à leur consommation quotidienne et abondante. Ces céréales sont riches en fibres solubles qui lient les acides biliaires et le cholestérol dans l'intestin et empêchent ainsi leur absorption[10, 11, 12, 13].

Les légumineuses

Toutes les légumineuses (haricots blancs, rouges, noirs, lentilles, pois chiches) sont d'excellentes sources non seulement de protéines végétales et d'hydrates de carbone complexes mais aussi de fibres solubles. Elles ont donc la capacité d'abaisser fortement le cholestérol. Dans une étude, la consommation quotidienne d'une demi-tasse de fèves cuites en conserve a permis, en trois semaines, d'abaisser le cholestérol sanguin de 13 p. 100 et les triglycérides de 12 p. 100, réduisant par le fait même les risques de troubles cardio-vasculaires éventuels de 40 p. 100[14]. Quand on pense aux conséquences possibles des médicaments hypocholestérolémiants, le choix s'impose: Quoi de plus simple, de plus économique, de plus savoureux et d'aussi efficace que des fèves en conserve[15]?

Le fenugrec

Le fenugrec est un membre de la famille des légumineuses et il est cultivé principalement en Afrique du Nord, au Moyen Orient et en Asie où on l'utilise couramment comme un assaisonnement et donc en petites quantités. Le fenugrec fait partie de la pharmacopée populaire de ces pays. On lui prête depuis plusieurs siècles de nombreuses vertus dont celles de guérir les indigestions, l'anémie et la calvitie. Des recherches scientifiques récentes ont révélé que le fenugrec dont les grains riches en mucilage sont aussi employés en cataplasmes, avait des propriétés utiles dans le traitement du diabète et de l'hypercholestérolémie. Les grains sont alors moulus, germés ou infusés. Leur consommation régulière donne au corps une odeur caractéristique. Le fenugrec contient des saponines et ce sont elles qui sont responsables de l'abaissement du cholestérol[16].

La graine de lin

La graine de lin et plus précisément l'huile de graines de lin a été utilisée avec succès chez les humains pour traiter les symptômes manifestes d'une déficience en acides gras essentiels, soit des troubles neurologiques et visuels, une dermatite écailleuse et hémorragique et un retard de croissance.

La graine de lin est riche en graisses poly-insaturées et particulièrement en acide linoléique. Elle comporte aussi des glycosides cyanogènes que la cuisson cependant élimine complètement. Une expérience intéressante a révélé que la consommation quotidienne de 50 g de graines de lin par jour pendant 4 semaines abaissait le cholestérol LDL de 18 p. 100 et le cholestérol total de 9 p. 100[17]. La graine de lin est aussi hypoglycémiante. Elle est donc très utile pour les diabétiques chez qui elle peut réduire de 27 p. 100 l'élévation du glucose sanguin après la consommation de produits riches en sucre.

L'ajout de graisses de lin moulues ou entières dans les céréales cuites, les muffins et le pain peut donc aider et les personnes qui ont trop de cholestérol et celles qui sont diabétiques. Il faut aussi se souvenir de son effet laxatif très efficace dans la constipation habituelle car la constipation est maintenant considérée comme une cause additionnelle de la lithiase biliaire à cholestérol[18], à ajouter aux causes déjà connue: l'obésité, les régimes pour maigrir, l'excès de triglycérides et les œstrogènes[18].

Le psyllium

Le psyllium blond (*Plantago ovata*) fournit des fibres qui sont 8 fois plus solubles que les fibres de l'avoine. La consommation de 2 c. à soupe de psyllium par jour dans le cadre d'un régime pauvre en gras permet l'abaissement du cholestérol dans le sang. Le cholestérol total baisse de 5 à 20 p. 100 et le cholestérol LDL de 8 à 20 p. 100[19]. Par contre, la consommation de psyllium dans le cadre d'un régime riche en gras est beaucoup moins efficace[20].

D'après les pédiatres Dennison et Levine, pour le moment, dans le traitement de l'hypercholestérolémie, il n'existe aucun substitut pour un régime bien équilibré et abondant qui est cependant réduit en gras totaux, en gras saturés et en cholestérol. L'ajout de psyllium à un tel régime peut réduire le nombre d'adultes et d'enfants hypercholestérolémiques à qui l'on devra prescrire un médicament. Mais si cela devait se faire, il permettra aussi de réduire les doses du médicament prescrit[21].

L'ail

Un groupe de chercheurs a fait la révision de 28 études scientifiques sur l'ail et le cholestérol publiées dans le monde entier entre 1966 et 1991. Il est impossible de le nier : il est universellement reconnu que l'ail abaisse le cholestérol total. La consommation d'une demie à une gousse d'ail frais par jour ou son équivalent en poudre, comprimés ou gélules permet d'abaisser le cholestérol total de 9 p. 100. Des quantités plus importantes d'ail frais prises quotidiennement vont avoir un effet plus extraordinaire car l'abaissement du cholestérol total pourra aller jusqu'à 15 et même 20 p. 100[22].

On a déjà cherché à comprendre quel était le véritable secret du régime méditerranéen. Certains voudraient faire croire que c'est le vin pris avec modération. On oublie que ce régime est largement végétarien et extrêmement généreux en ail frais. Vingt ans de recherches ont définitivement établi que l'ail prévenait l'athérosclérose et les maladies cardio-vasculaires en étant véritablement et fortement hypocholestérolémiant[23]. On ne lui connaît qu'un effet secondaire désagréable : son odeur forte qui imprègne l'haleine. C'est quand même moins grave et moins dangereux que de risquer de devenir hostile et suicidaire.

Les noix

Les arbres oléagineux font partie de l'écologie méditerranéenne depuis des millénaires : amandes, noisettes, pignons, châtaignes et noix de Grenoble agrémentent quotidiennement le régime traditionnel de ces pays de soleil et de lumière. On en fait des crèmes, des sauces, des desserts et bien des plats élaborés. Plusieurs études[24, 25] menées aux États-Unis et en Australie ont établi que la consommation de ces aliments était bénéfique. Une consommation de 100 g d'amandes par jour pendant trois semaines abaisse le cholestérol total de 8,5 p. 100 et le cholestérol LDL de 13,6 p. 100. Les noix de Grenoble à la quantité de 84 g par jour pendant trois semaines aussi, réduisent le cholestérol total de 12,4 p. 100 et le cholestérol LDL de 16,3 p. 100. Il semblerait cependant que les amandes qui sont très riches en acides gras mono-insaturés exercent un effet plus bénéfique sur la santé que les noix de Grenoble riches en acides gras poly-insaturés. Le cholestérol LDL qui se forme sous l'influence des gras mono-insaturés résiste mieux à l'oxydation et il est donc moins athérogénique. Plus la fréquence à laquelle un individu mange des noix augmente, moins il court de risques de mourir d'une crise cardiaque. Ces risques sont réduits de 27 p. 100 chez ceux qui en mangent 1 à 4 fois par semaine et de 53 p. 100 chez ceux qui en mangent 5 fois et plus. La combinaison pain de blé entier et noix a longtemps formé la base d'un régime extrêmement sain et nourrissant dans le bassin méditerranéen. Cette tradition s'est perdue. Aujourd'hui la science nous y ramène et elle nous rappelle que les noix, pour être saines, doivent être mangées crues ou être incorporées aux pains, pâtés et pâtisseries. Elles ne doivent jamais être rôties dans l'huile et salées.

L'huile d'olive

Le régime grec, depuis l'Antiquité, est caractérisé par une abondance de céréales, de légumes, de fruits et d'huile d'olive accompagnés par un peu de fromage et de lait de chèvre ou de brebis, très peu de poisson (1 fois par semaine) et très, très peu de viande (1 fois par deux semaines)[26]. Ce menu ressemble jusqu'à un certain point à ce que l'on appelle aujourd'hui en Occident « un régime prudent ». Comme nous l'avons déjà mentionné, beaucoup de nutritionnistes se sont penchés sur ce régime pour en découvrir le ou les secrets applicables à notre société actuelle. En 1989 Waterloo, homme de science distingué, écrivait: « Il est difficile d'imaginer comment les Grecs auraient pu faire des exploits aussi extraordinaires, exploits faits par beaucoup plus de gens qu'une petite élite, s'ils n'avaient pas eu, en général, une alimentation saine et nourrissante[27]. »

Cherchant à mettre le doigt sur les qualités particulières de ce régime, des chercheurs américains à l'emploi de la Rockfeller Foundation ont tout d'abord insisté sur la *frugalité* du régime grec et cela depuis la plus haute antiquité. Les Perses qui étaient alors d'énormes mangeurs remarquaient souvent que « les Grecs arrêtaient de manger quand ils avaient encore faim ». Manger peu mais manger sainement est un facteur important de longévité. Ensuite ces chercheurs ont pu établir que la base même de ce régime était le pain complet et l'huile d'olive qui, ensemble, fournissent plus de 50 p. 100 des calories du régime quotidien. La consommation d'alcool est faible. Elle se fait sous forme de vin et presque toujours avec modération, soit entre 4 et 7 p. 100 des calories totales[26].

L'huile d'olive est une huile riche en acides gras mono-insaturés et elle semble accélérer et augmenter l'excrétion du cholestérol à partir de l'intestin grêle. Il y a 20 ans, on enseignait que les gras animaux élevaient le cholestérol, que les huiles végétales poly-insaturées l'abaissaient, que les huiles végétales mono-insaturées n'avaient pas d'effet et que les huiles de poisson (sous forme d'huile de foie de morue) étaient bonnes pour prévenir le rachitisme. Aujourd'hui, on possède des travaux qui nous ont montré que les huiles mono-insaturées comme l'huile d'olive antique ou l'huile de canola moderne avaient la capacité d'abaisser sélectivement le mauvais cholestérol (LDL) mais de conserver le bon cholestérol (HDL)[28].

L'huile d'olive est bénéfique non seulement pour le système cardio-vasculaire car elle abaisse le cholestérol sanguin[29, 30], mais aussi pour le système digestif. En effet, elle inhibe partiellement les sécrétions gastriques et peut ainsi guérir les estomacs irrités ou ulcérés. Elle augmente les contractions de la vésicule biliaire et permet donc de combattre la constipation. Elle ralentit les sécrétions pancréatiques et met au repos cet organe si facilement surmené par une consommation abusive de protéines et de graisses. Elle augmente l'absorption des minéraux et particulièrement celle du calcium. Son emploi est favorable aux tuberculeux[31].

L'huile d'olive vierge de première pression à froid, contrairement aux huiles poly-insaturées du commerce, limite sérieusement l'oxydation des lipides et tout particulièrement celle du cholestérol LDL. L'oxydation est un phénomène hautement destructeur car elle produit des radicaux libres et conduit à la libération de substances toxiques pour les cellules. En fait, on considère que les radicaux libres sont une cause certaine de cancer et de vieillissement accéléré. L'huile d'olive, parce qu'elle est mono-insaturée, peut donc être considérée comme une huile vraiment protectrice des ravages de l'âge[31].

Les anti-oxydants

Selon le Dr Waickus, l'utilité des suppléments vitaminiques est parfois difficile à prouver, excepté dans le cas de l'athérosclérose coronarienne. En effet, on est sûr maintenant que ce phénomène extrêmement dangereux, à l'origine duquel il y a une plaque d'athérome, est sans aucun doute causé par l'oxydation du cholestérol LDL. Or, c'est absolument sûr aussi, cette oxydation peut être inhibée par les anti-oxydants alimentaires, soit la vitamine C, la vitamine E et la vitamine A (rétinol et carotène)[32].

L'ingestion de 1200 u.i. de *vitamine E* chez les humains fait augmenter le contenu en tocophérols (vitamine E) du cholestérol LDL de 215 p. 100 et sa résistance à l'oxydation de 175 p. 100. Ces chiffres viennent confirmer les études épidémiologiques qui ont prouvé que plus une population consommait de vitamine E et donc de céréales complètes, de fruits et de légumes, moins elle souffrait de crises cardiaques. Malheureusement, aux États-Unis par exemple, il n'y a pas 10 p. 100 de la population qui consomme les quantités d'anti-oxydants recommandées pour permettre la prévention des troubles coronariens[32].

Une consommation abondante de fruits et légumes jaunes et vert foncé fournit automatiquement une abondance de vitamines C et A. Une étude française sur des enfants a démontré que plus le taux de *vitamine A* était élevé dans le sang, moins le cholestérol était élevé[33].

On a également établi que la *vitamine C* abaissait le taux de cholestérol LDL ainsi que la pression sanguine mais qu'elle élevait le cholestérol HDL (le bon)[34].

Les anti-oxydants protègent également contre le cancer et on en revient, encore une fois, à l'obligation, pour être en bonne santé, de consommer une très grande variété de fruits et de légumes frais et en partie crus, tous les jours, à chaque repas[35, 36].

La niacine

Cette vitamine B_3 aussi appelée acide nicotinique est considérée comme un supplément utile dans la lutte contre le cholestérol. Elle permet l'abaissement du cholestérol LDL et l'élévation du cholestérol HDL mais elle doit alors être prise dans des mégadoses, soit 3 à 4,5 grammes par jour. La niacine est un médicament relativement bon marché et aussi efficace que d'autres médicaments hypocholestérolémiants. Cependant, un grand nombre de patients abandonne le traitement assez rapidement car ils ne supportent pas ses effets secondaires :

rougeur et démangeaisons généralisées de la peau, irritation gastrique, prurit et, plus rarement, battements irréguliers du cœur[37].

Le jus de la vigne

Dans les années 70, quelques études qui « suggéraient » que des quantités « modérées » de vin rouge réduisaient le risque d'avoir une crise cardiaque, ont secoué le monde médical. Elles affirmaient que l'ingestion quotidienne d'une petite quantité d'alcool était supposée élever le « bon » cholestérol, le cholestérol HDL2[38]. En 1984, une autre étude faite par des chercheurs de l'Université Stanford en Angleterre devait établir que les buveurs sociaux, ces individus qui prennent régulièrement 2 à 3 consommations par jour, n'avaient pas des taux élevés du bon cholestérol (HDL2) mais des taux élevés d'un autre genre de cholestérol, le cholestérol HLD3 dont on n'a pas encore prouvé qu'il était utile ou efficace pour prévenir la maladie coronarienne[39]. Puis une étude, américaine cette fois-ci, devait annoncer en 1985 que le fait de boire entraînait tant une élévation du cholestérol HDL2 que du cholestérol HDL3[40]. Le supposé effet protecteur de l'alcool était maintenant fortement remis en question dans le monde scientifique mais, hélas ! pas dans le grand public. Ce dernier aurait-il si facilement accepté cette découverte s'il avait su que les premières études qui avaient présenté le vin comme un élixir de santé pour le cœur, étaient subventionnées par l'industrie des boissons alcoolisées[41, 42] ? Et si les médias n'étaient pas eux aussi fortement financés par cette même industrie, perpétueraient-ils une publicité qui invite à boire à « sa santé » ?

Puis, en 1993, sans avoir vraiment eu le temps de se remettre d'une telle campagne de promotion alcoolique, les Américains étaient littéralement terrassés par le programme de télévision CBS « 60 minutes » intitulé « French

Paradox » au cours duquel l'animateur devait lancer l'idée révolutionnaire que « les Français en dépit d'un régime qui comporte 30 p. 100 plus de gras que les Américains sont protégés de leurs mauvaises habitudes car ils boivent du vin rouge ! »

Dans une société qui accepte qu'on lui fabrique ses opinions et que l'on dirige ses comportements, un tel programme peut être dévastateur car rares sont les téléspectateurs qui voudront comprendre qu'il ne présentait qu'une hypothèse et plus rares encore seront ceux qui pourront comprendre qu'elle était peu fondée.

Les Français mangent autant de gras que les Américains et ils souffrent autant qu'eux d'athérosclérose et des troubles qui en découlent. Les Américains consomment 40 à 45 p. 100 de leurs calories sous forme de gras et les Français aussi. S'ils devaient en manger 30 p. 100 de plus que les Américains, ils en consommeraient 70 à 75 p. 100 ; ou alors il faudrait que les Américains ne consomment que 10 à 15 p. 100 de leurs calories sous forme de graisses et les Français pourraient en consommer 30 p. 100 de plus, soit 40 à 45 p. 100. Mais alors les Américains seraient comme les Japonais et les Chinois et mieux encore et ils ne souffriraient absolument pas de troubles cardiovasculaires. Or, aux États-Unis comme en France, ces problèmes affectent grosso modo 1 personne sur 2.

Les Français cependant mangent mieux que les Américains. Ils mangent beaucoup moins de sucre et de boissons sucrées qu'eux, ce qui leur permet de manger beaucoup plus de pain, de fruits et de légumes frais riches en vitamines A, C et E et en fibres solubles.

Selon le Dr Curtis Ellison, il y a un autre facteur important. Les Français mangent environ 200 calories de moins que les Américains par jour et ils divisent leur ration alimentaire différemment : à 2 heures de l'après-midi, les

Français ont déjà consommé plus de 50 p. 100 de leurs calories alors que les Américains à la même heure n'en ont consommé que 38 p. 100. Le gros repas des Français se fait plutôt le midi alors que le gros repas des Américains se fait le soir, au moment où toutes ces calories ne seront pas dépensées dans un travail physique ou mental intense[43].

Bien sûr, en 60 minutes de vulgarisation sur le vin, on n'a pas le temps de tout dire... comme, par exemple, que les hommes français meurent 3 fois plus du cancer de l'œsophage que les hommes américains et que les hommes et les femmes en France meurent 2 fois plus du cancer de l'estomac. Or ces deux cancers sont intimement reliés à la consommation d'alcool ; ou que l'alcool est cause de cirrhose du foie et que les hommes français meurent de cirrhose et d'autres maladies chroniques du foie 2 fois plus que les Américains[44].

Il faut aussi savoir que si par les médias on a recommandé à des populations entières de consommer 1 ou 2 verres de vin par jour, bien des associations et des professionnels ne l'ont pas fait. Sous le prétexte de soigner son cœur, qui peut risquer de faire un accident d'auto (les facultés diminuent avec 0,5 p. 100 d'alcool dans le sang) ; de subir des interactions négatives avec plus de 100 médicaments ; d'avoir le cancer du sein* ; de faire de l'hypertension ; de provoquer des malformations congénitales ?

Comme le faisait très sagement remarquer un article publié dans le *Time*[46] : « Les risques d'une abstinence totale d'alcool ne sont rien comparés aux dangers de prendre trop d'alcool – pensons à la haute pression, les attaques d'apoplexie et la cirrhose du foie pour ne pas mentionner les comportements violents et les accidents de la route. »

---

* Selon Begg et ses collaborateurs, une femme qui prend plus de sept consommations par semaine, a 40 p. 100 plus de risque d'avoir le cancer du sein qu'une femme qui est abstinente[45]. »

Il est important de rapporter aussi les conclusions d'une étude sur les femmes qui consomment de l'alcool avec modération. Si une femme suit le conseil de boire 2 verres de vin par jour pour protéger son cœur, elle court 33 p. 100 plus de risque d'avoir le cancer du côlon et 25 p. 100 plus de risque d'avoir le cancer du rectum que si elle ne boit pas[47]. Une autre étude a investigué les effets de l'alcool sur l'homme et les a comparés à ceux qu'ils produisent sur la femme. Là encore, malgré tout ce que l'on dit et fait dans notre société pour « égaliser » l'homme et la femme, on est obligé d'admettre que la femme est plus sensible aux effets de l'alcool que l'homme. Quand une femme consomme la même quantité d'alcool qu'un homme, elle a des concentrations sanguines d'alcool plus élevées, même si on prend en considération les différences de taille et de poids. Les femmes sont donc plus vulnérables à la toxicité aiguë et chronique de l'alcool. Les femmes s'enivrent définitivement plus rapidement que les hommes et elles sont plus susceptibles aux maladies causées par l'alcool dont le cancer[48].

Finalement, on ne peut pas le taire : Les quantités d'alcool recommandées pour hypothétiquement prévenir la maladie cardiaque sont exactement les mêmes que celles qui provoquent les débuts de l'atrophie cérébrale. En effet, à des quantités encore plus faibles que celles que l'on recommande pour prévenir la maladie cardiaque, on a trouvé, même sans avoir recours à des instruments de mesure sophistiqués, que la capacité d'une personne de prendre des décisions sur des questions morales commençait à décliner[49].

Selon deux études américaines, le buveur social de sexe masculin a 2,4 ans de plus que son âge chronologique[50] et le buveur social de sexe féminin a 3,7 ans de plus que son âge chronologique[51]. Alors que l'on ne pourra jamais prouver que l'alcool peut garder le cœur jeune, il est déjà définitivement établi que boire fait vieillir le cerveau et décliner l'intelligence.

Mais voici une bonne nouvelle ! Elle a été publiée en février 1995 dans le journal médical *Circulation*, la publication officielle de l'American Heart Association. Si jamais le vin avait un réel effet bénéfique sur le cœur, ce serait dû aux *bioflavonoïdes* en provenance de la peau, des queues et des pépins des raisins. Les bioflavonoïdes sont des substances essentielles pour une absorption et une utilisation optimales de la vitamine C dont ils accroissent l'efficacité. Ils aident la vitamine C à conserver le collagène, le ciment intercellulaire, en bonne condition. Ils sont essentiels car ils augmentent la résistance des capillaires et ils régularisent leur perméabilité. Cela permet de prévenir les hémorragies et les ruptures dans les capillaires et le tissu conjonctif ainsi que de construire une barrière protectrice contre les infections.

Les bioflavonoïdes sont utilisés avec succès dans le traitement de certains ulcères du duodénum, dans la labyrinthite, une inflammation de l'oreille interne qui entraîne des étourdissements, la perte de l'équilibre et des nausées, et dans la polyarthrite rhumatoïde[52].

On retrouve des bioflavonoïdes en abondance dans les agrumes et plus particulièrement dans le blanc de leur peau, dans les prunes, les cassis, les abricots, les cerises, les mûres, les fruits de l'églantier ou de l'aubépine ainsi que dans le sarrasin qui est une source inégalée de rutine.

C'est à cause de leur richesse en bioflavonoïdes que les fruits de l'églantier sont utilisés en phytothérapie pour traiter les insuffisances du myocarde (muscle du cœur). Ils stimulent, fortifient les « vieux » cœurs et combattent les troubles circulatoires qui se manifestent par des palpitations, des vertiges, de l'angoisse, une constriction de la poitrine, de l'inquiétude, de la difficulté à respirer. Ils sont recommandés aux hypertendus et à ceux qui sont menacés de paralysie à la suite de l'athérosclérose et qui souffrent ainsi d'angine de poitrine et d'une mauvaise circulation sanguine[53].

John Folts, le principal investigateur du « paradoxe français » a déclaré : « Il est préférable que nous ayions accès à la substance bénéfique qui se trouve dans les boissons alcoolisées sans que nous ayions à en boire car cela sera plus salutaire pour beaucoup de personnes. L'alcool pose un problème majeur dans ce pays (les États-Unis) et la perception du grand public est toujours que si 2 verres par jour devaient être bons, quatre ou cinq seraient meilleurs[54]. » On peut donc obtenir des bioflavonoïdes en consommant du raison frais ou en buvant 2 verres de véritable jus de raisin par jour ; en mangeant des petits fruits en saison ; en se régalant de confiture d'églantier et de bonnes crêpes de sarrasin chaque matin.

Selon le Dr Ernest Noble, l'alcool qu'il soit dans le vin, la bière ou ailleurs, est une drogue. En fait, c'est « la plus sale des drogues » affirme-t-il, car, comme la bombe atomique, l'alcool a des retombées immenses que l'on prend rarement en considération. Pensons un peu... Chaque alcoolique affecte négativement la vie de 10 à 15 autres personnes autour de lui... Chaque année plus de 12 000 Américains tombent de leur tabouret au bar et se blessent... L'alcool est présent dans 33 p. 100 des meurtres ; 38 p. 100 des tentatives de meurtres ; 54 p. 100 des homicides involontaires ; 39 p. 100 des viols ; 42 p. 100 des autres agressions sexuelles ; 61 p. 100 des voies de fait ; 25 p. 100 des tentatives de suicide ; 30 p. 100 des blessures graves et 50 p. 100 des décès dus aux suites d'accidents de la route[55].

Devant de tels chiffres qui peut encore justifier l'usage de l'alcool ? L'abstinence est un geste de souci moral et de respect pour la vie dont la préservation mérite le meilleur de nous-mêmes. La vie est précieuse et l'alcool n'est pas son amie. C'est un ennemi subtil de la cellule vivante, déshydratant, altérant et agglutinant le sang, ralentissant l'apport en oxygène vital, lardant le cœur de gras, durcissant le foie, détruisant les cellules cérébrales, fabriquant des maladies mentales, rendant fous des êtres nobles jusqu'à ce qu'un verre soit de trop et mille pas assez…

Le charbon activé

Le charbon activé est un adsorbant naturel dont la surface composée de micro-pores peut atteindre pour les meilleures qualités de charbon 2000 m^2 par gramme. Il possède une forte affinité pour les sels biliaires qu'il capte dans ses pores et élimine dans les selles. Or ce sont les sels biliaires qui non seulement augmentent l'absorption intestinale du cholestérol mais ils jouent aussi un rôle important dans la synthèse du cholestérol dans le foie et dans la régulation de l'excrétion du cholestérol. Une réduction des sels ou acides biliaires est donc automatiquement accompagnée d'une réduction du cholestérol.

En 1978, Friedman a découvert l'action extraordinaire du charbon activé en poudre sur les triglycérides et le cholestérol. Il a donné la preuve, à la suite d'expériences répétées, que le charbon activé en poudre mélangé à de l'eau froide et pris en 4 doses quotidiennes de 8,8 g, soit une grosse cuillère à soupe comble après chaque repas et au coucher pendant 6 mois, abaissait de façon significative les triglycérides (67 p. 100) et le cholestérol (36 p. 100) ; et cela devait se faire « tout seul », soit en dehors de toute modification du régime, sans aucun effet secondaire malheureux. Les résultats se sont maintenus une fois la carbothérapie* terminée[56].

---

* Carbothérapie : mot frappé par l'auteur, du latin *carbonis*, charbon. La littérature médicale américaine parle d'une « charcoal therapy » et la littérature médicale allemande parle d'une « Adsorption Therapie ». Voir du même auteur le livre *Mon « petit » docteur*, Orion, Québec.

La cholestyramine qui est aussi un adsorbant des acides biliaires, contrairement au charbon, a des effets désagréables et dangereux : elle abaisse le cholestérol mais élève les triglycérides, elle empêche l'absorption digestive des vitamines liposolubles A, D, E, K et elle entraîne des désordres digestifs dont les nausées, les vomissements, la constipation, la diarrhée, les douleurs et les ballonnements de l'abdomen, les brûlures d'estomac (pyrosis)[57].

En 1989, des chercheurs européens rappelaient une fois de plus l'action hypocholestérolémiante du charbon activé en poudre et cela en un temps record : en deux semaines, ils avaient obtenu une réduction de 27 p. 100 des taux de cholestérol sanguin avec seulement 24 g de charbon activé divisés en 3 doses quotidiennes, soit 3 fois 8 g[58]. Qui dit mieux ? Qui fait mieux ?

Le laboratoire a conçu des armes thérapeutiques malheureusement aux effets secondaires dangereux et désagréables...

La publicité a attribué des vertus à l'alcool pour le cœur des hommes et aux œstrogènes* pour le cœur des femmes ménopausées...

Mais la nature offre des moyens simples, efficaces et inoffensifs, bon marché et à la portée de tous...

---

* Bon nombre de prescriptions d'œstrogènes de la ménopause se font car ils seraient protecteurs du cœur féminin étant capables d'augmenter de 10 à 20 p. 100 le « bon » cholestérol (HDL) et de diminuer le « mauvais » cholestérol (LDL) et cela après 6 à 12 mois d'un traitement utilisant 20 fois plus d'œstrogènes que la pilule contraceptive mini-dosée. Mais là encore, tout comme pour l'alcool, les risques encourus ne sont vraiment pas proportionnés aux bienfaits promis et obtenus[58].

1. Roth E.M., Streicher S.L., *Good Cholesterol, Bad Cholesterol*, p. 48, Prima Publishing, California, 1990.
2. Stone N.J., Secondary Causes of Hyperlipidemia, Lipid Disorders, *Medical Clinics of North America*, 78, 1, 117-137, January 1994.
3. Lindberg G., Rästam L., Gullberg B., Eklund G.A., Low serum cholesterol concentration and short term mortality from injuries in men and women, *Br Med J* 305, 277-279, 1992.
4. Editorial, Cholesterol, Heart Disease and the Brain : An opportunity in Research and a Disaster in Public Health Education ? *Journal of Psychiatry and Neuroscience*, 18, 1, 1-3, 1993.
5. Engelbert H., Low serum cholesterol and suicide, *Lancet* 339, 727-729, 1992.
6. Hawton K., Cowen P., Owens D., Bond A., Elliott M., Low cholesterol and Suicide, *British Journal of Psychiatry* 162, 818-825, 1993.
7. Davey Smith G., Pekkanen J., Should there be a moratorium on the use of cholesterol lowering drugs ? *British Medical Journal* 304, 431-434, 1992.
8. Sharper A.G., Cook D.G., Lowering cholesterol concentrations and mortality, *British Medical Journal* 301, 553, 1990.
9. Weidner G., Connor S.L., Hollis J.F., Connor W.E., Improvements in Hostility and Depression in Relation to Dietary Change and Cholesterol Lowering, *Annals of Internal Medecine* 117, 10, 820-823, 1992.
10. Oda T., Aoe S., Sanada H., Ayano Y., Effects of Soluble and Insoluble Fiber Preparations Isolated from Oat, Barley, and Wheat on Liver Cholesterol Accumulation in Cholesterol – Fed Rats, *J Nutr Sci Vitaminol* 39, 73-79, 1993.
11. Jenkins D.J.A., Wolever T.M.S., Rao A.V., et al., Effect On Blood Lipids Of Very High Intakes Of Fiber In Diets Low In Saturated Fat and Cholesterol, *N Engl J Med* 329, 21-26, 1993.
12. Wang L., Newman R.K., et al., Barley B-Glucans Alter Intestinal Viscosity and Reduce Plasma Cholesterol Concentrations in Chicks, *J Nutr* 122, 2292-2297, 1992.
13. Lund E.K., Salf K.L., Johnson I.T., Baked Rye Products Modify Cholesterol Metabolism and Crypt Cell Proliferation Rates in Rats, *J Nutr* 123, 1834-1843, 1993.
14. Anderson J.W., Gustafson N.J., Hypocholesterolemic effects of oat and bean products ? *Am J Clin Nutr* 48, 749-753, 1988.
15. Mackay S., Ball M.J., Do beans and oat bran add to the effectiveness of a low-fat diet ? *European Journal of Clinical Nutrition* 46, 641-648, 1992.
16. Stark A., Madar Z., The effect of an ethanol extract derived from fenugreek (*Trigonella fœnum-grœcum*) on bile acid absorption and cholesterol levels in rats, *British Journal of Nutrition* 69, 277-287, 1993.
17. Cunnane S.G., Gangull S., Menard C., et al., High α-linolenic acid flaxseed (*Linum usitatissimum*) : some nutritional properties in humans, *British Journal of Nutrition* 69, 443-453, 1993.

18. Heaton K.W., Emmett P.M., Symes C.L., Constipation : Is It A Risk Factor For Cholesterol Gallstones ? *Lancet* 341, 8-10, 1993.
19. Everson G.T., Daggy B.P., McKinley C., Story J.A., Effects of psyllium hydrophilic mucilloid on LDL- cholesterol and bile acid synthesis in hypercholesterolemic men, *J Lipid Res* 33, 1183-1192, 1992.
20. Sprecher D.L., Harris B.V., Goldberg A.C., et al., Efficacy of Psyllium in Reducing Serum Cholesterol Levels in Hypercholesterolemic Patients on High – or Low – Fat Diets, *Ann Intern Med* 119, 545-554, 1993.
21. Demison B.A., Levine D.M., Randomized, double-blind, placebo-controlled, two-period crossover clinical trial of psyllium fiber in children with hypercholesterolemia, *J Pediatr* 123, 24-29, 1993.
22. Warshafsky S., Kamer R.S., Sivak S.L., Effect of Garlic on Total Serum Cholesterol, *Ann Intern Med* 119, 599-605, 1993.
23. Gebhardt R., Multiple Inhibitory Effects of Garlic Extracts on Cholesterol Biosynthesis in Hepatocytes, *Lipids* 28, 613-619, 1993.
24. Sabaté J., Does nut consumption protect against ishaemic heart disease ? *European Journal of Clinical Nutrition* 47, Suppl. I, S71-S75, 1993.
25. Abbey M., Noakes M., Belling B.G., Nestel P.J., Partial replacement of saturated fatty acids with almonds or walnuts lowers total plasma cholesterol and low-density – lipoprotein cholesterol, *Am J Clin Nutr* 59, 995-999, 1994.
26. Trichopoulou A., Katsouyanni K., Gnardellis Ch., The traditional Greek diet, *Eur J Clin Nutr* 47, Suppl. I, S76-S81, 1993.
27. Waterloo J.C., Diet of the classical period of Greece and Rome, *Eur J Clin Nutr* 43, Suppl. 2, 3-13, 1989.
28. Lichtenstein A.H., Ausman L.M., Carrasco W., et al., Effects of Canola, Corn, and Olive Oils on Fasting and Postprandial Plasma Lipoproteins in Humans as Part of a National Cholesterol Education Program Step 2 Diet, *Arterioscler Thromb* 13, 1533-1542, 1993.
29. Mataix J., Recent findings in olive oil research, *Eur J Clin Nutr* 47, Suppl. I, 582-584, 1993.
30. Bosaeus I., Belfrage L., et al., Olive oil instead of butter increases net cholesterol excretion from the small bowel, *Eur J Clin Nutr* 46, 111-115, 1992.
31. Seppänen-Laakso T., Vanhanen H., Laakso I., Replacement of Margarine on Bread by Rapeseed and Olive Oils : Effects on Plasma Fatty Acid Composition and Serum Cholesterol, *Ann Nutr Metab* 37, 161-174, 1993.
32. Waickus C., Oxidized LDL, Atherogenesis and Antioxidants, *American Family Physician*, 48, 5, 718-720, 1993.
33. Malvy D. J.-M., Burtschy B., et al., Serum Retinol, β-Carotene, α-Tocopherol and Cholesterol in Healthy French Children, *International Journal of Epidemiology* 22, 237-245, 1993.
34. Jacques P.F., Relationship of Vitamin C status to Cholesterol and Blood Pressure, *Annals New York Academy of Sciences*.
35. Gey K.F., Moser V.K., Jordan P., Increased risk of cardiovascular disease at suboptimal plasma concentrations of essential antioxidants : an epidemiological

update with special attention to carotene and vitamin C, *Am J Clin Nutr* 57 (suppl) : 787S-797S, 1993.
36. Sarkkinen E.S., Uusitupa M.I.J., Nyyssönen K., Effects of two low-fat diets, high and low in polyunsaturated fatty acids, on plasma lipid peroxides and serum vitamin E levels in free-living hypercholesterolemic men, *Eur J Clin Nutr* 47, 623-630, 1993.
37. Shectman G., Hiatt J., Hartz A., Evaluation of the Effectiveness of Lipid Lowering Therapy (Bile Acid Sequestrants, Niacin, Psyllium and Lovostatin) for Treating Hypercholesterolemia in Veterans, *Am J Cardiol* 71, 759-765, 1993.
38. Castelli W.P., Doyle J.P., Gordon T., Hames C.G., Alcohol and Blood Lipids: The Cooperative Lipoprotein Phenotyping Study, *The Lancet* 2, 8030, 153-155, 1977.
39. Hoskell W.L., Camargo C., Williams P.T., Vranizan K.M., et al., The Effect of Cessation and Resumption of Moderate Alcohol Intake on Serum High-Density Lipoprotein Subfractions, *New England Journal of Medecine* 310, No. 13, 805-810, 1984.
40. Camargo C.A., Williams P.T., Vranizan K.M., Abbers J.J., et al., The Effect of Moderate Alcohol Intake on Serum Apolipoproteins A-1 and A-11 : A Controlled Study, *Journal of the American Medical Association* 253, No. 19, 2854-2857, 1985.
41. Morin Institute for Prevention of Alcohol and Other Drug Problems, Booze for Health : Let the Drinker Beware, *The Bottom Line on Alcohol in Society* 12, No. 4, 45-50, 1992.
42. Sherwood B., Wine and Poses, *Washington Monthly*, May 1993.
43. Better to Eat the Main Meal Earlier, *Tufts University Diet and Nutrition Letter*, February 1992.
44. Lintner L., 60 Minutes: Not Enough Time to Tell the Whole Story, *Tufts University Diet and Nutrition Letter*, February 1992.
45. Starenkyj D., *La ménopause: une autre approche*, p. 198, 199, Orion, Québec, 1995.
46. *Time* Dec. 27, 1993.
47. *Recent Development in Alcoholism* 11, 143-152, 1993.
48. Newcomb P., Women and Liquor – A Dangerous Mix, *USA Today Magazine*, p. 3, 1992.
49. Fincham F., Barling J., Effects of Alcohol on Moral Functioning in Male Social Drinkers, *Journal of Genetic Psychology* 134, No. 1, 79-88, 1979.
50. Parker E.S., Parker D.A., Brody J.A., Schoenberg R., Cognitive Patterns Resembling Premature Aging in Male Social Drinkers, *Alcoholism: Clinical and Experimental Research* 6, No. 1, 46-52, 1982.
51. Parker E.S., et al., The Relationship of Age and Drinking Habits to the Effects of Alcohol on Memory in Women, *Journal of Studies on Alcohol* 41, No. 1, 179-185, 1980.
52. *Nutrition Almanach*, p. 60, 61, McGraw Hill, 1979.
53. Schneider E., *Des plantes pour votre santé*, Éditions STD, p. 40, 1975.
54. Folts J., *Monday Morning Report*, 19, 5, March 6, 1995.

55. Gouvernement du Québec, Ministère de la Santé et des Services sociaux, 1985.
56. Starenkyj D., *Mon «petit» docteur*, La carbothérapie peut sauver votre vie, p. 183-185, Orion, Québec, 1991.
57. *Compendium des Produits et Spécialités Pharmaceutiques.*
58. Starenkyj D., *La ménopause: une autre approche*, p. 222-223, Orion, Québec, 1995.

8

La santé et le tabac

> « Fumer dénote un désordre de la personnalité qui lui-même peut mener à l'athérosclérose[1]. »

La plus grande épidémie du XXe siècle n'est pas le SIDA. C'est la tabacomanie. Et bien qu'elle soit en train de fléchir aux États-Unis, elle est encore en pleine progression dans le reste du monde.

Un survol du problème[2]

Selon les estimations de l'Organisation mondiale pour la santé (OMS), il meurt, chaque année, 2,5 millions de personnes de diverses maladies causées par le tabac. Autant que s'il s'écrasait au sol, chaque jour, 20 avions super jets remplis à capacité ! L'échelle d'un tel carnage est gigantesque et il n'est pas surprenant que l'on ait donné à la dépendance de la nicotine la distinction macabre d'avoir causé la plus tragique épidémie du XXe siècle.

Plusieurs innovations vers la fin du siècle dernier et au cours de la première moitié de notre siècle ont facilité grandement le développement de l'habitude de fumer: l'automatisation* de la production des cigarettes (il n'y a pas assez de main-d'œuvre dans le monde pour rouler toutes les cigarettes qui s'y fument), l'invention des allumettes de sûreté permettant de fumer ailleurs que près d'un feu, la mise au point de tabacs sélectionnés et de méthodes particulières de séchage donnant des cigarettes plus parfumées et une fumée acide plus agréable à avaler (phénomène particulier au tabac américain), l'installation dans les lieux publics de machines à distribution automatique de cigarettes (comment peut-on ne pas voir que fumer est une véritable et méchante compulsion?) et des campagnes perpétuelles de publicité agressive et omniprésente en faveur du tabac. Parmi les tragédies qui ont découlé d'une production et d'une distribution automatisées du tabac, il faut nommer la pandémie du cancer du poumon survenue environ trente années après ces progrès.

Depuis une vingtaine d'années, on observe des changements chez la population occidentale qui fume: les couches sociales les mieux éduquées et les hommes en général ont fortement diminué leur consommation de cigarettes alors que les femmes, les adolescents (et surtout les adolescentes) et les classes sociales plus défavorisées l'ont augmentée. Les hommes en général ne sont plus les fumeurs acharnés qu'ils étaient et c'est pourquoi le taux des cancers du poumon chez les hommes blancs s'est stabilisé et a même commencé à décliner. Par contre, le cancer du poumon tue maintenant plus de femmes que le cancer du sein. Et c'est un fait d'observation courante, dans notre

---

* Avant 1884, une bonne rouleuse de cigarettes industrielle roulait 2500 à 3000 cigarettes par jour. En 1884, on invente une machine qui arrive à faire 120 000 cigarettes en un jour. Aujourd'hui, une machine roule 8 000 à 10 000 cigarettes à la minute!

société, il y a définitivement plus de femmes qui fument que d'hommes.

Quel siècle d'escalades, de montées en flèche, d'intensification des phénomènes que le nôtre ! En 1900, un « gros » fumeur fumait 54 cigarettes par an. À l'approche de l'an 2000, un fumeur moyen fume 4345 cigarettes par an. Chacune de ces cigarettes comporte de la nicotine, un alcaloïde qui dans un pH alcalin n'est pas ionisé mais qui le devient dans un pH acide. L'absorption de la nicotine est optimale lorsqu'elle est sous sa forme non ionisée. C'est ainsi que la pipe et le cigare qui ont une fumée alcaline permettent une absorption rapide et maximale de la nicotine, dès les muqueuses de la bouche. Il n'est pas nécessaire avec ces articles de fumeur d'inhaler la fumée pour avoir l'effet drogue de la nicotine. Chiquer du tabac fournit au sang de la nicotine en produisant une solution alcaline de nicotine dans la bouche. C'est ainsi que certains producteurs de tabac à chiquer (à mâcher) ou à priser (à renifler) ajoutent à leurs produits de la chaux (très alcaline) ou accentuent leur pH alcalin pour assurer une absorption optimale de la nicotine.

La nicotine alcaline est très irritante pour le pharynx humain. Il faut être un dur pour avaler la fumée au goût âcre d'une pipe ou d'un cigare. Une nicotine acide, par contre, est beaucoup moins irritante et peut être plus facilement avalée. Cette découverte a énormément aidé la cause du tabac et permis sa progression chez les femmes et les jeunes. Malheureusement, la muqueuse respiratoire est tellement efficace que le fait que la nicotine inhalée soit ionisée (et donc acide) n'interfère pas avec son absorption. Le transfert de la nicotine au cerveau se fait en exactement 7 secondes à travers les alvéoles pulmonaires. C'est beaucoup plus rapide qu'à travers les muqueuses de la bouche car la drogue, dans la bouche, doit pénétrer dans un lit de capillaires puis elle doit traverser le circuit pulmonaire en entier avant de pénétrer dans la circulation artérielle générale. L'inhalation ou l'absorption de la fumée par les voies respiratoires permet aussi la stimulation du cerveau par le biais des voies nerveuses. On compte moins de 1,5 seconde de l'ingestion de la nicotine aux effets produits sur le système nerveux central.

Les effets immatériels de la fumée

Cette nicotine qui agit presque instantanément sur le système nerveux central et qui arrive si rapidement au cerveau, quels effets exerce-t-elle sur la personne pour que les menaces de cancers divers, de maladies cardiovasculaires, de stérilité, d'impuissance et de vieillissement prématuré qui accompagnent obligatoirement son usage, soient ignorées par tant de fumeurs acharnés ? Quelles gratifications offre-t-elle pour que la peur de souffrir et de mourir d'une maladie horrible soit moins forte que le besoin puissant de fumer ?

« Le tabac tue » est un slogan des années 60 et 70 qui ne fait plus très peur. Le plaisir immédiat que procure le tabac, pour d'innombrables individus, l'emporte définitivement sur la souffrance qu'il entraîne à long terme. Ce plaisir immédiat quel est-il ?

Enthousiaste jusqu'au fanatisme, Catherine de Médicis proclamait en 1560 : « Il dissipe les humeurs et plonge les esprits dans une douce ivresse. » Après plusieurs siècles, on est encore obligé d'avouer que cette déclaration royale faite sans inhibition et sans aucun désir de dissimulation quelconque est tout simplement vraie et que c'est véritablement dans cet effet *d'ivresse* que réside la force de l'enchaînement au tabac.

Des grands noms de la littérature, des intellectuels célèbres ont parlé du tabac, la plupart pour le maudire, l'introspection leur ayant permis de découvrir les effets de cette habitude sur eux-mêmes :

Théodore de Bainville dit: « La cigarette n'est que la résignation et le rêve. »

Victor Hugo: « Le tabac change la pensée en rêverie. »

Balzac: « Le tabac détruit le corps, attaque l'intelligence et hébète les Nations. »

Jules Romains: « Il fait de l'âme du fumeur un désert somnolent. »

Léon Tolstoï ayant été lui-même un grand fumeur, s'en accuse et fouillant son âme sans pitié, il affirme: « La cause (du désir de fumer), c'est le besoin d'étouffer la voix de la raison et de se rendre incapable de discerner le désaccord entre notre façon de vivre et les scrupules de notre conscience. (...) Ce qui distingue le tabac de beaucoup d'autres stupéfiants, c'est la facilité avec laquelle il anesthésie. (...) Il trouble l'œuvre de la conscience...[3] »

Dans la première moitié de notre siècle, des médecins parlent du tabac comme d'« un poison de l'intelligence » qui produit « l'ivresse, la subivresse, l'ivresse effleurée, la griserie, l'évasion de son Moi et le flirt avec son être second ». Après les années 50, on classe le tabac parmi les « toxiques euphorisants » qui procurent « *l'illusion* d'un accroissement de la valeur personnelle ». Il permet « le vague de la rêverie » car « fumer, c'est l'art de rester sans rien faire, sans penser à rien »[4].

À l'aube de l'an 2000, des compte-rendus persistants et dérangeants rapportent que la fumée du tabac exerce définitivement et réellement un effet « tranquillisant ». Plus l'environnement est stressant, plus la dépendance à la nicotine s'installe facilement... car plus le stress est grand, plus les effets tranquillisants de la nicotine sont ressentis avec force et semblent donc être satisfaisants[5]. Le langage a changé. Maintenant le tabac « calme » et dans une société où l'on n'encourage pas l'expression verbale des émotions, il est facile de voir qu'il peut jouer un rôle important chez ceux et celles qui en ont gros sur le cœur.

Se voulant plus précis ou plus scientifiques, certains auteurs affirment que la nicotine serait un anxiolitique similaire aux anxiolitiques conventionnels tels que le diazépam ou le chlordiazépoxide. Selon d'autres auteurs, son action s'apparenterait à celle des antidépresseurs[5]. Elle permettrait la stimulation de l'humeur, améliorerait la mélancolie et réduirait l'anxiété[6]. On comprend alors que des individus qui sont constamment exposés à des situations génératrices d'émotions qu'ils ne pourront pas exprimer, et les individus qui ont une faible capacité d'adaptation à un environnement qui les agresse, vont trouver plus que les autres, que fumer est une activité acceptable. Ceux-ci vont donc développer une dépendance très forte à la nicotine qui semble faciliter l'adaptation au stress.

Les recherches qui ont porté sur le sucre sanguin ou glucose ont démontré que fumer entraîne une élévation très rapide de la glycémie et cette élévation est si accusée que le taux de sucre sanguin peut être plus que doublé. Plus le tabac comporte de nicotine plus la glycémie sera élevée. Le mécanisme de ce phénomène est lié à une décharge de sécrétions d'adrénaline, provoquée par l'excitation des capsules surrénales[7]. Fumer combat donc l'hypoglycémie et c'est ce phénomène qui permet de comprendre que la nicotine facilite la mémoire, augmente l'activité locomotrice, masque la douleur, réduit l'irritabilité et diminue l'appétit.

Poussant plus loin leurs études, certains auteurs ont démontré que la nicotine avait des effets contradictoires, à la fois stimulants et déprimants, selon que l'exposition à cette substance était aiguë ou chronique, continue ou intermittente. La cigarette prise au lever serait celle qui serait véritablement satisfaisante, alors que les autres seraient une recherche de l'effet ressenti au réveil[8]. Interrogés sur les raisons pour lesquelles ils fument, certains fumeurs affirmeront que c'est pour se détendre et d'autres diront que c'est pour dissiper *l'ennui* ou se fouetter[9].

Il y a donc de réels effets immatériels à la nicotine. Les premiers fumeurs européens se sont réjouis d'obtenir du tabac « une ivresse douce » qui contrastait avec l'ivresse grossière et bruyante que procure l'alcool. Plus tard, les intellectuels dont Tolstoï se sont plaints que le tabac « anesthésiait la conscience » et puis les médecins de notre première moitié de siècle ont remarqué que ce poison – on sait alors que cette habitude n'est plus innocente mais meurtrière – produisait « l'évasion de son Moi »... En 1990, lors d'un symposium sur la biologie de la dépendance à la nicotine, on affirme que la raison pour laquelle un fumeur fume est que la nicotine « réduit l'anxiété ». Et comme elle atténue la détresse émotionnelle, plus le fumeur subira de tensions émotives, plus il fumera[10].

Le « type A » et le tabac

Au début des années 60, Rosenman et Friedman, deux médecins, publiaient les résultats de leurs observations sur la cardiopathie ischémique (maladie de cœur causée par un arrêt ou une insuffisance de la circulation du sang dans cet organe) et ils affirmaient que les individus, hommes ou femmes, jeunes ou âgés, affectés d'un tel problème, présentaient *tous* une forme de comportement bien particulière et évidente qu'ils ont nommé « type A »[11, 12].

Les caractéristiques du « type A » sont une agressivité extrême, un esprit de compétition doublé de la volonté de gagner, un goût urgent et soutenu de réussite, une hostilité latente, une impression chronique de l'urgence du temps et le désir souvent impérieux de vouloir tout contrôler. Le « type A » est opposé au « type B » décrit comme étant une personne placide, dépourvue d'ambition et d'agressivité excessives, satisfaite d'être « moyenne ».

Le « type A » est un individu qui ressent et perçoit le stress d'une façon très intense. C'est « dans ses trippes » qu'il sait que les choses ne vont pas et c'est pourquoi il s'arrête et reste fixé aux aspects négatifs d'un problème ou d'une situation et il a tendance à croire sincèrement que ce qu'il fait n'est jamais assez bon ou assez bien. Il perçoit tout particulièrement le manque d'amour inconditionnel et il le ressent comme une blessure profonde qui le défigure et aggrave les caractéristiques de son comportement global.

Le « type A » utilise toujours un langage physique pour exprimer ses émotions : il accélère le rythme d'exécution de tout ce qu'il fait ou pense ; il est constamment pressé par des dates limites ; il a une façon explosive et parfois violente de parler ; ses discours ont un rythme rapide et sa voix est aiguë ; il ne supporte pas d'attendre ni d'avoir à régler son pas sur celui de quelqu'un d'autre et il manifeste immédiatement son impatience par des tics, des mouvements de corps nerveux et un rythme de respiration saccadé.

Si on l'examine de plus près, on observe que le « type A » est une personne qui vit sous le choc constant d'émotions extrêmement puissantes : impatience, ardeur, vif désir, empressement, volonté de contrôler, dynamisme, rivalité, compétition, que les obstacles, l'opposition et les échecs transforment facilement en émotions négatives tout aussi puissantes : colère, agression, hostilité.

Or comme nous l'avons déjà vu, dans notre société moderne, la communication physique de la souffrance n'est pas bien vue. Quiconque « somatise » sa misère est considéré comme un faible. Nos structures familiales ne favorisent pas le soutien du « type A » qui exige énormément de patience et d'amour désintéressé. Le marché du travail, en général, apprécie peu un individu qui veut faire bouger les choses et se dépense sans compter. Le « type A » est donc obligé, plus que le « type B » de se réfugier dans les expressions psychologiques de la détresse et de se replier sur lui-même. Il se « sent » coincé ou il se « sent » écrasé. L'anxiété ou la dépression, et souvent l'une et l'autre, le rongent et tout ce qu'il lui reste à exprimer sont sa colère, son agression et son hostilité qui deviennent maximales.

Peut-on alors, doit-on s'étonner des résultats des recherches des Drs Rosenman et Friedman ? Les hommes et les femmes, mais aussi les enfants et les adolescents[13] de « type A » ont des décharges d'adrénaline énormes, de brusques élévations de la glycémie, une diminution du temps de coagulation, des taux de cholestérol beaucoup plus élevés, une incidence plus grande d'hypertension et 4 à 7 fois plus de maladie coronarienne que les sujets de « type B »[14, 15].

Ce n'est pas tout. Les études actuelles faites à ce sujet ont aussi prouvé que le « type A » est particulièrement porté à rechercher des moyens d'atténuer en lui le stress qu'il ressent et donc à fumer. Pour lui, la nicotine est un moyen réel de diminuer les tensions qui l'habitent mais aussi d'augmenter ses performances et donc de favoriser son désir d'être en tout le premier et le meilleur. Car, qu'il travaille ou qu'il s'amuse, le « type A » veut gagner. Il fait tout avec un immense sérieux. Évidemment, une fois que le « type A » a contracté l'habitude de fumer, il lui sera très difficile de s'en débarrasser tant et aussi longtemps qu'il n'aura pas modifié son comportement et trouvé d'autres moyens de contrôler sa colère, son agressivité et surtout son hostilité.

En effet, de nombreux auteurs ont démontré que l'hostilité demeure l'émotion négative la plus puissante pour enchaîner quelqu'un au tabac[13], mais aussi à l'alcool[13] et au vagabondage sexuel[13] et le prédisposer ainsi à l'athérosclérose et donc aux maladies cardio-vasculaires. C'est ainsi que pour le « type A » se débarrasser du tabac équivaudra bien souvent à se débarrasser de son hostilité, de ces sentiments d'antipathie, de haine, de malveillance et d'opposition qui oppriment son cœur qui n'aime pas et ne se sent pas aimé*.

Pourquoi arrêter? Quelques arguments

Il s'élève de notre planète dans l'atmosphère chaque jour, la fumée de 5 trillions (10^{18}) de cigarettes. Imaginez le nuage que représente la combustion de 5 milliards de milliards de cigarettes quotidiennement! C'est un brouillard fantastique dont il faut tous, fumeurs et non-fumeurs, goûter malgré soi, sachant fort bien qu'il contient des poisons connus parmi les plus violents, d'autant plus à craindre qu'ils sont plus insidieux. Ce n'est pas pour rien que cette fumée a été appelée *le gaz toxique du temps de paix*, par comparaison avec ceux de guerre...

Les effets de la fumée passive

Le Dr Poucel, il y a déjà quarante ans, disait que « l'observation montre que l'un des effets les plus constants de l'euphorie nicotinique (...) est l'*égoïsme*. Le plaisir du fumeur doit passer avant la gêne du non-fumeur. Le buveur peut s'alcooliser seul. Le fumeur oblige les autres à avaler la fumée qu'il a promenée dans ses bronches. Tant pis pour celui qui ne veut pas s'empoisonner. Il n'a qu'à faire comme les autres, ou s'en aller s'il le peut[16]. » S'il le peut, bien sûr, car aux États-Unis, par exemple, seulement 14 p. 100 de la population échappe à l'inhalation involontaire de fumée au travail ou à la maison[17].

Le problème de la fumée passive ou de la fumée de seconde main constitue un énorme problème en soi car on

---

* Pour une thérapie en profondeur de l'hostilité voir de S. Starenkyj, *Le nouvel Ars moriendi*, dit l'art de bien mourir à soi-même, Orion, Québec.

sait maintenant que cette fumée est infiniment plus dangereuse que l'on aurait jamais pensé. La première étude gouvernementale sur le sujet a été faite en Amérique par l'*Environmental Protection Agency* et elle a révélé que 3000 cancers du poumon et peut-être plus par année étaient dus au fait que des non-fumeurs vivent ou travaillent dans un environnement enfumé. Une semaine après ce rapport déconcertant, les Drs Stanley Glantz et William Pamley de l'Université de Californie à San Francisco publiaient les résultats de leurs recherches et ils affirmaient que dans leur pays 32 000 crises cardiaques, chaque année, devaient être mises au compte de la fumée passive[18]. Une lectrice du courrier du cœur de Ann Landers qui a signé Wilma lui a raconté sa souffrance : Non-fumeuse, elle est mariée depuis 43 ans à un fumeur à la chaîne qu'une crise cardiaque n'a pas amené à cesser de fumer. Peu après cette catastrophe, on a diagnostiqué chez Wilma un cancer du poumon et on l'a opérée. Elle a perdu ainsi un poumon. Son mari a-t-il arrêté de fumer ? Non ! Cependant, un jour, au cours de ses lectures, son mari a appris qu'un vétérinaire avait découvert que les chiens de maîtres qui fumaient couraient 30 p. 100 de plus de risque d'avoir le cancer du poumon. Immédiatement, saisi de remords, son mari a cessé de fumer et il n'a pas recommencé... Une telle lettre se passe de commentaires. Elle témoigne et de l'égoïsme du fumeur et des effets réels de la fumée de cigarette, qu'elle soit directement ou indirectement absorbée.

Le *National Cancer Institute* a fait une expérience qui a permis de démontrer que la nicotine prenait beaucoup de temps à quitter le corps des fumeurs. Cela est bien sûr une raison pour laquelle le tabac crée une accoutumance si forte. Mais le tragique de cette réalité est que la nicotine prend plus de temps encore à quitter le corps des non-fumeurs et des enfants. Voici quelques chiffres saisissants :

chez un fumeur la demi-vie* de la nicotine est de 20 heures ; chez un non-fumeur elle est de 42 heures et chez un bébé, elle est de 67 heures[17] !

On comprend alors que les enfants de parents qui fument souffrent réellement de leur triste habitude et il n'est pas surprenant d'apprendre qu'ils ont, entre autres, une capacité pulmonaire réduite, un taux plus élevé de maladies respiratoires (adénoïdectomie et tonsillectomie) et de cancers ainsi qu'un développement intellectuel lent[19].

La fumée passive nuit évidemment aux femmes enceintes chez qui elle provoque des avortements, de la prématurité et un faible poids du bébé à la naissance. Quelques cigarettes fumées par la mère, directement ou indirectement, suffisent à augmenter de 5 à 40 battements par minute le cœur du fœtus. Cette accélération dure alors environ 20 minutes, ce qui représente une grosse fatigue pour le cœur de l'enfant. Le pourcentage des malformations cardiaques est presque doublé chez les enfants de mères fumeuses[16]. Fumer en présence d'une femme enceinte, impensable autrefois par simple politesse, demeure un cas de conscience pour quiconque respecte encore un peu la vie.

Des recherches récentes ont soulevé l'hypothèse d'une relation de cause à effet entre la cigarette et *la leucémie* myéloïde. La fumée de cigarettes comporte au moins trois substances toxiques capables de provoquer la leucémie : le benzène, l'uréthane et les nitrosamines. Le *Center for Disease Control and Prevention* américain estime que la population générale (fumeurs et non-fumeurs confondus) court 22 p. 100 de risque de contracter une leucémie

---

* Les substances étrangères ont une demi-vie biologique : un temps connu et calculé pour la plupart d'entre elles pour que la quantité absorbée soit réduite à la moitié de sa valeur initiale grâce à divers mécanismes biologiques de détoxication.

causée par le tabac et qu'ainsi le tabac peut être considéré comme la cause principale connue de la leucémie. Ou, si on veut le dire autrement, la leucémie doit être ajoutée à la liste des maladies causées par le tabac[20].

La fumée de cigarette comporte aussi des substances radio-actives. Le polonium radio-actif par exemple, émet des radiations alpha qui, unité pour unité, ont au moins 10 à 20 fois (certains savants vont jusqu'à dire 100 fois) plus de capacité de perturber les cellules vivantes et d'y provoquer le cancer que les autres formes de radiation. Le polonium a une demi-vie d'environ 4 mois mais son précurseur, le plomb radio-actif a une demi-vie de 22 ans. Il a été démontré que le polonium radio-actif et les particules de plomb adhèrent aux autres particules de la fumée et restent en suspens dans l'air ambiant affectant fumeurs et non-fumeurs.

Il semble donc que la cigarette nuit autant aux non-fumeurs qu'aux fumeurs et c'est ce qu'une étude sur *le cancer du sein* chez les femmes a révélé. Il n'est plus adéquat de diviser pour fin d'étude ou d'observation des groupes en fumeurs et en non-fumeurs. Il est devenu impérieux de les diviser en fumeurs actifs ou passifs *et* en individus qui ne sont pas exposés à de la fumée dans leur environnement familial, de travail ou de loisirs. Certes, plus la connaissance augmente plus les choses se compliquent.

Il semblerait que les dommages cancérogènes faits au sein par le tabac viendraient des constituants qui se retrouvent dans la phase gazeuse de la fumée de cigarette. La fumée qui flotte dans l'air comporte 70 p. 100 de goudron en provenance du tabac fumé directement. À toute combustion, il y a une phase gazeuse et une phase particulaire : le fumeur avale le goudron déposé par la fumée dans sa bouche mais le non-fumeur va respirer un air ambiant chargé des vapeurs du goudron et celles-ci vont passer dans son sang et dans son système lymphatique. Or les causes du cancer du sein, contrairement au cancer du poumon, proviendraient des vapeurs de la fumée du tabac et non de ses particules, de la fumée passive plus que de la fumée activement inhalée[21]. De nombreuses femmes qui ne fument pas mais qui vivent avec un mari qui fume ou qui travaillent dans un bureau ou une usine où l'on fume, peuvent donc contracter un cancer du sein par personne interposée.

Un auteur du Ier siècle de notre ère a dit : « Nul de nous ne vit pour lui-même et nul ne meurt pour lui-même. » Il est évident qu'aujourd'hui personne ne peut plus ignorer que nul ne fume pour lui-même non plus... la fumée passive allant jusqu'à altérer le profil lipidique de ceux qui la respirent involontairement. Les non-fumeurs tout comme les fumeurs, s'ils vivent dans un environnement enfumé, auront eux aussi des taux de *cholestérol* élevés et donc ils courront des risques sérieux d'athérosclérose[22]. Pensons aux fœtus, aux bébés, aux enfants, aux adolescents élevés dans un bain de fumée... Il n'est pas surprenant que l'on se désespère qu'ils soient des victimes de choix de la crise cardiaque prématurée.

Pourquoi arrêter de fumer ? La réalité des effets mortels de la fumée passive doit nous amener à répondre : tout simplement par honnêteté. Nul n'a le droit de tuer son prochain.

Le tabac et la sexualité

On a beaucoup parlé des effets du tabac sur la femme. Chacune des cinq dimensions de sa sexualité est affectée par le tabac[24] :

- *les troubles des règles* sont trois fois plus fréquents (37,7 p. 100 contre 13,8 p. 100 chez les non-fumeuses) ;
- *la frigidité :* le Dr Buchacourt et le Dr Maud Cousin, entre autres, considèrent que le tabac peut

être assimilé aux autres narcotiques sociaux comme facteur de frigidité ;

- *la stérilité :* il y a dix fois plus de cas chez les fumeuses que chez les non-fumeuses (41,8 p. 100 contre 3,8 p. 100) ;

- *la grossesse :* le tabagisme augmente tous les risques obstétricaux et augmente la mortalité périnatale. La fumeuse perd une fois sur cinq et même une fois sur trois l'enfant qu'elle attend selon qu'elle fume 20 ou 30 cigarettes par jour. Le risque d'éclampsie est accru et la crise convulsive normalement rare (0,3 p. 100) serait 13 fois plus fréquente chez les fumeuses (3,6 p. 100), alors que la fréquence des rétentions placentaires est doublée (2,9 p. 100 contre 1,4 p. 100 normalement) ;

- *l'allaitement :* l'influence délétère du « lait nicotinisé » n'est guère discutée. Les bébés ainsi nourris ont des malaises qui ne passent que lorsque l'on cesse l'usage du lait maternel. Le tabac signe souvent l'échec de l'allaitement par ses effets négatifs sur le réflexe de sécrétion qui est inhibé, sur la sécrétion lactée qui est diminuée et sur le bébé qui réagit avec beaucoup de nervosité ;

- *le développement de l'enfant* est ralenti et son poids est en moyenne inférieur à la normale d'environ 200 g. Soumis à des tests probants, les enfants de mères fumeuses ont accusé un retard moyen de 4 mois dans leur développement psycho-moteur, se traduisant par une taille inférieure d'un bon centimètre, un retard de 4 mois dans la lecture, une moins bonne adaptation scolaire, une adresse manuelle inférieure à la moyenne et une perturbation de la perception de l'espace ;

- *la ménopause:* 20 p. 100 des fumeuses contre 1,7 p. 100 chez les non-fumeuses connaissent une réduction de la période de reproduction, soit une ménopause précoce, ce qui est considéré comme un signe de vieillissement accéléré.

Le tableau est sombre et un nombre effarant de femmes porte un très lourd fardeau de culpabilité. Comment peut-on avoir la veulerie de diriger vers elles de la publicité pour le tabac?

On parle rarement des effets du tabac sur l'appareil sexuel masculin mais ils n'en existent pas moins. On sait aujourd'hui que fumer (tout comme boire de l'alcool) est un facteur de risque dans l'impuissance masculine qui touche en Amérique du Nord 1 homme sur 4. Fumer est la cause de complications tardives dans les vaisseaux de petit calibre et c'est ainsi que cette mauvaise habitude entraîne un faible débit de sang dans le pénis, un phénomène qui va obligatoirement aggraver tout désordre latent de la fonction sexuelle masculine[25, 26].

Autrefois, les médecins avertissaient que le tabac est un déprimant, un *an*aphrodisiaque. L'excitation libidineuse de certains fumeurs proviendraient de la rêverie qui construit des images sexuelles, mais cette excitation demeure artificielle car elle est accompagnée d'un déficit très net des possibilités physiologiques. Il y a certes un inconvénient à user d'une substance qui porte au rêve, aux imaginations érotiques tout en diminuant la virilité. Vouloir, ce n'est pas toujours pouvoir. Selon le Dr Poucel, cela conduira finalement à la recherche d'émotions nouvelles plus pimentées qui pourront pousser jusqu'aux déviations.

L'histoire nous rapporte que certains moines italiens s'aidaient à calmer les convoitises de leur chair mortifiée en fumant, et au XXe siècle Demeaux, un médecin français, est allé jusqu'à proposer de faire fumer les jeunes étudiants pour les préserver de la masturbation. Un sexologue du début du siècle, le Dr Ludwig L. Lentz dans son livre *Souvenirs d'un sexologue* affirme : « L'homme qui fume trop devient nerveux ; plus il fume, plus son impuissance, peu accentuée d'abord, s'aggrave. Sa nervosité augmentant, il essaie de se calmer en fumant. C'est un cercle vicieux. » Heureusement, il existe de nombreuses observations d'indifférence sexuelle, chez de grands fumeurs, guérie par la suppression du tabac[27].

Pourquoi arrêter de fumer ? La réalité incontournable que le tabac modifie la physiologie sexuelle et produit des modifications sur l'ovule et le spermatozoïde, doit nous amener à répondre : tout simplement par respect. Au nom de la vie et de l'amour, cessons de nous intoxiquer.

Les problèmes de santé

Pour obtenir un effet d'euphorie primitive qui cependant très vite se change en tristesse dépressive, en émotivité exacerbée, en angoisse, en mélancolie, en indifférence sexuelle, en hypertrophie du moi, le fumeur minimise dans son esprit l'action locale irritante (action pouvant aller jusqu'au cancer) du tabac sur les paupières, les conjonctives, le pharynx, le larynx, les glandes salivaires, les gencives, l'œsophage, l'estomac, les bronches et les poumons.

Le fumeur veut aussi ignorer que le tabac est un poison du *système nerveux de la vie végétative* (cœur, vaisseaux, estomac, intestins, appareil sexuel, appareil musculaire – tremblements, tics, tressautements –) ; un poison du *système nerveux des organes des sens* (vue, goût, odorat) et un poison du *système nerveux central* dont il attaque les fonctions cérébrales* (diminution de l'intelligence, de la mémoire, neurasthénie, fatigue).

* À l'école, à tous les niveaux, les fumeurs ont de moins bons classements que les non-fumeurs et un taux d'échecs beaucoup plus élevé. Les premières études à ce sujet remontent au XIXe siècle[28].

Le fumeur ne voit pas finalement que « la répétition de l'acte de fumer entraîne une maladie de l'esprit, un tic et un besoin impérieux ». Il tourne « dans un circuit fermé : désir obsédant, satisfaction euphorique momentanée, reviviscence impérieuse du besoin. » La répétition de ce geste, allumer une cigarette, la porter à sa bouche et l'aspirer, développe un automatisme. « La cigarette allumée ou non, peut être assimilée à toutes les manies, à tous les tics, à la sucette du bébé, à l'acte de se ronger les ongles, à celui de mâchonner un cure-dent. Le Dr Pagès la rapproche du balancement des fauves, qui est une sorte de dérivation de leurs activités normales, fruit de l'ennui élémentaire[29]. » D'autres ont assimilé ce geste à un rite et leur ont fait dire que la religion de la cigarette existait car pour la mystique de la fumée, on sacrifiait sa santé physique et mentale. À la lumière d'une telle analyse, la déclaration du Dr Paul Farez en 1928, devient moins choquante : Pour fumer, « comme pour toutes les toxicomanies, il faut une certaine prédisposition. Il faut un terrain névropathique, une dépression mêlée d'inquiétude, une diminution de la vitalité produisant un abaissement de la maîtrise de soi, du *self-control*. Terrain tout prêt à absorber ce qui peut donner l'illusion d'un bien-être, même en aggravant le mal[30]. » En 1975, les Drs Corday, en assimilant l'habitude de fumer à « un désordre de la personnalité[1] », ont répété la même chose en d'autres mots. Délaissant les déclarations empiriques de leurs prédécesseurs, des hommes de science en 1988, ont fait passer à des fumeurs des tests destinés à analyser leur personnalité profonde. Ils ont tous été unanimes : *l'hostilité*, cette émotion négative qui se manifeste par des agressions verbales et physiques entraîne la consommation des cigarettes à la chaîne[31].

Parlons donc santé ! Le tabac est meurtrier pour la beauté : il fabrique littéralement les *rides* autour des yeux et de la bouche, vieillit prématurément l'expression du visage, jaunit les dents et empoisonne l'haleine ! Cela la publicité ne le dit pas et le montre encore moins...[32]

Le tabac élève le taux de *cholestérol*, de *triglycérides* et de *lipoprotéines bêta* tout en abaissant les lipoprotéines alpha dans le sang. Une relation directe entre la consommation de cigarettes et l'élévation du cholestérol a été établie et cette élévation sera d'autant plus marquée que l'individu aura fumé plus et plus longtemps[33]. Le tabac constitue ainsi un risque absolu de maladie coronarienne, les fumeurs courant 5 fois plus de risque que les non-fumeurs de souffrir d'une crise cardiaque[34, 35].

Le tabac est une cause directe *d'ostéoporose*. Fumer entraîne une baisse pathologique des taux d'œstrogènes chez la femme fertile et chez la femme ménopausée. La femme post-ménopausée qui fume et qui reçoit une hormonothérapie substitutive de la ménopause, a elle aussi, malgré les œstrogènes exogènes reçus, des taux plus faibles d'œstrogènes dans son sang. La femme ménopausée qui fume et qui reçoit des œstrogènes, n'arrive pas, malgré la thérapie suivie, à maintenir les taux d'œstrogènes d'une femme ménopausée qui ne fume pas. Le tabac a un tel effet anti-œstrogénique qu'il empêche l'arrêt de la perte de la densité des os que devrait provoquer le traitement hormonal. Par contre, il entraîne une surproduction d'androgènes, des hormones mâles que le corps féminin n'arrive pas à convertir en œstrogènes. Ce phénomène réalise ainsi une virilisation chronique de la femme aux répercussions physiques et psychologiques importantes[36].

Bien sûr, il faut aussi parler du *cancer :* cancer du poumon, cancer de la bouche, cancer de la vessie, cancer du pancréas, sont tous des cancers de la cigarette, cette déesse cruelle qui exige des sacrifices sanglants. Le sujet est long. Il est brûlant mais il n'est pas complet si l'on n'avoue pas que le tabac attaque aussi la *santé mentale*. Anesthésier son hostilité en fumant, ce n'est pas la régler. Le tabac en étouffant les émotions d'un individu l'isole et lui fait perdre le contact avec lui-même. Il ne sait plus que ce dont il a besoin pour taire son angoisse, c'est d'aimer et d'être aimé…

Pourquoi arrêter de fumer? La réalité des effets destructeurs du tabac sur le corps mais aussi sur l'esprit doit nous amener à répondre: tout simplement par dignité. Être homme, être femme, c'est assumer d'être humain et donc d'avoir des émotions à exprimer créativement et non à gaspiller en fumée.

Comment arrêter de fumer?

Comment cesser de fumer quand fumer constitue une addiction plus courante, aussi puissante et plus foudroyante que l'addiction à la cocaïne, l'héroïne et l'alcool[37]? Dès qu'un individu touche au tabac, il risque de rester accroché. En effet, entre 33 et 90 p. 100 des fumeurs occasionnels deviennent des fumeurs habituels et seulement 10 p. 100 de ces fumeurs fumeront 5 cigarettes ou moins par jour. 70 p. 100 des adolescents expérimentent avec le tabac. Or on a découvert que la puberté, cette période de la vie où l'adulte se construit, est une période où il est très facile de développer des dépendances. On possède des preuves que si un enfant fume seulement 3 ou 4 cigarettes avant l'âge de 20 ans, il deviendra, dans 90 p. 100 des cas, un fumeur habituel. Par contre, les personnes qui se mettent à fumer après l'âge de 20 ans, – ce qui arrive plus rarement – auront tendance à ne pas être accrochées aussi fortement[38].

La nicotine a une action hautement sélective à l'intérieur de la partie antérieure du noyau acumbens dans le cerveau où elle active, stimule, augmente la libération de dopamine. Or la dopamine est un neurotransmetteur qui ouvre dans notre cerveau « les voies du plaisir ». Elle donne une sensation de récompense méritée et entraîne un sentiment de bien-être. Peut-on être surpris que les individus et particulièrement les jeunes qui touchent au tabac deviennent si rapidement et si fortement dépendants à la nicotine[38] ?

Le neurobiologiste Jean-Didier Vincent a comparé l'addiction à « la contrainte par corps », « un terme d'origine latine qui contraignait le débiteur insolvable à devenir l'esclave de son créancier. » Selon lui, *l'ennui,* ce que nous avons appelé l'absence de sens, ceux que d'autres appellent l'absence de stimulation ou encore l'absence de désir, déclenche dans le cerveau de l'individu des « processus de souffrance, de manque qui, à leur tour, entraînent une recherche forcenée de stimulation. (...) Certains ont un seuil de tolérance à l'ennui extrêmement bas. Ils vont rechercher frénétiquement les sensations fortes, du saut à l'élastique aux différentes drogues[39]. »

L'ennui ! Définissons-le : Impression de vide, de lassitude causée par le désœuvrement, par une occupation monotone ou dépourvue d'intérêt. Mélancolie vague, lassitude morale qui fait qu'on ne prend d'intérêt, de plaisir à rien. Il y a peu de mots qui ont tant de synonymes : abattement, cafard, dégoût (de la vie), langueur, mal (du siècle), neurasthénie, noir (idées), spleen. Un auteur a dit : « L'ennui naquit un jour de l'uniformité ». Une vie ne peut être strictement horizontale, d'autres diraient matérialiste. Elle a aussi besoin d'être verticale, soit spirituelle. L'homme doit vivre pour Quelqu'un de plus grand que lui, s'il veut éviter la lèpre, la contagion de l'ennui.

Trouver ses motivations

Qu'est-ce qui peut être plus fort, plus grand, plus puissant que l'ennui, si ce n'est l'amour ? L'amour est la motivation suprême de la vie et seul il peut procurer un plaisir durable et même éternel. Il y a certes plusieurs genres d'amour, et donc différentes formes de motivations. Voyons un peu.

a) *L'amour de l'argent:* Une entreprise finlandaise qui luttait vainement contre le tabac auprès de ses employés a finalement trouvé quelque chose de plus fort que la dépendance à la nicotine : l'amour de l'argent ! La direction a décidé d'offrir une augmentation d'environ 80 dollars canadiens ou 300 FF par semaine à ceux qui renonçaient à la cigarette. Excepté quelques irréductibles qui jugeaient la somme trop modeste pour compenser le manque, tout le monde a arrêté[40]. Une telle augmentation salariale jointe aux économies que permet l'abstinence du tabac est certes appréciable. Imaginez tout ce que vous pourriez vous payer si vous ne fumiez pas ! Faites-le crayon en main et vous serez surpris du niveau de vie qui serait le vôtre ou celui de votre famille si personne ne fumait chez vous.

b) *L'amour de Dieu :* Des millions d'individus cessent de fumer, et certains le font sans réelles difficultés, quand ils font de l'amour de Dieu le Créateur qui a commandé le respect du corps[41], le but suprême de leur vie.

c) *L'amour de soi :* Pensez-y, pour l'amour de vous, le tabac diminue la qualité de vie. Il impose les risques de maladie de cœur, de cancer, d'obstruction chronique des poumons. Il augmente la probabilité d'un souffle court, d'une peau prématurément ridée, d'infections des voies respiratoires supérieures, de jours de travail perdus, d'impuissance ou de frigidité, de gelures et d'accidents d'automobile. Il fait courir le risque de mettre le feu à sa maison. Il sape l'estime de soi car il est clair que l'individu n'est pas libre mais esclave de son habitude.

L'usage du tabac projette aussi une triste image sociale du fumeur. En Occident, plus un homme est éduqué, moins il y a de chance qu'il fume mais moins une femme a de scolarité plus elle risque de fumer (47 p. 100 des femmes qui fument n'ont pas un diplôme de fin d'études secondaires[42].) Le groupe social chez qui l'habitude de fumer est en croissance est les jeunes filles adolescentes.

Or, selon des sondages, la femme qui fume est considérée par son entourage comme étant peu sûre d'elle, souffrant de solitude, esclavagée par une habitude malsaine. On lui attribue des épithètes négatives: elle est en mauvaise santé, c'est une écervelée, elle est dure, peu féminine, mauvaise étudiante ou mauvaise travailleuse, sans discipline, elle n'est pas gentille[43]. Il semble que la publicité qui cherche à cibler les femmes en leur faisant croire qu'elles seront, si elles fument, plus sûres d'elles, indépendantes, mûres, sociables, élégantes, aventurières et féminines, ne convainc pas le public en général.

d) *L'amour de l'autre:* Le tabac tue, c'est bien certain, mais vous le savez, il ne tue pas seulement soi-même. Il tue aussi les autres, les innocents, ceux qui comptent sur nous et qui sont obligés de respirer sans pouvoir protester une fumée toxique. Alors pour sa femme ou son mari, pour son bébé, pour ses enfants, même pour son chien, son chat ou son canari, cessons de fumer. Notre amour pour les nôtres peut être suffisamment fort pour nous amener à renoncer à notre dépendance. Vous serez fier de pouvoir dire : J'ai décidé de ne plus fumer pour les miens.

Y a-t-il des stratégies qui marchent ?

Saviez-vous que hommes et femmes ne cessent pas de fumer de la même manière ? Les hommes envisagent sans trop de problème une abstinence absolue (absolute abstinence) alors que les femmes réagissent mieux à un programme de prévention des rechutes (relapse-prevention). C'est le choix entre le coup de volonté et l'arrêt immédiat, ou l'arrêt par étapes qui permet l'acquisition de nouvelles compétences pour lutter contre le besoin de fumer[44], le retarder et le vaincre finalement. Par contre, hommes et femmes facilitent leur sevrage et fortifient leur décision de cesser de fumer s'ils décident de ne pas arrêter seuls mais en encourageant quelqu'un d'autre à le faire avec eux.

Comme dans tout, c'est en aidant les autres qu'on s'aide soi-même[45].

Quiconque arrête de fumer doit vivre un *sevrage*, signe et preuve que la nicotine exerce une puissante dépendance, mais le sevrage sera bref. Les symptômes s'intensifient 2 à 3 jours après l'arrêt du tabac pour disparaître 12 à 14 jours après. Passée cette période, le goût de fumer, s'il survient, n'est pas le signe que le corps a besoin de nicotine, mais il découle du fait que l'individu associe des situations, des émotions ou des personnes à la cigarette qu'il avait l'habitude de prendre. Ces goûts effrénés sont intenses mais ils durent rarement plus de 30 secondes, le temps de respirer profondément, de boire un grand verre d'eau fraîche ou de faire quelques exercices réchauffants.

Le sevrage de la nicotine produit de nombreux symptômes : maux de tête, étourdissements, modifications des selles, nausées, diarrhée, douleurs à la poitrine, toux, mal de gorge (le fumeur ignore souvent qu'il a un mal de gorge chronique à cause de l'effet anesthésiant du tabac), irritabilité accrue, faible seuil de tolérance à la frustration, anxiété, difficultés à se concentrer, susceptibilité émotive, augmentation de l'appétit, troubles du sommeil. Il y a aussi une possibilité de dépression aiguë, mais ce phénomène est plus courant chez les femmes que chez les hommes.

Le gras et le tabac

Une étude révélatrice portant sur 9003 participants a démontré que les fumeurs et les non-fumeurs n'avaient pas du tout les mêmes habitudes alimentaires. Les non-fumeurs avaient un régime qui reflétait plus nettement les recommandations diététiques actuelles : abondance de fruits frais en été comme en hiver, jus de fruit, fruits cuits et en conserve, salades crues en hiver comme en été ; petit déjeuner à base de céréales, pain brun plutôt que pain blanc, margarine à faible teneur en gras plutôt que beurre ou margarine ordinaire. Ils aimaient les pâtes alimentaires, la volaille, les desserts légers, les confitures, les gâteaux, les biscuits et les poudings.

Les fumeurs eux, consommaient plus fréquemment et cela d'une manière frappante des chips, des fritures, des produits laitiers gras et de la charcuterie. Ils buvaient beaucoup d'alcool, prenaient 6 tasses et plus par jour de café et/ou de thé et ils les sucraient lourdement. Les gros fumeurs accentuaient encore plus leurs différences avec les non-fumeurs en mangeant encore plus de gras et en prenant encore plus d'alcool et de thé et de café. Les ex-fumeurs continuaient à consommer plus d'alcool, de thé, de café que les non-fumeurs et ils avaient aussi tendance à manger passablement de noix rôties et salées, mais choisissaient maintenant du lait écrémé plutôt que du lait entier.

Il ne faut pas être très versé en nutrition pour voir là des différences majeures : les non-fumeurs ont un régime plus riche en hydrates de carbone (fruits, légumes, céréales) et les fumeurs ont un régime riche en gras et donc carencé, comme cela a été démontré, en vitamine C, en vitamine A, en thiamine, en fer et en fibres.

Toutes les études qui ont investigué les habitudes alimentaires des fumeurs sont unanimes : les fumeurs sont des mangeurs de gras. Ils aiment les aliments « riches ». Il n'est donc pas surprenant que le tabac soit si fortement associé aux maladies cardio-vasculaires quand fumer augmente les taux de cholestérol sanguin et que les fumeurs consomment beaucoup plus que les non-fumeurs, des aliments comportant beaucoup de cholestérol et de gras saturés[46].

Il est difficile dans l'état actuel de la connaissance de savoir si fumer fait manger gras ou si manger gras fait fumer. Une chose seule est certaine : les individus qui ne fument pas ne mangent pas aussi gras. Adopter un régime sain à base de fruits frais, de légumes frais et de céréales complètes est donc indispensable pour cesser de fumer car la tabacomanie semble être, elle aussi, une maladie du gras.

Un plan pour cesser de fumer

C'est la réalisation de ce phénomène qui a permis le développement d'un plan pour cesser de fumer, une thérapie de groupe préparée par des médecins de la faculté de médecine de l'Université Loma Linda en Californie. Dès son lancement en 1959, le plan de 5 jours* devait connaître un succès immédiat. En 1973, il avait déjà permis à 3 millions de personnes tout autour du monde de « choisir » de ne plus fumer et de maintenir leur victoire grâce à l'établissement d'un régime sain, largement végétarien, dépourvu d'épices, de café et d'aliments trop sucrés.

Le plan de 5 jours pour cesser de fumer reste encore aujourd'hui une des méthodes les plus efficaces et les plus sûres pour acquérir une véritable victoire sur le tabac. Il favorise une désintoxication rapide en 5 jours grâce à un régime alimentaire simple, une technique respiratoire simple et une pratique hydrothérapique simple. En voici les grandes lignes:

Le premier jour

a) Le régime

On y va. On attaque le problème de front grâce à un 24 heures d'eau fraîche (8 à 10 verres) et de jus de fruits frais non sucrés pris chaque fois que la faim se fait sentir. On bannit ainsi totalement tous les produits excitants: café, thé, boissons alcoolisées, cola.

---

* Le plan de 5 jours est un service à la communauté de l'Église adventiste du 7e jour.

Les trois repas habituels de la journée ne seront composés strictement que de fruits frais de saison ou exotiques, au choix et à volonté. C'est le moment de vous payer ces melons de toutes les couleurs, ces magnifiques ananas ou mangues, ces poires, ces pommes, ces fraises et tous les agrumes. L'apport en vitamine C est très important. Le Dr Wayne McFerland, l'initiateur du plan, recommande la prise de 1 g de vitamine C tous les matins pendant les trois premiers mois du sevrage.

b) La respiration

On réapprend à utiliser ses poumons, en les gonflant à bloc d'air pur dehors ou devant une fenêtre grande ouverte. Les respirations doivent être lentes et profondes, aussi complètes que possible. Il faut en faire 5 consécutives, matin, midi et soir.

c) L'hydrothérapie

On prend matin et soir un bain ou une douche *tiède.* Si l'on se sent somnolent le matin, on terminera la douche tiède par une douche froide pendant quelques secondes. C'est infiniment plus efficace qu'un café.

Le deuxième jour

a) Le régime

On peut continuer comme le premier jour: eau, jus de fruit et fruits frais, mais on peut aussi remplacer un repas de fruits par un repas de légumes crus: tomates, concombres, poivrons, laitue (toutes les variétés), germinations.

b) La respiration

On continue comme le premier jour. Chaque fois que le goût de fumer se présente, on respire profondément sur un balcon ou devant une fenêtre ouverte. Il est aussi excellent de prendre l'habitude de faire une courte marche avec respirations profondes après les repas du midi et du soir.

c) L'hydrothérapie

La somnolence peut devenir un problème le deuxième jour. On la combat avec la douche tiède ou froide suivie d'une friction au gant de crin jusqu'à ce que la peau rosisse et que vous ayez le goût de vivre vraiment.

Le troisième jour

a) Le régime

Il est bon de conserver l'habitude de boire 8 à 10 verres d'eau par jour distribués ainsi : 2 avant le petit déjeuner ; 2 dans l'avant-midi ; 2 dans l'après-midi, 2 dans la soirée. On peut aussi continuer à boire des jus. Aux deux repas de fruits et au repas de légumes, on ajoute maintenant des céréales complètes bien cuites (riz, avoine, seigle, sarrasin, blé, maïs, millet, orge) sous forme de pain, biscottes, crêpes, pâtés, pâtes, etc. On apprend à assaisonner les plats de légumes cuits et les salades avec de la levure alimentaire, une riche source de vitamines B, très importantes pour fortifier le système nerveux et procurer calme et détente.

La respiration et l'hydrothérapie restent les mêmes.

Le quatrième et le cinquième jour

On continue le même régime avec les respirations, les douches, les frictions et les marches.

Après ces cinq jours de désintoxication, pour maintenir sa victoire, on devrait adopter un régime pauvre en gras, dépourvu de condiments et d'épices et toujours riche en fruits et en légumes frais. À partir de ce moment, un excellent truc anti-tabac est de faire 3 respirations profondes et de boire un grand verre d'eau fraîche chaque fois que l'envie de fumer survient. Il est important d'établir, aussi rapidement que possible, un programme d'exercice régulier car l'exercice favorise l'abstinence, particulièrement chez les femmes. Marcher est l'exercice fondamental. C'est l'opposé d'être assis. Et c'est une alternative à la cigarette intéressante qui facilite le contrôle du poids, le maintien d'une humeur égale et la dissipation du stress[47].

Pour cesser de fumer, il faut donc décider, *choisir* de ne plus fumer, puis passer à l'action en adoptant un régime alimentaire sans gras pour la première semaine puis pour toujours, faible en gras. Il est notoire que les végétariens en général ne fument pas. En cessant de fumer, on réglera du même coup le problème du cholestérol et on aura ouvert ainsi une porte sur une qualité de vie enviable.

Des comprimés de glucose

On réalise mal le désespoir du fumeur qui veut cesser de fumer. La lutte, sans aide éclairée, est extrêmement ardue et les chances de succès sont minces. Par exemple, l'utilisation de la gomme à mâcher nicotinée dans le but de se sevrer de la cigarette, à long terme (12 mois), permet un taux de succès au-dessous de 40 p. 100 seulement. On a aussi pensé à donner un médicament, la clonidine, un antihypertenseur et un antimigraineux très actif, dans le but de réduire les symptômes du sevrage, mais elle a des effets secondaires désagréables comme la somnolence. Et puis, il y a des vaporisateurs et des plaques transdermales à base de nicotine qui perpétuent l'assuétude et exigent une prescription médicale. Or, la plupart des gens qui veulent cesser de fumer, le feront par eux-mêmes. Il faut pouvoir leur offrir « quelque chose » qui marche et qui est à leur portée.

Des médecins anglais ont étudié, à cette fin, l'efficacité des comprimés de glucose pour réduire l'envie de fumer et le désir impérieux d'allumer une cigarette. Pourquoi penser au glucose ? On sait qu'il y a une relation certaine entre le goût de fumer et l'hypoglycémie de jeûne[48], cette hypoglycémie qui survient parce que l'on escamote le petit déjeuner (seulement 60 p. 100 des fumeurs prennent un petit déjeuner régulièrement[49]) ; parce que l'on grignote toute la journée sans jamais vraiment faire un repas complet ; parce que l'on suit un régime très restrictif pour maigrir (moins de 1700 calories) ; parce que l'on consomme de l'alcool très riche en calories « vides » plutôt que de manger. L'hypoglycémie de jeûne entraîne une faim aiguë d'aliments sucrés que le fumeur contrôle en fumant. Beaucoup de fumeurs invétérés parlent de leur besoin irrésistible de fumer comme d'« une faim dévorante » qu'ils ressentent d'ailleurs au creux de l'estomac. Le fumeur confond donc la faim avec son envie de fumer. On sait que la nicotine provoque des changements dans les mécanismes qui régularisent la glycogenèse : elle augmente rapidement les taux de glucose dans le sang et diminue les concentrations d'insuline. Il est donc facile pour un fumeur de satisfaire sa faim d'aliments par l'usage de cigarettes car celles-ci auront le même effet que ceux-là. Tous les deux vont entraîner une élévation du glucose sanguin et la disparition de la faim. On sait aussi que l'ex-fumeur se découvre un appétit vorace et plus spécifiquement un goût nouveau pour le sucré qu'il devrait normalement satisfaire avec des fruits et des jus de fruit plutôt qu'avec des gâteaux, bonbons et biscuits. Le glucose est un hydrate de carbone qui pénètre dans le courant sanguin immédiatement à partir de l'estomac et qui n'a pas besoin d'être dégradé comme c'est le cas, par exemple, du sucrose.

Ainsi l'idée de donner des comprimés de glucose fournissant 11,7 calories par comprimé et 3,1 g de dextrose découle d'un raisonnement solide. Effectivement, on a pu établir que ces comprimés pris à volonté étaient un moyen efficace pour le fumeur de contrôler ses sensations de faim et donc son envie de fumer, car ils lui permettaient de maintenir son taux de glucose sanguin stable et ainsi de ne pas ressentir tous les symptômes désagréables de l'hypoglycémie : irritabilité, anxiété, agressivité, sentiment de faiblesse et de forces qui lâchent, etc. Libéré de la faim, libéré des sentiments désagréables qui l'accompagne toujours, le fumeur se voit aussi libéré de l'envie de fumer. Il peut donc cesser de fumer et rester abstinent sans problème.

Selon plusieurs auteurs, le besoin de la drogue est lié à la faim cellulaire en glucose. Or comme la plupart des drogues dont le tabac, l'alcool et les opiacés agissent d'abord en élevant la glycémie, l'usage de comprimés de glucose sous forme de dextrose, est un moyen utile, efficace et extrêmement simple de rompre plusieurs dépendances[50].

Parmi les remèdes naturels qu'Hippocrate nous a légués, on trouve l'usage du *miel* à raison de deux cuillerées à thé toutes les heures pour libérer un individu du besoin de boire de l'alcool. Il y a un lien absolu, reconnu depuis longtemps, entre l'hypoglycémie et les toxicomanies. Il est important de savoir nourrir son corps afin de maintenir une glycémie adéquate : un sucre rapide comme le glucose (dextrose) ou le miel est une bouée de sauvetage mais un sucre lent qui provient d'une consommation abondante de céréales complètes bien cuites sous forme de pain et de pâtes est une ceinture de sécurité[51] avec laquelle on ne risque pas de noyade... et donc aucun besoin de crier au secours !

Un aérosol d'acide citrique

Dans un autre ordre d'idées, des chercheurs ont analysé d'où venait la satisfaction de fumer. Ils ont établi que la fumée de cigarette provoquait un « grattage » de la gorge et que c'était cette sensation de « grattage » qui procurait le plaisir de fumer. Ils ont alors fabriqué un aérosol qui imitait la forme et la dimension d'une cigarette mais qui permettait d'envoyer dans le fond de la gorge un jet puissant d'acide citrique. Ils ont découvert que l'acide citrique fournissait un « grattage » de la gorge similaire à celui que fait la fumée et que le plaisir ainsi obtenu était aussi satisfaisant que celui que procure la nicotine. Les individus qui ont accepté de tester cet aérosol n'ont pas fumé et n'ont pas ressenti de manque[52].

L'adaptation domestique de ce dispositif sophistiqué est simple à réaliser. Le *jus de citron pur* pris à pleine gorgée chaque fois que le goût de fumer survient est extrêmement efficace pour libérer totalement du tabac en quelques trente jours selon B.T. Anderson[53]. Un individu qui utilise ce moyen peut passer plusieurs citrons en une journée. On fait un trou dans le haut d'un citron frais et on l'enveloppe dans du papier ciré. Chaque fois que le goût de fumer survient, on en extrait une gorgée en pressant le citron. On peut aussi presser plusieurs citrons le matin au lever et recueillir le jus dans une bouteille dont l'embouchure permet de boire avec un jet. Au besoin, on l'utilisera. La gorge « grattera » et cela procurera un plaisir à l'ex-fumeur mais il y aura aussi un apport important en vitamine C pour la désintoxication et en potassium pour permettre une glycémie stable. Le citron est un aliment-remède important.

Le charbon activé et la nicotine

En 1946, Andersen démontrait qu'un gramme de charbon activé, soit ¼ de c. à thé, mélangé dans de l'eau adsorbait 700 mg de nicotine. En 1970, Henschler reprenait l'étude d'Andersen et la confirmait. Le charbon adsorbe, capte, séquestre avec avidité dans ses milliers de pores microscopiques la nicotine et de nombreux autres alcaloïdes dont la cocaïne[54] et la morphine[55].

En 1971, certains chercheurs mirent sur le marché une cigarette améliorée. Elle était munie d'un filtre à charbon qui éliminait de sa fumée trois fois plus de vapeurs toxiques qu'un filtre ordinaire. Cependant on avait oublié que le charbon adsorbait la nicotine, et ces cigarettes sans vapeurs nocives et cancérogènes mais aussi sans la drogue nicotine, ne soulevèrent pas l'enthousiasme d'un public habituer à rechercher dans la cigarette une élévation brusque d'un glucose sanguin défaillant et qui, de plus, à cette époque n'avait pas encore la conviction intime que cesser de fumer est impérieux.

Aujourd'hui la conscience du public a véritablement changé. On ne veut plus de fumée passive. On veut cesser de fumer. De nombreux individus pourraient le faire en faisant appel aux qualités scientifiquement établies de désintoxication du *charbon activé en poudre*.* Son ajout à raison d'une demi-cuillère à thé à un grand verre d'eau, aussi souvent que nécessaire, rend le sevrage tabagique indolore. En éliminant la nicotine du système, il libère du goût et du besoin de fumer. On se sent rajeuni, rafraîchi, renouvelé. Vous pouvez cesser de fumer.

Pour ne pas grossir

La rupture avec le tabac est consommée ! L'ex-fumeur, mais plus encore l'ex-fumeuse, a maintenant un nouveau souci : que faire pour ne pas grossir ? Beaucoup de femmes fument pour ne pas grossir et si elles se remettent à fumer après avoir cessé, c'est souvent parce qu'elles ne supportent pas la prise de poids qui survient alors.

---

* Voir du même auteur, *Mon « petit » docteur*, Orion, Québec.

Bien sûr, ce phénomène de prise de poids chez les ex-fumeurs a été investigué et on a découvert que si le fumeur est plus maigre que le non-fumeur c'est tout simplement probablement parce que le fumeur au lieu de grignoter entre les repas, fume. Le non-fumeur, entre les repas, mange des aliments généralement riches en sucre et riches en gras qui sont très calorifiques[56]. Fumer une cigarette ne donne aucune calorie. Il est donc tout à fait normal que le non-fumeur soit plus gros que le fumeur. De plus, l'ex-fumeur remplace très souvent la cigarette par des sucreries : bonbons, biscuits, gâteaux. L'adoption d'une ration alimentaire saine à base d'hydrates de carbone complexes (pain, pâtes, pommes de terre) et de fruits frais, divisée en trois repas ainsi que le refus de quoique ce soit entre, excepté la prise abondante d'eau ou au maximum de jus de fruit frais, est tout ce qu'il faut à l'ex-fumeur pour retrouver ou conserver un poids adéquat.

Fumer exerce un contrôle sur la ration alimentaire : en empêchant le grignotage et la prise multiple de petits repas ; en masquant la faim véritable avant les repas et, après les repas, en donnant un sentiment de satiété qui se prolonge. Le fumeur peut donc manger *moins* que le non-fumeur et souvent il aura un poids insuffisant. En cessant de fumer, il mangera plus et grossira, mais cela sera à son avantage car être trop maigre, particulièrement pour une femme, est cause de désordres sérieux de la santé : arrêt de l'ovulation, arrêt des règles, ostéoporose[57], baisse de l'immunité[58], etc. On a aussi établi que moins un fumeur mange, plus il va respirer profondément et « avaler » avec avidité la fumée plutôt que de la rejeter comme font certains fumeurs bien nourris[59].

Ne craignez rien. Réjouissez-vous de voir réapparaître la finesse de votre goût et de votre odorat. Si vous suivez un régime simple, riche en fruits et en légumes frais et si vous bannissez totalement le grignotage de vos habitudes alimentaires, vous aurez et maintiendrez un poids adéquat. En devenant abstinent, vous ne serez ni trop gros ni trop maigre et de plus, vous aurez à votre actif un acte noble.

La guérison du mal du gras passe obligatoirement par la guérison du tabac. Vous pouvez cesser de fumer. Vous devez cesser de fumer car vous devez cesser de manger gras, de fabriquer du cholestérol et de durcir vos artères. Vous devez aussi cesser d'étouffer vos émotions. Il vaut mieux parler que de fumer... Vous développerez ainsi une personnalité franche que tout le monde appréciera... Vous n'avez pas besoin de précipiter votre mort. Les vôtres ont besoin de vous.

1. Corday E., Corday S.R., Prevention of Heart Disease by Control of Risk Factors : The Time Has Come to Face the Facts, *The American Journal of Cardiology* 35, February 1975.
2. Slade J., The Tobacco Epidemic : Lessons from History, *Journal of Psychoactive Drugs* 21, (3) Jul-Sep 1983.
3. Léon Tolstoï, Préface d'un volume du Dr Alexeieff, *De l'Ivrognerie*, Moscou, 1896.
4. Poucel J., *Le Tabac et l'Hygiène*, Éditions S.D.T., 1963.
5. Balfour D.J.K., The influence of stress on psychopharmacological responses to nicotine, *British Journal of Addiction* 86, 489-493, 1991.
6. Kamarck T.W., Lichtenstein E., Program Adherence and Coping Strategies as Predictors of Success in a Smoking Treatment Program, *Health Psychology* 7(6) 557-574, 1988.
7. London E.D., Effects of nicotine on cerebral metabolism, *The biology of nicotine dependance*, Wiley, Chichester (Ciba Foundation Symposium 152), 1990.
8. Clarke P.B.S., Mesolimbic dopamine activation – the key to nicotine reinforcement ?, *The biology of nicotine dependance*, Wiley, Chichester (Ciba Foundation Symposium 152), 1990.
9. Ibid.
10. Pomerleau O.F., Pomerleau C.S., Behavioural studies in humans : anxiety, stress and smoking, *The biology of nicotine dependance*, Wiley, Chichester (Ciba Foundation Symposium 152) 225-239, 1990.
11. Rosenman R.H., Friedman M., Association of Specific Behavior Pattern in Women with Blood and Cardiovascular Findings, *Circulation* 24, Nov. 1961.
12. Rosenman R.H., Friedman M., et al., A Predictive Study of Coronary Heart Disease, *JAMA*, July 6, 1964.
13. Johnson C.C., Hunter S.M., Amos C., et al., Cigarette Smoking, Alcohol, and Oral Contraceptive Use by Type A Adolescent – The Bogalusa Heart Study, *Journal of Behavioral Medecine* 12, 13-19, 1989.
14. Friedman M., Rosenman R.H., Straus R., The Relationship of Behavior Pattern A to the State of the Coronary Vasculature, *Am J Medecine* 44, April 1968.
15. Rosenman R.H., Friedman M., et al., Coronary Heart Disease in the Western Collaborative Group Study, *JAMA*, Jan. 10, 1966.
16. Poucel J., *Le Tabac et l'Hygiène*, Éditions S.D.T., p. 76, 1963.
17. Passive Smoking, *Emphasis : Your Health*, Vol. 3, No. 2, Seale, Alabama.
18. Hardinge M.G., Passive Smoking Kills, *A Healthy Lifestyle*, Health Style Productions Inc., P.O. Box N, Loma Linda, California.
19. Rapport de l'OMS, 1979.
20. Siegel M., Smoking and Leukemia : Evaluation of a Causal Hypothesis, *American Journal of Epidemiology*, Vol. 138, No. 1, July 1, 1993.
21. Wells J.A., Breast Cancer, Cigarette Smoking, And Passive Smoking, *American Journal of Epidemiology*, Vol. 133, No. 2, 1991.

22. Feldman J., Shenker R., Etzel R.A., Spierto F.W., et al., Passive Smoking Alters Lipid Profiles in Adolescents, *Pediatrics* 88, 259-264, 1991.
23. Starenkyj D., *Les cinq dimensions de la sexualité féminine*, Orion, Québec, 1992.
24. Dufour A., Cousin M., Augendre P., *Cesser de fumer. Pourquoi ? Comment ?*, SDT, 1975.
25. Virag R., Bouilly P., Frydman D., Is impotence an arterial disorder? A study of arterial risk factors in 440 impotent men, *Lancet* i, 181-184, 1985.
26. Condra M., Morales A., Owen J.A., et al., Prevalence and significance of tobacco smoking in impotence, *Urology* 27, 495-498, 1986.
27. Ségalas Martin-Damourette, Vérité, LeRoy de Méricourt, *La santé publique* et *Le Montpellier Médic.*, p. 60, 1883.
28. Bertillon, Coustan, De l'abus du tabac dans les écoles, *Revue d'Hygiène*, p. 841, 1881.
29. Poucel J., *Le tabac et l'Hygiène*, Éditions S.D.T., 1963.
30. Farez P., « L'art de bien gérer sa santé », Pourquoi et comment devient-on toxicomane? *Expans scient franç*, p. 159, 1928.
31. McDougall J.M., Castillo S., Musante L., Acevedo M.C., Smoking, Caffeine, and Stress: Effects on Blood Pressure and Heart Rate in Male and Female College Students, *Health Psychology* 7(5), 461-478, 1988.
32. Starenkyj D., *La ménopause: une autre approche...*, « La beauté de la maturité », p. 308, 309, Orion, 1995.
33. Rastogi R., Shrivastava S.S.L., Mehrotra T.N., et al., Lipid Profile In Smokers, *JAPI* Vol. 37, No. 12, 764-766, 1989.
34. Smoking, Estrogen, and Preventionn of Heart Disease in Women, *Mayo Clin Proc*, Vol. 64, Dec. 1989.
35. Beard C.M., Kottke T.E., Annegers J.F., Ballard D.J., The Rochester Coronary Heart Disease Project: Effect of cigarette Smoking Hypertension, Diabetes, and Steroidal Estrogen use on Coronary Heart Disease Among 40 – to 59 – Year-old Women, 1960 Through 1982, *Mayo Clin Proc*, Vol. 66, 1989.
36. Starenkyj D., *La ménopause: une autre approche...*, « L'ostéoporose, c'est du luxe! » p. 236-241, Orion, 1995.
37. Henningfield J.E., Cohen C., Slade J.D., Is nicotine more addictive than cocaine? *British Journal of Addiction* 86, 565-569, 1991.
38. Discussion, Russell, *The biology of nicotine dependance*, Wiley, Chichester (Ciba Foundation Symposium 152), p. 130, 1990.
39. Vincent Jean-Didier, « Le cerveau, capital du diable », *L'Express* 4/1/96.
40. Vous voulez une augmentation? Cessez de fumer! *Associated Press*, Helsinki, *La Presse*, avril 1997.
41. *La Bible*, I Corinthiens 3:16-17.
42. Fleisher L., Keintz M., Rimer B., et al., Process Evaluation of a Minimal Contact Smoking Cessation Program in an Urban Nutritional Assistance (WIC) Program, *Advances in Cancer Control:* Screening and Prevention Research, 95-106, 1990.

43. Cooper H.W., Kohn B.A., Kohn P., The Social Image of the Young Female Smoker, *British Journal of Addiction*, 84, 935-941, 1989.
44. Curry S., Marlatt A.G., Gordon J., Baer J.S., A Comparison of Alternative Theoretical Approaches to Smoking Cessation and Relapse, *Health Psychology*, 7(6), 545-556, 1988.
45. Strecher V.J., Rimer B.K., Monaco K.D., Development of a New Self-Help Guide – Freedom From Smoking® For You And Your Family, *Health Education quaterly*, Spring 1989.
46. Whichelow M.J., Erzinclioglu S.W., Cox B.D., A comparison of the diets of non-smokers and smokers, *British Journal of Addiction* 86, 71-81, 1991.
47. Marcus B.H., Albrecht A.E., Noura R.S., et al., Usefulness of Physical Exercice for Maintaining Smoking Cessation in Women, *The American Journal of Cardiology*, Vol. 68, August 1, 1991.
48. Starenkyj D., *L'enfant et sa nutrition*, p. 108, Orion, Québec, 1996.
49. Whichelow M.J., Golding J.F., Treasure F.P., Comparison of some dietary habits of smokers and non-smokers, *British Journal of Addiction*, 83, 295-304, 1988.
50. West R., Hajek P., Burrows S., Effect of glucose tablets on craving for cigarettes, *Psychopharmacology*, 101, 555-559, 1990.
51. Starenkyj D., *Le mal du sucre*, Orion, Québec, 1996.
52. Levin E.D., Rose J.E., Behm F., Development of a citric acid aerosol as a smoking cessation aid, *Drug and Alcohol Dependance*, 25, 273-279, 1990.
53. Anderson B.T., *The Miracle of the Lemon*, Route 4, Box 72A, Louisa, Va. 23 093, 1960.
54. Tomaszewski C., Voorhees S., Wathen J., Brent J., Kulig K., Cocaine Absorption To Activated Charcoal In Vitro, *The Journal of Emergency Medecine*, Vol. 10, 59-62, 1992.
55. Starenkyj D., *Mon «petit» docteur*, p. 202, Orion, Québec, 1989.
56. Perkins K.A., Epstein L.H., Stiller R.L., Fernstrom M.H., Sexton J.E., et al., Acute effects of nicotine on hunger and caloric intake in smokers and nonsmokers, *Psychopharmacology* 103, 103-109, 1991.
57. Starenkyj D., *La ménopause : une autre approche...*, p. 233-268, Orion, Québec, 1995.
58. Starenkyj D., *L'adolescent et sa nutrition*, p. 169-170, Orion, Québec, 1989.
59. Zacny J.P., DeWit H., Effects of a 24-hour fast on cigarette smoking in humans, *British Journal of Addiction*, 85, 555-560, 1990.

9

Conseils pratiques

Depuis assez longtemps on recommande aux États-Unis et au Canada, afin d'aider les populations à remplir intelligemment leurs besoins nutritionnels, une sélection des aliments à 4 groupes:

- les produits laitiers
- les viandes
- les légumes et les fruits
- le pain et les céréales

Ces 4 groupes adaptés aux besoins nutritionnels des végétariens purs et durs deviennent les suivants:

- le pain intégral et les céréales complètes
- les légumes
- les fruits
- les légumineuses, les noix et les graines

Tout récemment, dans le but urgent de réduire réellement les maladies cardio-vasculaires, les nutritionnistes américains ont développé ce qu'ils ont appelé *Le guide de la pyramide alimentaire.* Alors que les groupes alimentaires insistaient sur la qualité des aliments à consommer à chaque repas, la pyramide alimentaire impose visuellement la *quantité* de ces aliments à consommer chaque jour.

À la base de cette pyramide solide se retrouvent les hydrates de carbone complexes et non plus, comme autrefois, les protéines. Le pain, les pâtes et les céréales complètes bien cuites sont les aliments qui construisent véritablement la santé et qui rendent robustes. Viennent ensuite, à part presque égale, les fruits et les légumes crus et cuits puis, comme dans toutes les cuisines traditionnelles, figurent les aliments riches en protéines et en graisses, les noix et les graines ainsi que les légumineuses, une excellente source de fibres et de protéines végétales dépourvues de cholestérol. C'est là aussi que se trouvent les produits laitiers, les œufs, la viande rouge, la volaille et le poisson. Au sommet de la pyramide et donc en toute petite quantité, on a confiné les huiles, les matières grasses, le sel et les sucres. Suivre la pyramide alimentaire, c'est avoir une garantie de maigrir ou de maintenir un poids correct.

La pyramide alimentaire[1]

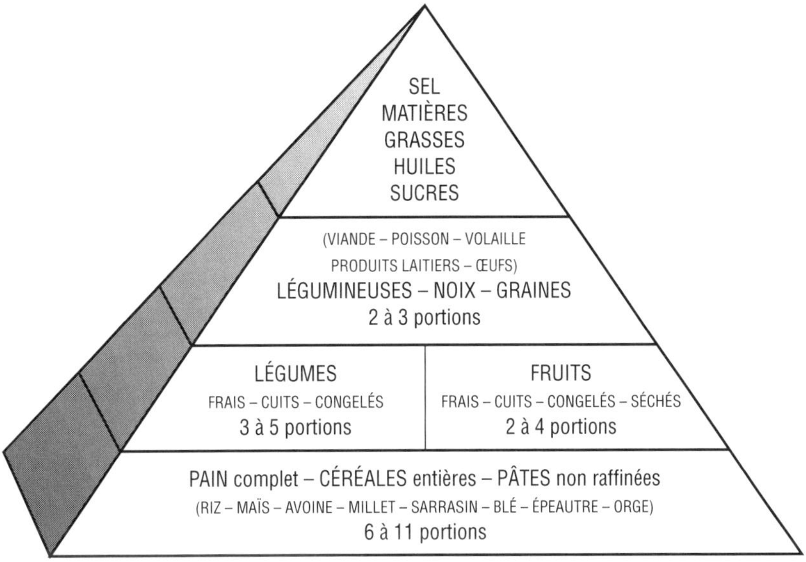

Qu'est-ce qu'une portion?

Pain, céréales, pâtes:

1 portion = 1 tranche de pain
½ tasse de riz cuit ou de pâtes alimentaires
½ tasse de céréales cuites
30 g de céréales croustillantes

Légumes:

1 portion = ½ tasse de légumes hachés crus ou cuits
1 tasse de légumes en feuilles

Fruits:

1 portion = 1 fruit ou 1 tranche de melon
¾ tasse de jus de fruit
½ tasse de fruits en conserve
¼ tasse de fruits séchés

Légumineuses, noix, graines, produits laitiers, œufs, volaille, poisson, viande :

1 portion = 1½ tasse de légumineuses cuites
6 c. à s. de beurre d'arachide
1 tasse de lait animal ou végétal
45 à 60 g de fromage ou tofu
75 à 90 g de viande, poisson, volaille
3 œufs (quand on ne veut manger rien d'autre)

Huiles, sucres, matières grasses, sel :
Nous sommes dans le sommet de la pyramide. Une stricte modération s'impose et le moins possible sera le mieux, surtout si on veut maigrir.

1. U.S. Department of Agriculture – U.S. Department of Health and Human Services.

10

Recettes zéro cholestérol

Les recettes qui suivent sont purement végétariennes et donc, automatiquement, elles ne comportent aucun cholestérol. Elles vous permettront de suivre naturellement et sans grand effort *Le guide de la pyramide alimentaire*, garantie d'une protection maximale contre l'athérosclérose et les maladies qui en découlent.

Pour confectionner ces recettes qui se veulent simples, vous utiliserez une tasse, une cuillère à soupe et une cuillère à thé comme mesures de base :

1 c. à thé =	5 ml
1 c. à soupe =	15 ml
¼ tasse =	60 ml
½ tasse =	125 ml
¾ tasse =	200 ml
1 tasse =	250 ml

À votre santé !

PAINS & CRAQUELINS RAPIDES

PETITS LOSANGES D'AVOINE

1½ tasse de flocons d'avoine cuisson rapide
1 tasse de farine de blé entier à pâtisserie
½ tasse de germe de blé *ou* de son
½ c. à thé de sel
⅓ tasse d'huile d'olive
⅔ tasse d'eau

Dans un bol, mélanger les ingrédients secs, dans un autre les ingrédients liquides. Verser le mélange liquide sur les ingrédients secs et remuer. Légèrement pétrir. Étendre la pâte environ 3 mm d'épais sur une tôle à biscuits bien huilée. Découper en losanges. Cuire au four à 180 °C (350 °F) pendant 25-30 minutes.

PETITES CROUSTILLES DE BLÉ ENTIER

1½ tasse de farine de blé entier à pâtisserie
¼ c. à thé de sel
2 c. à soupe d'huile d'olive
4 c. à soupe d'eau

Mélanger les ingrédients secs et mouillés séparément. Verser les liquides au centre du mélange sec. Bien travailler la pâte avec les doigts. Étendre au rouleau sur une tôle à biscuits bien huilée. Découper la pâte en petits carrés ou en bâtonnets. Cuire au four à 180 °C (350 °F) pendant 20-30 minutes. Surveiller de près la cuisson pour éviter qu'ils ne cuisent trop.

CRAQUELINS FACILES

1 1/4 tasse de flocons d'avoine cuisson rapide
1/3 tasse de noix de coco râpée fin
1 c. à soupe de farine de blé entier
1/4 c. à thé de sel
1/3 tasse d'eau froide

Moudre dans un petit moulin à café électrique les flocons d'avoine et la noix de coco. Mélanger dans un bol avec la farine et le sel. Verser délicatement l'eau tout en remuant. Travailler avec les doigts. Étendre la pâte environ 3 mm d'épais. Saupoudrer légèrement la pâte de farine pour empêcher qu'elle ne colle. Placer sur une tôle à biscuits huilée. Découper la pâte en petites baguettes. Cuire au four à 180 °C (350 °F) pendant 20 minutes. Surveiller de près la cuisson pour éviter qu'ils ne brûlent.

BÂTONNETS À LA NOIX DE COCO

1 1/4 tasse de farine de blé entier à pâtisserie
1/2 tasse de flocons d'avoine cuisson rapide
1 c. à thé de miel ou sirop de maïs
1/2 c. à thé de sel
2 c. à soupe de noix de coco râpée fin
1/4 tasse de graines de sésame
3/4 tasse d'eau

Réduire en farine les flocons d'avoine. Réserver pour plus tard. Placer au mélangeur les autres ingrédients, excepté les farines. Mixer jusqu'à ce que le mélange soit lisse. Verser dans un bol et ajouter les farines de blé et d'avoine. Pétrir pendant 1 minute. Déchirer la pâte en morceaux gros comme une noix. Rouler entre les mains pour façonner des bâtonnets d'environ 5 cm de long. Placer sur une tôle bien huilée. Cuire au four à 180 °C (350 °F) pendant 25 minutes. Surveiller de près la cuisson pour éviter que les bâtonnets ne soient trop cuits.

PAINS MOLLETS AU SOJA ET MAÏS

2 tasses de fèves soja trempées
2 tasses d'eau
2 c. à soupe de miel ou sirop de maïs
2 tasses de semoule de maïs fine
2 c. à thé de sel
¼ tasse de flocons d'avoine cuisson rapide

Passer au mélangeur tous les ingrédients, excepté la semoule de maïs et obtenir un mélange lisse. Ajouter la semoule. Verser dans des moules à muffins bien huilés. Cuire au four à 190 °C (375 °F) pendant 45 minutes. Servir encore chaud. Donne : 18 pains mollets.

Remarque : on peut remplacer les fèves soja par des pois chiches trempés.

BISCUITS À LA CUILLÈRE

1 tasse d'eau chaude
1 c. à soupe de miel
1 c. à soupe de levure à lever
1⅔ tasse de farine de blé entier à pâtisserie
⅔ tasse de semoule de maïs
¾ c. à thé de sel
½ tasse de noix ou graines de tournesol
½ tasse d'eau additionnelle

Dans un bol mettre les 3 premiers ingrédients et laisser reposer 5-8 minutes, jusqu'à ce que la levure commence à mousser. Pendant ce temps passer au mélangeur les noix ou graines avec la ½ tasse d'eau additionnelle. Verser dans un bol et ajouter tous les ingrédients. Bien mélanger. Verser à grosse cuillerée le mélange sur une tôle à biscuits huilée en laissant un espace de 3 à 4 cm entre chaque biscuit. Laisser reposer les biscuits 10 minutes. Cuire au four à 180 °C (350 °F) pendant 30-35 minutes. Donne : 15 biscuits.

MÉLANGE DE BASE POUR MUFFINS

2 tasses d'eau chaude
2 c. à soupe de miel
1½ c. à soupe de levure à lever
2 c. à soupe d'huile d'olive
1 c. à thé de sel
3 tasses de farine de blé entier
½ tasse de farine blanche non-blanchie

Placer dans un bol les 3 premiers ingrédients et laisser reposer 5-8 minutes, jusqu'à ce que la levure commence à mousser. Mélanger les ingrédients secs et l'huile. Verser délicatement au centre du mélange la levure active. Bien remuer. Huiler des moules à muffins. Remplir au ⅔ les moules. Laisser lever 10 minutes. Cuire au four à 180 °C (350 °F) pendant 30-35 minutes.

Donne : 12 à 18 muffins

Variantes : Préparer le MÉLANGE DE BASE POUR MUFFINS et y ajouter les suggestions suivantes. Lorsque la suggestion mentionne d'omettre certains ingrédients, ceci s'applique au mélange de base.

MUFFINS AU SOJA OU AU MILLET OU AU SARRASIN

½ tasse de farine de soja, de millet ou de sarrasin (omettre la farine blanche)

MUFFINS AUX RAISINS SECS ET ORANGE

¾ tasse de raisins secs
1 c. à soupe de zeste d'orange

MUFFINS AUX DATTES ET SON

½ tasse de son de blé ou d'avoine
⅔ tasse de dattes hachées

MUFFINS AUX BLEUETS

1½ tasse de bleuets
1 c. à soupe de vanille
¼ tasse de sirop de maïs ou miel
(omettre ½ tasse d'eau)

MUFFINS AUX ANANAS

1 boîte de 540 ml d'ananas broyés bien égouttés
1 c. à soupe de vanille
2 c. à soupe de miel
(omettre ½ tasse d'eau)

MUFFINS AUX BANANES ET AUX NOIX

2 tasses de bananes écrasées
½ tasse de noix hachées
(omettre ⅔ tasse d'eau)

PETITS DÉJEUNERS

« PORRIDGE » AU MAÏS ET MILLET

½ tasse de millet
½ tasse de semoule de maïs fine
3½ tasses d'eau bouillante
½ tasse d'eau froide
1 c. à thé de sel
½ tasse de noix de coco râpée ou en flocons
½ tasse de dattes hachées

Dissoudre la semoule de maïs dans l'eau froide puis verser dans l'eau bouillante avec le millet et le sel. Remuer quelques minutes jusqu'à ce que la semoule ait épaissi. Couvrir et laisser mijoter à feu très doux 2 heures. Retirer du feu. Ajouter la noix de coco et les dattes. Laisser reposer 15 minutes. Servir chaud.

CÉRÉALE FRUITÉE DU MATIN

3 tasses de riz cuit (millet, orge, flocons d'avoine)
⅓ tasse de noix ou graines de tournesol moulues
2 tasses de fruits frais ou en conserve égouttés
½ tasse de fruits séchés hachés

Faire réchauffer les fruits frais. Ajouter les autres ingrédients. Bien remuer. Laisser mijoter à feu très doux 3-4 minutes. Verser dans un plat de service. Saupoudrer de noix de coco râpée. Servir immédiatement.

BULGUR À LA CAROUBE

6 tasses d'eau
1 1/2 c. à thé de sel
2 tasses de bulgur
2/3 tasse de dattes hachées
1/4 tasse de poudre de caroube

Amener l'eau à ébullition. Verser le bulgur dans l'eau bouillante. Couvrir et laisser cuire à feu doux 2 heures. Retirer du feu. Ajouter les dattes et la poudre de caroube et bien mélanger. Couvrir à nouveau et laisser reposer 10 minutes. Remuer et servir chaud.

GRANOLA SIMPLE

1 2/3 tasse d'eau
1/3 tasse d'huile d'olive
1/4 tasse de miel
1 c. à soupe de vanille
2 c. à thé de sel
12 tasses de gros flocons d'avoine
1/2 tasse d'amandes effilées
1/4 tasse de noix en morceaux
1/4 tasse de graines de tournesol
1 tasse de raisins secs

Passer au mélangeur les 5 premiers ingrédients. Mélanger tous les ingrédients secs excepté les raisins secs. Verser le mélange liquide et bien remuer pour que les flocons d'avoine soient bien mouillés. Étendre sur 2 tôles à biscuits. Cuire au four à 120 °C (250 °F) pendant 2 heures, remuant à la fourchette toutes les 30-40 minutes. Ajouter les raisins secs après la cuisson. Laisser bien refroidir. Garder dans des contenants hermétiques.

GRANOLA AU BEURRE D'ARACHIDE

6 tasses de gros flocons d'avoine
1 tasse de farine de blé
½ tasse d'eau
⅓ tasse de miel
½ tasse de beurre d'arachide
1 c. à thé de sel
1 tasse de raisins sultanas secs

Mélanger tous les ingrédients excepté les flocons d'avoine et la farine. Ajouter l'avoine et la farine et bien mélanger pour imbiber les ingrédients secs. Étendre sur une tôle à biscuits. Cuire au four à 100 °C (225 °F) pendant 1½ heure, jusqu'à ce que le granola soit bien doré. Remuer de temps en temps durant la cuisson. Ajouter les raisins après la cuisson. Laisser refroidir complètement. Garder dans des contenants hermétiques.

GRANOLA AUX BANANES ET NOIX

1¼ tasse de dattes
½ tasse d'eau
2 bananes
1 c. à soupe de vanille
1½ c. à thé de sel
10 tasses de gros flocons d'avoine
½ tasse de noix en morceaux
½ tasse de noix de coco râpée ou en flocons
½ tasse d'amandes effilées

Faire bouillir 5 minutes l'eau et les dattes. Retirer du feu. Laisser reposer 5 minutes puis passer au mélangeur avec tous les ingrédients excepté les flocons d'avoine, les noix, la noix de coco et les amandes. Verser le mélange liquide sur les ingrédients secs et bien travailler avec les doigts. Étendre sur des tôles à biscuits. Cuire au four à 100 °C

(225 °F) pendant 2 heures, remuant à la fourchette toutes les 30 minutes. Laisser bien refroidir. Garder dans des contenants hermétiques.

MUESLI-MATIN

2¼ tasses de GRANOLA SIMPLE (voir recette)
2 tasses de pommes coupées en petits morceaux
¼ tasse de graines de tournesol
¼ tasse de fruits séchés hachés (dattes, pruneaux...)
3 tasses de jus de pomme

Mélanger tous les ingrédients. Laisser reposer au réfrigérateur pendant plusieurs heures. Servir froid ou à la température de la pièce.

GRANOLA «À LA SUISSE»

4 tasses de purée de pommes
4 tasses de GRANOLA AU BEURRE D'ARACHIDE (voir recette)

Mélanger les ingrédients. Laisser reposer toute une nuit. Servir froid ou réchauffer au four à 180 °C (350 °F) pendant 30 minutes. Délicieux tel quel ou servi avec du lait d'amande ou de soya.

GRUAU CUIT AU FOUR

2½ tasses d'eau chaude
2 tasses de flocons d'avoine cuisson rapide
½ c. à thé de sel

Dissoudre le sel dans l'eau. Ajouter les flocons d'avoine. Mélanger puis verser dans un plat allant au four. Cuire au four à 180 °C (350 °F), couvert, pendant 50 minutes. Servir chaud.

GRUAU AUX POMMES

3 tasses de flocons d'avoine cuisson rapide
2 pommes râpées grossièrement
3¾ tasses d'eau chaude
½ tasse de dattes hachées
1¼ c. à thé de sel

Dissoudre le sel dans l'eau. Mélanger tous les ingrédients ensemble. Verser dans un plat peu profond allant au four. Cuire au four à 180 °C (350 °F) pendant 50 minutes. Servir chaud ou froid.

CROUSTADE AUX POMMES

Garniture :
3 c. à soupe de miel
3 c. à soupe d'huile d'olive
⅓ tasse d'eau
½ c. à thé de sel
1½ c. à thé de coriandre moulue
1 c. à thé de vanille
½ tasse de farine de blé entier à pâtisserie
3 tasses de flocons d'avoine cuisson rapide

Passer au mélangeur tous les ingrédients liquides puis verser sur les ingrédients secs. Bien travailler le mélange avec les doigts.

Mélange de pommes :
7 tasses de pommes tranchées
¾ tasse de jus d'ananas ou d'eau
1 c. à soupe de fécule de maïs
2 c. à soupe de miel
½ tasse de fruits séchés hachés (dattes, raisins secs…)

Dissoudre la fécule de maïs et le miel dans le jus. Puis mélanger avec tous les ingrédients. Verser dans un plat 16 cm × 22 cm allant au four. Couvrir de la garniture. Cuire au four à 180 °C (350 °F) pendant 45 minutes. Servir tel quel ou avec du lait d'acajou. Bon chaud ou froid.

BISCUITS « RENVERSÉS »

10 tasses de fruits tranchés (ananas, bleuets, fraises)
1½ c. à soupe de fécule de maïs
1 tasse de dattes hachées
1 tasse de jus de fruit ou d'eau
1 recette de BISCUITS À LA CUILLÈRE (voir recette)
2 c. à soupe de miel

Dissoudre la fécule de maïs et le miel dans le jus puis mélanger avec tous les fruits. Verser dans un plat 20 cm × 30 cm allant au four. Préparer la recette de biscuits et verser à la cuillère sur les fruits. Laisser un espace d'environ 2 cm entre chaque cuillerée. Faire reposer 15 minutes. Cuire au four à 180 °C (350 °F), 45 minutes. Servir à la température ambiante.

POUDING AU PAIN

3 tasses de cubes de pain
3 tasses de poires râpées (ou autre fruit)
½ tasse de CONFITURE DE FRUITS SÉCHÉS (voir recette)
2 c. à soupe de beurre d'arachide

Mélanger la confiture et le beurre d'arachide. Ajouter tous les ingrédients et verser dans un plat allant au four. Cuire au four à 180 °C (350 °F) pendant 35 minutes. Servir immédiatement.

CRÊPES SANS ŒUFS

1½ tasse d'eau
1 tasse de flocons d'avoine cuisson rapide
245 g de tofu
2 c. à soupe de graines de tournesol
¼ c. à thé de sel
1 c. à soupe de sirop d'érable

Liquéfier tous les ingrédients et obtenir un mélange très lisse. Verser dans un bol et laisser reposer 5 minutes. Faire pré-chauffer des poêles anti-adhésives. Verser ¼ tasse de pâte dans chaque poêle. Cuire un côté puis retourner les crêpes et laisser dorer l'autre côté. Servir chaud.

PAIN PERDU

2 grosses bananes
1½ tasse d'eau
½ c. à thé de sel
½ tasse de noix d'acajou
1 c. à thé de vanille
16 tranches de pain

Passer au mélangeur tous les ingrédients, excepté le pain, jusqu'à ce que le mélange soit bien lisse. Verser dans un bol. Tremper chaque tranche de pain dans la pâte. Puis choisir l'une des cuissons suivantes:

1. Frire: utiliser une poêle anti-adhésive. Faire frire les tranches de pain des deux côtés.
2. Au four: placer sur une tôle à biscuits bien huilée les tranches de pain. Cuire à 180 °C (350 °F) pendant 20-30 minutes ou jusqu'à ce que le dessous des tranches soient bien dorées. Retourner les tranches et laisser cuire encore 10-15 minutes.

Servir chaud avec de la purée de fruits frais.

RÔTIES FRANÇAISES

1 tasse de flocons d'avoine cuisson rapide
1/3 tasse de graines de tournesol ou sésame
1 3/4 tasse d'eau
1 c. à thé de sel
2 c. à soupe de miel
16 tranches de pain

Placer au mélangeur tous les ingrédients excepté le pain. Obtenir un mélange lisse. Tremper chaque tranche de pain dans la pâte. Choisir une des méthodes de cuisson indiquées dans la recette PAIN PERDU. Servir chaud avec une crème de dattes.

RIZ GLORIEUX

3 1/3 tasses de riz cuit
1/2 tasse de fruits séchés hachés
1 1/2 tasse de jus d'ananas
1 tasse d'ananas écrasés
1/2 tasse de noix de coco râpée fin
1/4 c. à thé de sel
1 c. à thé de vanille

Passer au mélangeur 3/4 tasse de jus d'ananas, le riz et 1/4 tasse de noix de coco. Verser dans un plat et ajouter les autres ingrédients. Mélanger. Placer au réfrigérateur et laisser refroidir 4-5 heures. Servir froid ou à la température de la pièce.

SUBSTITUTS

LAIT DE COCO CITRONNÉ

$\frac{1}{2}$ tasse de noix de coco râpée (fraîche ou séchée)
$\frac{1}{2}$ tasse de riz cuit
1 $\frac{1}{2}$ tasse de jus d'ananas
$\frac{1}{2}$ c. à thé de sel
$\frac{1}{2}$ c. à thé d'essence de citron
1 tasse d'eau
$\frac{1}{2}$ tasse d'eau additionnelle

Passer au mélangeur tous les ingrédients excepté le jus d'ananas et l'eau additionnelle. Lorsque le mélange est bien lisse ajouter les ingrédients restants. Remuer avant de servir. Délicieux avec des céréales du matin.

LAIT D'AMANDE

1 tasse d'amandes
1 tasse d'eau chaude
2 c. à soupe de miel
1 c. à thé de vanille
$\frac{1}{4}$ c. à thé de sel
3 tasses d'eau additionnelles

Passer au mélangeur les 5 premiers ingrédients. Lorsque le mélange est bien lisse ajouter l'eau. Remuer avant de servir. Bon froid ou chaud.

LAIT DE SOJA

1/2 tasse de BASE DE SOJA (voir recette)
1/3 tasse de noix d'acajou
1/2 tasse d'eau
1 c. à thé de vanille
2 c. à soupe de miel
1/4 c. à thé de sel
4 tasses d'eau additionnelles

Passer au mélangeur tous les ingrédients excepté le dernier. Lorsque le mélange est bien lisse ajouter les 4 tasses d'eau. Remuer avant de servir.

Variantes:
- ajouter 2 tasses de fruits (fraises, bleuets, ananas...) frais ou congelés à la préparation.
- faire tremper 1 tasse de fruits séchés (dattes, pruneaux, poires...) dans 1 tasse d'eau chaude pendant 5 minutes. Ajouter à la préparation. Omettre 1 tasse d'eau de la recette.

LAIT VÉGÉTAL À LA CAROUBE

1/2 tasse de BASE DE SOJA (voir recette)
1/4 tasse de noix d'acajou
1 c. à thé de vanille
3 c. à soupe de poudre de caroube
3 c. à soupe de miel
1/4 c. à thé de sel
1/2 tasse d'eau
2 1/2 tasses d'eau additionnelles

Passer au mélangeur tous les ingrédients excepté l'eau additionnelle. Puis ajouter l'eau. Servir sur du granola ou comme du lait chaud.

LAIT VÉGÉTAL CRÉMEUX

2/3 tasse de riz cuit
1/3 tasse de noix d'acajou ou d'amandes
1/2 tasse de dattes *ou* 2 c. à soupe de miel
1 c. à thé de vanille
1/8 c. à thé de sel
1 tasse d'eau bouillante
2 tasses d'eau additionnelles

Verser l'eau bouillante sur les dattes. Laisser reposer 5 minutes. Passer les dattes et tous les autres ingrédients au mélangeur, excepté l'eau additionnelle. Lorsque le mélange est bien lisse et onctueux ajouter l'eau additionnelle. Mélanger encore quelques secondes. Servir sur des gaufres, crêpes, céréales du matin…

FROMAGE VÉGÉTAL TENDRE

(calories réduites)

2 tasses d'eau
1/2 tasse de tomates en boîte
1/2 tasse de flocons d'avoine rapide
1/4 tasse de levure alimentaire en flocons
1 1/2 c. à soupe de jus de citron frais
1/4 tasse de graines de tournesol
2 c. à thé de poudre d'oignon
1 1/2 c. à thé de sel

Passer au mélangeur tous les ingrédients excepté 1/2 tasse d'eau. Verser dans une casserole. Rincer le mélangeur avec la 1/2 tasse d'eau. Ajouter au mélange. Faire cuire à feu moyen environ 10 minutes tout en remuant. Servir chaud sur le macaroni, le riz, les pommes de terre. Lorsque le fromage est réfrigéré et bien froid, il fait une excellente farce pour des bâtonnets de céleri ou un délicieux tartinage pour les craquelins. 11 calories par c. à soupe

FROMAGE VÉGÉTAL FONDANT

3/4 tasse d'eau
1 c. à soupe de flocons d'agar-agar
1/3 tasse de noix d'acajou
1/4 tasse d'eau
3 c. à soupe de poivron rouge cuit
3 c. à soupe de jus de citron frais
3 c. à soupe de levure alimentaire en flocons
1/2 c. à thé de sel
1/2 c. à thé de poudre d'oignon
1/8 c. à thé de poudre d'ail

Placer les 2 premiers ingrédients dans une casserole et amener à ébullition. Laisser bouillir 3 minutes en remuant fréquemment. Placer au mélangeur tous les autres ingrédients et liquéfier. Ajouter le mélange chaud et laisser mélanger quelques secondes de plus. Verser dans un plat et mettre au réfrigérateur. Laisser refroidir environ 3 heures ou jusqu'à ce que le fromage soit ferme.

Froid ce fromage se tranche facilement. Réchauffé, il fond légèrement. Un bon substitut du « fromage grillé ».

SAUCE DORÉE

3/4 tasse de pommes de terre cuites
1/2 tasse de carottes cuites
1 1/3 tasse d'eau
2 c. à soupe de graines de sésame grillées
1 c. à thé de sel
2 c. à soupe de jus de citron
2 c. à soupe de levure alimentaire en flocons

Passer au mélangeur tous les ingrédients. Réchauffer et servir sur les légumes, le riz, les pâtes ou la purée de pomme de terre.

SAUCE AU FROMAGE VÉGÉTAL

1 tasse d'eau
½ tasse de noix d'acajou
½ tasse de graines de tournesol
¼ tasse de levure alimentaire en flocons
¼ tasse de jus de citron frais
⅓ tasse de poivron rouge cuit
1 c. à thé de sel
1 c. à thé de poudre d'oignon
¼ c. à thé de poudre d'ail

Mettre dans le mélangeur tous les ingrédients et liquéfier. Servir sur la salade, les légumes, le riz, les lasagnes ou comme trempette.

Si la sauce est réfrigérée quelques heures elle deviendra plus épaisse.

FROMAGE VÉGÉTAL À TARTINER

⅓ tasse de flocons d'avoine rapide
¼ tasse de noix d'acajou
1 tasse d'eau
2 c. à soupe de pâte de tomate
3 c. à soupe de levure alimentaire en flocons
1 c. à thé de sel
1 c. à thé de poudre d'oignon
½ c. à thé de poudre d'ail
⅓ tasse de jus de citron frais

Liquéfier tous les ingrédients au mélangeur excepté le jus de citron. Ajouter le jus. Faire légèrement bouillir le mélange pendant environ 10 minutes tout en remuant. Laisser refroidir. Servir avec des craquelins ou des croûtons à l'ail ou encore comme trempette pour les crudités.

TARTINAGE AU TOFU

½ tasse d'eau
1 c. à soupe de petit tapioca
ou
1 c. à soupe de fécule de maïs
250 g de tofu
¼ tasse de noix d'acajou
3 c. à soupe de poivron rouge cuit
3 c. à soupe de jus de citron frais
¼ c. à thé d'aneth
½ c. à soupe de poudre d'oignon
¼ c. à thé de poudre d'ail
¾ c. à thé de sel

Passer au mélangeur tous les ingrédients. Verser dans une casserole et faire cuire 10 minutes à feu moyen tout en remuant jusqu'à ce que le mélange éclaircisse. Verser dans un plat et faire refroidir au réfrigérateur. Délicieux en trempette ou comme tartinage.

CRÈME DE FRUITS

1 tasse de jus de fruit (pomme, ananas...)
2 c. à soupe de noix d'acajou
½ tasse de riz cuit
1 c. à soupe de miel

Dans ½ tasse de jus, passer au mélangeur tous les ingrédients. Lorsque le mélange est lisse ajouter l'autre ½ tasse de jus. Mixer quelques secondes de plus. Servir sur des crêpes, des rôties ou comme une sauce dans la salade de fruits.

FROMAGE VÉGÉTAL AUX POIS CHICHES

1¼ tasse de pois chiches trempés ou cuits en boîte
1 tasse d'eau
½ tasse de jus de tomate
⅓ tasse de graines de tournesol
⅓ tasse de levure alimentaire en flocons
¾ tasse de semoule de maïs fine
¼ tasse de jus de citron frais
1 petit oignon
1 gousse d'ail
¼ c. à thé de sauge
1 c. à thé de sel de céleri
¾ c. à thé de sel
⅓ tasse d'olives hachées

Liquéfier tous les ingrédients au mélangeur excepté la semoule de maïs et les olives. Ajouter les 2 ingrédients qui restent et verser le mélange dans un plat huilé allant au four. Couvrir. Cuire à 180 °C (350 °F) pendant 60 minutes. Laisser bien refroidir. Trancher.

Ce fromage est délicieux servi avec le TARTINAGE AUX GRAINES DE TOURNESOL GERMÉES, des tomates en tranches, le tout fourré dans un pain pita. Bon également servi en cubes et ajouté dans la salade ou dans la sauce tomate.

DESSERTS

TARTE AUX POMMES DU VERGER

2 tasses de pommes crues coupées en tranches
2 tasses de jus d'ananas
1/3 tasse de petit tapioca
4 c. à soupe de miel

Faire tremper le tapioca dans le jus d'ananas 5 minutes. Verser dans une casserole et amener à ébullition. Ajouter les pommes et laisser cuire à feu doux, tout en remuant de temps en temps. Laisser mijoter jusqu'à ce que le tapioca s'éclaircisse. Retirer du feu et laisser reposer quelques instants. Refroidir au réfrigérateur. Verser le mélange dans des fonds de pâte à tarte cuits. Saupoudrer de noix râpées. Réchauffer quelques minutes, juste avant de servir.

TARTE À LA CRÈME DE DATTE

3/4 tasse de dattes hachées
1 c. à thé de zeste d'orange
1/4 tasse de fécule de maïs
1 tasse de LAIT DE SOJA chaud (voir recette)
1/4 c. à thé de sel
1 1/2 tasse de LAIT DE SOJA additionnelle

Amener à ébullition le lait chaud et les dattes. Couvrir et retirer du feu. Laisser reposer 5 minutes. Placer au mélangeur tous les ingrédients et le mélange de dattes. Liquéfier. Verser dans une casserole et tout en remuant faire épaissir. Lorsque le mélange est prêt, verser dans un fond de pâte à tarte cuit. Mettre au réfrigérateur et laisser refroidir 2 heures. Sortir du réfrigérateur 1 heure avant de servir.

TARTE À LA CITROUILLE

3 tasses de courge ou citrouille cuite, en purée
1 tasse d'eau
3/4 tasse de noix d'acajou
1/3 tasse de fécule de maïs
1/4 tasse de miel
2 c. à thé de vanille
1 1/2 c. à thé de coriandre moulue
1/2 c. à thé de sel
1/2 c. à thé de zeste d'orange

Placer au mélangeur tous les ingrédients excepté la citrouille et liquéfier. Verser ensuite dans un bol à mélanger et ajouter la citrouille. Préparer une recette de PÂTE À TARTE AU BLÉ ENTIER (voir recette). Étendre et placer dans un plat à tarte huilé. Piquer le fond de tarte avec une fourchette puis y verser le remplissage. Cuire au four à 180 °C (350 °F) pendant 40 minutes. Servir tiède.

TARTE AUX PETITS FRUITS

4 tasses de petits fruits frais
1 tasse de concentré de jus congelé (pomme, orange, etc...)
1/2 tasse d'eau
1/3 tasse de fécule de maïs
1/8 c. à thé de sel

Délayer la fécule de maïs dans l'eau, puis faire cuire à feu moyen tous les ingrédients excepté les petits fruits. Retirer du feu, ajouter les fruits tout en remuant. Verser le mélange dans un fond de pâte à tarte cuit. Laisser refroidir au réfrigérateur 2 heures. Servir à la température de la pièce.

TARTE AU CITRON ET AUX ANANAS

1/2 tasse de noix d'acajou
1/2 tasse d'eau
3 c. à soupe de jus de citron frais
2 c. à soupe de miel
1 c. à thé de vanille
1/4 c. à thé d'extrait de citron
1/4 c. à thé de sel
1/3 tasse de fécule de maïs
2 1/2 tasses de jus d'ananas
3/4 tasse d'ananas broyés

Placer au mélangeur les 8 premiers ingrédients et liquéfier pendant 1-2 minutes. Lorsque le mélange est lisse ajouter le jus. Verser le mélange dans une casserole et faire cuire à feu moyen environ 10 minutes tout en remuant, jusqu'à ce que le mélange épaississe. Tout en continuant à remuer, ajouter les ananas broyés puis verser dans un fond de pâte à tarte cuit. Placer la tarte au réfrigérateur et laisser refroidir 2 heures.

Si l'on désire, cette garniture de tarte peut également être servie dans des coupes individuelles, avec des demies fraises et de la CRÈME FOUETTÉE AU SOYA (voir recette).

PÂTE À TARTE AUX FLOCONS D'AVOINE

1 1/4 tasse de flocons d'avoine rapide
1/2 tasse de purée de pomme
1/4 c. à thé de sel

Mélanger tous les ingrédients. Verser dans un plat à tarte et étendre avec les doigts uniformément. Recouvrir d'une feuille de papier d'aluminium et cuire au four à 180 °C (350 °F) pendant 25 minutes.

PÂTE À TARTE AU BLÉ ENTIER

½ tasse de farine d'avoine
½ tasse de farine de blé entier
¼ c. à thé de sel
3 c. à soupe d'huile d'olive
¼ tasse d'eau

Pour obtenir de la farine d'avoine passer au mélangeur à vitesse rapide (ou au moulin à café électrique) des flocons d'avoine. Mélanger tous les ingrédients secs dans un bol. Séparément fouetter tous les ingrédients liquides. Verser le liquide délicatement au centre de la farine. Travailler avec une fourchette quelques secondes. Verser dans un plat à tarte huilé et étendre avec les doigts. Couvrir d'une feuille de papier d'aluminium et cuire à 180 °C (350 °F) pendant 15 minutes.

GÂTEAU À LA CAROUBE

1½ c. à soupe de levure à lever
2 c. à soupe de miel
2 tasses d'eau chaude
2½ tasses de farine de blé entier
½ tasse de farine blanche non-blanchie
½ tasse de poudre de caroube
½ tasse de miel additionnelle
1 c. à thé de sel
1 c. à thé de vanille
⅔ tasse de noix hachées (facultatif)

Placer dans un bol les 3 premiers ingrédients. Laisser reposer 5-8 minutes. Ajouter tous les autres ingrédients et bien mélanger. Verser le mélange dans un moule à gâteau 17 cm × 17 cm bien huilé. Laisser lever à la température de la pièce 15 minutes. Cuire dans un four pré-chauffé à 180 °C (350 °F) pendant 45 minutes. Retirer du four et laisser refroidir dans le moule quelques instants. Retourner le moule sur une grille et laisser complètement refroidir. Garnir le gâteau avec le CRÉMAGE À LA NOIX DE COCO ou le CRÉMAGE À LA CAROUBE ET AU BEURRE D'ARACHIDE (voir recettes).

CAKE AUX FRUITS ET NOIX

½ tasse d'eau chaude
2 c. à soupe de levure à lever
1 c. à soupe de miel
1⅓ tasse de bananes écrasées (environ 3)
½ tasse de miel
¾ tasse de fruits séchés hachés
(abricots, dattes, figues, raisins, pruneaux...)
1 c. à thé de vanille
1½ c. à thé de sel
1 tasse de farine blanche non blanchie
2 tasses de farine de blé entier
½ tasse de noix ou noisettes hachées

Dans un bol placer les 3 premiers ingrédients. Laisser reposer 5 minutes. Incorporer ensuite tous les autres ingrédients excepté la farine de blé entier. Remuer délicatement quelques secondes. Verser ensuite les 2 tasses de farine en fouettant constamment. Battre le mélange et fouetter encore 1-2 minutes. Huiler un moule à gâteau 17 cm × 17 cm ou 2 moules 7 cm × 15 cm. Laisser lever à la température de la pièce 40 minutes. Cuire dans un four pré-chauffé à 350 °F pendant 50 minutes. Sortir du four et retourner les moules sur des grilles et laisser refroidir. Garnir avec la GARNITURE À LA NOIX DE COCO VANILLÉE (voir recette).

« CHEESE CAKE » AU TOFU

1¼ tasse de millet chaud cuit
1 tasse d'eau
⅔ tasse de noix d'acajou
⅔ tasse de miel
¼ tasse de jus de citron frais
¼ tasse de fécule de maïs
1½ c. à thé de vanille
½ c. à thé de sel
½ c. à thé d'essence d'amande
250 g de tofu
1 tasse d'eau additionnelle

Passer au mélangeur tous les ingrédients excepté le tofu et la tasse d'eau additionnelle. Lorsque le mélange est bien lisse, verser dans un bol à mélanger. Placer au mélangeur le tofu et l'eau. Liquéfier. Verser dans le bol avec les autres ingrédients. Bien mélanger le tout.

Croûte :
1⅓ tasse de GRANOLA SIMPLE (voir recette)
1 c. à thé de coriandre moulue
2 c. à soupe d'eau
1 c. à soupe d'huile d'olive

Moudre finement au mélangeur le GRANOLA. Dans un bol, en remuant, incorporer la coriandre, l'eau et l'huile. Verser dans un plat 17 cm × 17 cm allant au four et bien tasser avec les doigts. Recouvrir la croûte de la garniture au tofu. Cuire au four pré-chauffé à 180 °C (350 °F) pendant 50 minutes. Laisser refroidir et servir. Ou réfrigérer avant de servir avec la sauce aux fruits suivante :

4 tasses de fraises fraîches ou congelées
2 tasses de jus de pomme
3 c. à soupe de fécule de maïs
⅓ tasse de dattes hachées

3 c. à soupe de miel
1/8 c. à thé de sel

Délayer dans le jus la fécule de maïs. Verser dans une casserole avec tous les autres ingrédients, excepté les fraises. Faire bouillir pendant 10 minutes. Ajouter les fraises et faire refroidir au réfrigérateur 2 heures.

Au moment de servir, garnir de sauce chaque portion de gâteau.

POUDING BANANES ET DATTES

1 tasse de dattes hachées
2 tasses d'eau bouillante
2/3 tasse de noix d'acajou
1/8 c. à thé de sel
3 c. à soupe de fécule de maïs
1 tasse d'eau additionnelle
1 1/2 c. à thé de vanille
2 bananes tranchées en rondelles

Verser l'eau bouillante sur les dattes et couvrir. Laisser tremper 5 minutes, puis placer au mélangeur et liquéfier. Verser dans une casserole. Placer au mélangeur tous les ingrédients suivants excepté les bananes. Liquéfier. Incorporer au mélange de dattes et cuire à feu moyen en remuant constamment jusqu'à ce que le mélange épaississe. Lorsque le pouding est cuit, retirer du feu et ajouter les rondelles de bananes. Verser dans des coupes individuelles, décorer de bleuets frais ou de capuchons de caroube. Placer au réfrigérateur et laisser refroidir 2 heures. Servir froid.

POUDING CARO-COCO

4 tasses de LAIT DE SOJA ou LAIT D'AMANDE (voir recettes)
1/3 tasse de miel
1/4 tasse de poudre de caroube
1/3 tasse de fécule de maïs
1 1/2 c. à thé de café de céréale
1 c. à thé de vanille
1/2 c. à thé de sel

Placer tous les ingrédients au mélangeur et liquéfier pendant quelques secondes. Verser dans une casserole et faire cuire à feu moyen, tout en remuant pendant 10 minutes ou jusqu'à ce que le mélange soit épaissi. Verser dans un plat de service et couvrir. Juste avant de servir saupoudrer de noix de coco râpée.

POUDING AU MILLET

1 tasse de jus d'ananas chaud
1 tasse de millet chaud cuit et bien tassé
2 c. à soupe de noix d'acajou
1/8 c. à thé de sel
1 c. à thé de vanille
3 c. à soupe de miel

Placer au mélangeur tous les ingrédients et passer en crème.

Pour servir:
Saupoudrer 2 cm de GRANOLA (voir recette) dans le fond d'un plat creux. Verser ensuite le mélange du pouding par-dessus environ 3-4 cm d'épais. Placer au réfrigérateur et laisser refroidir 2 heures. Juste avant de servir verser une SAUCE AUX FRUITS par-dessus le pouding.

Variante:
Servir dans des coupes individuelles avec des tranches de fraises fraîches.

CRÉMAGE BLANC-COCO

1 tasse d'eau
3/4 tasse de noix de coco râpée fin
1 c. à soupe de fécule de maïs
1/4 c. à thé de sel
3 c. à soupe de miel
1/2 c. à thé de zeste de citron (ou orange)
1/4 c. à thé d'essence de sirop d'érable

Placer tous les ingrédients au mélangeur. Lorsque le mélange est bien lisse, verser dans une casserole et faire épaissir à feu moyen 8-10 minutes tout en remuant. Faire refroidir. Délicieux comme crémage sur un gâteau aux carottes.

CRÉMAGE À LA CAROUBE ET AU BEURRE D'ARACHIDE

1 tasse d'eau
1/3 tasse de beurre d'arachide
3 c. à soupe de poudre de caroube
1 c. à soupe de fécule de maïs
1/8 c. à thé de sel
1/4 tasse de miel
1 c. à thé de vanille

Mélanger tous les ingrédients dans une casserole. Bien fouetter. Faire légèrement bouillir 5-10 minutes en remuant constamment. Laisser refroidir.

GLAÇAGE CRÉMEUX

(calories réduites)

1 1/4 tasse d'eau
1/4 tasse de miel
1/4 tasse de farine blanche non-blanchie
1/4 c. à thé de sel
3/4 c. à thé de vanille
1/4 tasse de beurre d'acajou

Faire cuire à feu moyen tous les ingrédients excepté le beurre d'acajou pendant 5-10 minutes tout en remuant. Verser dans le mélangeur. Pendant que le mélangeur est en marche ajouter le beurre d'acajou. Bien fouetter. Laisser refroidir.

« BROWNIES » MOELLEUX

3/4 tasse de miel
2 tasses de farine de blé entier tamisée
2/3 tasse de noix en morceaux
1/2 tasse de poudre de caroube
2/3 tasse d'eau
1/3 tasse d'huile de canola ou d'olive
1 1/2 c. à thé de café de céréale
1 c. à thé de sel
1 c. à thé de vanille

Mélanger tous les ingrédients dans un bol excepté la farine. Verser ensuite tranquillement la farine tout en remuant. Bien mélanger et verser dans un moule 17 cm × 17 cm bien huilé. Cuire au four pré-chauffé à 180 °C (350 °F) pendant 30 minutes. Retirer du four. Retourner le moule sur une grille et laisser refroidir. Recouvrir du CRÉMAGE À LA NOIX DE COCO (voir recette). Couper en carré de 5 cm × 5 cm et servir.

BONBONS CAROU

1/3 tasse de poudre de caroube
2/3 tasse de miel
1 tasse de noix de coco râpée fin
3/4 c. à thé d'essence de menthe poivrée
1/2 tasse de beurre d'arachide
3/4 tasse de noix hachées ou graines de tournesol

Faire bouillir légèrement le miel et la caroube pendant 2 minutes tout en remuant. Incorporer rapidement les autres ingrédients. Retirer du feu. Dès que le mélange est suffisamment refroidi pour permettre de le travailler avec les doigts, façonner en petites boules. Disposer sur un plat et laisser durcir quelques heures. Donne environ: 30 bonbons.

GARNITURE À LA NOIX DE COCO VANILLÉE

3/4 tasse de jus de fruit (orange, pomme, ananas...)
3/4 tasse de noix de coco râpée fin
1 c. à thé de vanille
2 c. à soupe de petit tapioca
1/4 c. à thé de sel
1 1/2 tasse de jus additionnel

Passer au mélangeur tous les ingrédients excepté le dernier. Liquéfier. Pendant que le mélangeur est encore en marche incorporer lentement 1 1/2 tasse de jus additionnelle. Verser dans une casserole. Laisser reposer 5 minutes puis faire bouillir tout en remuant jusqu'à ce que le tapioca éclaircisse et que le mélange ait épaissi (environ 10-15 minutes). Utiliser comme garniture sur le CAKE AUX FRUITS ET NOIX ou comme crème sur des CRÊPES (voir recettes).

CRÈME « FOUETTÉE » AU SOJA

½ tasse de BASE DE SOJA (voir recette)
2 c. à soupe de miel
2 c. à soupe d'eau
1 c. à thé de vanille
⅛ c. à thé de sel
¾ tasse d'huile d'olive ou de canola

Liquéfier au mélangeur tous les ingrédients, excepté l'huile. Pendant que le mélangeur tourne verser en filet l'huile. Placer au réfrigérateur pour faire refroidir.

BARRES AUX FRUITS

1½ tasse de flocons d'avoine rapide
½ tasse de farine de blé entier à pâtisserie
¾ tasse de noix de coco râpée fin
½ tasse de jus de fruit (ananas, orange...)
¼ c. à thé de sel

Mélanger tous les ingrédients secs ensemble. Incorporer le jus de fruit. Travailler légèrement avec les doigts: le mélange devrait être suffisamment humecté.

Garniture:
1½ tasse de CONFITURE DE FRUITS SÉCHÉS (voir recette)

Étendre la moitié du mélange sec dans un plat peu profond allant au four (11 cm × 16 cm) et bien huilé. Écraser le mélange avec la paume de la main. Verser la garniture sur la croûte, puis étendre le reste du mélange sec. Écraser légèrement. Cuire au four pré-chauffé à 180 °C (350 °F) pendant 40 minutes. Découper et laisser refroidir.

BOULES À LA CAROUBE

½ tasse de poudre de caroube
½ tasse de miel
1 tasse de beurre d'arachide
noix de coco râpée (facultatif)

Bien incorporer la poudre de caroube au miel. Ajouter le beurre d'arachide. Bien mélanger. Façonner avec les mains en petites boules (la grosseur d'une noix). Rouler dans la noix de coco. Placer sur un plat et congeler. Servir gelé ou froid.

BISCUITS D'AVOINE AUX RAISINS SECS

1 tasse de miel
¾ tasse d'eau
⅔ tasse d'huile d'olive
½ tasse de raisins secs
½ tasse de noix hachées ou graines de tournesol
1½ tasse de farine d'avoine
1 c. à thé de vanille
1½ c. à thé de sel
1¼ c. à thé de zeste de citron
5 tasses de flocons d'avoine rapide

Pour obtenir de la farine d'avoine, placer au mélangeur ou au moulin à café électrique 1½ tasse de flocons d'avoine.

Placer tous les ingrédients dans un bol excepté les flocons d'avoine. Bien mélanger. Ajouter les flocons d'avoine et remuer. Laisser reposer 10 minutes. Mouiller ses doigts puis déposer dans le creux de la main 2 c. à soupe de mélange et façonner en biscuit. Mouiller ses doigts fréquemment pour éviter que la pâte ne colle trop aux mains. Disposer les biscuits sur une tôle à biscuits bien huilée. Cuire au four pré-chauffé à 180 °C (350 °F) pendant 25-30 minutes ou jusqu'à ce que les biscuits soient bien dorés.

BISCUITS TAHINI

1/3 tasse de TAHINI (voir recette)
2/3 tasse de miel
1 1/2 tasse de flocons d'avoine rapide
1/2 tasse de noisettes ou amandes hachées
1/4 c. à thé de sel

Mélanger les ingrédients secs puis le mélange liquide. Verser le mélange mouillé au centre des ingrédients secs. Bien remuer. Laisser reposer 10 minutes puis verser à la cuillère sur une tôle à biscuits huilée. Cuire au four pré-chauffé à 180 °C (350 °F) pendant 10-13 minutes ou jusqu'à ce que les biscuits soient bien dorés mais encore mous au toucher. Retirer du four et laisser refroidir sur la tôle 5 minutes avant de les décoller.

Donne : 20 biscuits

BISCUITS AUX POMMES

1 1/2 tasse de purée de pomme
1 3/4 tasse de flocons d'avoine rapide
1/4 tasse de farine de blé tamisée
1/4 tasse de dattes hachées
1 c. à thé de zeste d'orange
1/2 c. à thé de sel
1 c. à thé de vanille
1/4 tasse de noix hachées

Mélanger tous les ingrédients secs puis ajouter les liquides. Remuer délicatement quelques secondes. Former en biscuits épais de 1 cm environ. Placer sur une tôle à biscuits huilée. Cuire au four pré-chauffé à 180 °C (350 °F) pendant 35 minutes.

Donne : 20 biscuits

BISCUITS AU BEURRE D'ARACHIDE

1/4 tasse de miel
3/4 tasse de beurre d'arachide
1/4 c. à thé de sel
1 tasse de farine d'avoine

Pour obtenir de la farine d'avoine passer au mélangeur (ou au moulin à café électrique) des flocons d'avoine.

Mélanger tous les ingrédients ensemble, en ajoutant la farine en dernier. Façonner en petites boules de la grosseur d'une noix. Disposer sur une tôle à biscuits huilée. Écraser avec une fourchette mouillée les boules de mélange. Les biscuits devraient être 1 cm d'épais environ. Cuire au four pré-chauffé à 180 °C (350 °F) 12-15 minutes ou jusqu'à ce que les biscuits soient bien dorés.

Donne: 18 biscuits

MACARONS DORÉS

1 tasse de carottes râpées (bien tapée)
1/2 tasse d'eau
1/3 tasse de miel ou purée de dattes
1 1/2 tasse de noix de coco râpée fin
1 tasse de farine d'avoine
1/2 c. à thé de sel
1 c. à thé de vanille

Passer au mélangeur des flocons d'avoine pour obtenir de la farine.

Mélanger tous les ingrédients. Laisser reposer 10 minutes. Remplir une cuillère à soupe de mélange. Bien écraser puis verser sur une tôle à biscuits huilée. Répéter. Cuire au four pré-chauffé à 180 °C (350 °F) pendant 30 minutes.

CRÈME GLACÉE DE BANANES

Prendre des bananes mûres, mais pas trop molles, les éplucher et les placer dans des sacs de plastique. Congeler. Les bananes doivent être bien dures.

Pour faire la crème glacée :
Couper en 5 ou 6 morceaux 2 bananes de grosseur moyenne. Placer au mélangeur avec 1/2 à 3/4 tasse de liquide, ou suffisamment pour permettre aux couteaux du mélangeur de tourner lentement. Pour le liquide, employer : du jus d'ananas, de pomme ou d'orange ou bien du LAIT DE SOYA ou du LAIT D'AMANDE (voir recettes).

Avec une spatule en caoutchouc aider les bananes congelées à tourner. Arrêter régulièrement le mélangeur et remuer le mélange. Répéter jusqu'à ce que la crème soit bien lisse. Servir immédiatement. On peut garder la crème au congélateur 2 hrs avant qu'elle ne devienne trop dure pour servir.

CRÈME GLACÉE À LA CAROUBE ET À LA MENTHE

2 bananes congelées
1/2-3/4 tasse d'eau très froide
2 c. à soupe de noix d'acajou
ou
1 c. à soupe de beurre d'arachide
1 1/2 c. à soupe de poudre de caroube
1/8 c. à thé d'essence de menthe

Suivre les instructions pour la CRÈME GLACÉE DE BANANES (voir recette) et omettre le liquide demandé dans celle-ci.

CRÈME GLACÉE AUX NOIX ET À L'ÉRABLE

2 bananes congelées
1/2-3/4 tasse d'eau très froide
2 c. à soupe de pécanes ou noix d'acajou
1/8 c. à thé de vanille
1/8 c. à thé de saveur d'érable
1/16 c. à thé de sel

Suivre les instructions pour la CRÈME GLACÉE DE BANANES (voir recette), omettre le liquide demandé dans celle-ci.

CRÈME GLACÉE À LA CAROUBE

2 bananes congelées
1/2-3/4 tasse de lait à la caroube (voir recette)

Suivre les instructions pour la CRÈME GLACÉE DE BANANES (voir recette), omettre le liquide demandé dans celle-ci.

SORBET AUX FRUITS

1 tasse de fruits congelés
(fraises, bleuets, pêches...)
1/4-1/2 tasse d'eau
2 c. à soupe de noix d'acajou
1 c. à soupe de miel ou sirop d'érable
1/4 c. à thé de vanille
1/16 c. à thé de sel

Passer au mélangeur tous les ingrédients en utilisant juste assez d'eau pour faire tourner les couteaux du mélangeur. Servir immédiatement.

BONBONS GLACÉS

Éplucher une banane mûre, couper en deux dans le sens de la longueur, puis tremper dans une des garnitures suivantes:

- **Confiture de fruits séchés**
- **Crémage à la caroube et au beurre d'arachide (voir recettes)**

Rouler la banane dans de la noix de coco râpée fin. Placer, le côté coupé sur le plat, et mettre au congélateur. Laisser bien geler avant de servir. On peut couper la banane en plus petits morceaux, les piquer d'un cure-dent, les geler et servir. Conserver les bonbons qui restent dans un sac de plastique au congélateur.

SAUCES, VINAIGRETTES, TARTINAGES

VINAIGRETTE AUX GRAINES DE TOURNESOL

1¼ tasse de tomates en boîte avec leur jus
½ tasse de graines de tournesol
3 c. à s. de jus de citron frais
¾ c. à thé de sel
1c. à thé de miel
⅛ c. à thé de poudre d'ail
½ c. à thé de poudre d'oignon

Passer au mélangeur tous les ingrédients. Garder dans un contenant hermétique. Bien agiter avant de servir.

VINAIGRETTE AUX TOMATES

(faible en calories)

1 tasse de tomates en boîte égouttées
¼ c. à thé de poudre d'oignon
2 c. à soupe de jus de citron frais
1 c. à thé de miel
¼ tasse de riz cuit chaud
⅛ c. à thé de sel de céleri
⅛ c. à thé de sel
⅛ c. à thé de poudre d'ail
⅛ c. à thé de basilic

Placer au mélangeur tous les ingrédients et liquéfier.

VINAIGRETTE ESTIVALE

½ tasse d'avocat écrasé
¾ tasse d'eau
3 c. à soupe de jus de citron frais
¼ tasse de noix d'acajou
¼ c. à thé de poudre d'ail
1¼ c. à thé de poudre d'oignon
¾ c. à thé de sel

Passer au mélangeur tous les ingrédients jusqu'à ce que le mélange soit bien lisse. Servir froid.

VINAIGRETTE À LA FRANÇAISE

½ tasse d'huile
¼ tasse de jus de citron frais
2 c. à soupe de miel
3 c. à soupe de pâte de tomate
3 c. à soupe d'eau
1 c. à thé de sel
¼ c. à thé de poudre d'oignon

Placer au mélangeur tous les ingrédients excepté l'huile et le jus de citron. Liquéfier quelques secondes. Pendant que le mélangeur tourne faire couler en filet l'huile. Puis ajouter le jus de citron. Garder dans un contenant hermétique au réfrigérateur. Bien agiter avant de verser.

SAUCE FACILE AU MAÏS

1 boîte de 500 ml de maïs en grains non égoutté
½ c. à thé de sel
¼ c. à thé de noix de coco râpée fin

Passer au mélangeur tous les ingrédients jusqu'à ce que le mélange soit bien lisse. Servir sur de la courge, du brocoli cuit, des pommes de terre, etc…

HUMMUS

1 tasse de pois chiches cuits
1/4 tasse de graines de sésame grillées
3 c. à soupe de jus de citron frais
3/4 c. à thé de sel
1 c. à thé de miel
1/8 c. à thé de poudre d'ail
1/2 c. à thé de poudre d'oignon

Passer au mélangeur tous les ingrédients, et obtenir un mélange bien lisse. Utiliser comme tartinage ou farce pour les bâtonnets de céleri.

MAYONNAISE « SANS ŒUFS » CRÉMEUSE

(calories réduites)

1 1/4 tasse d'eau
1/4 tasse de farine blanche non blanchie
1 c. à thé de sel
1 c. à thé de poudre d'oignon
1/8 c. à thé de poudre d'ail
2 c. à soupe d'huile *ou* 3 c. à soupe de tahini
1 1/2 c. à soupe de jus de citron frais

Mélanger tous les ingrédients ensemble, excepté l'huile et le jus de citron, faire cuire à feu moyen tout en remuant pendant 5-8 minutes. Verser le mélange cuit dans le mélangeur. Liquéfier quelques secondes. Pendant que le mélangeur tourne faire couler l'huile en filet (ou ajouter le TAHINI). Puis verser le jus de citron. Mélanger encore 2-3 secondes. Réfrigérer.

Donne : 1 1/2 tasse — 15 calories/c. à. soupe

SOYANNAISE

½ tasse de poudre de lait de soja
¾ tasse d'eau
¾ c. à thé de sel
⅛ c. à thé de poudre d'ail
1½ c. à thé de poudre d'oignon
2 c. à soupe de jus de citron frais
¼-½ tasse d'huile d'olive ou de canola

Passer au mélangeur tous les ingrédients, excepté l'huile et le jus de citron. Liquéfier quelques secondes. Pendant que le mélangeur tourne faire couler en filet l'huile. Ajouter suffisamment d'huile pour que la mayonnaise épaississe et qu'elle commence à tourner plus lentement dans le mélangeur. La quantité d'huile variera selon la poudre de lait de soya employée. Verser dans un contenant et ajouter le jus de citron. Bien remuer et réfrigérer.

TARTINAGE AUX GRAINES DE TOURNESOL

½ tasse de graines de tournesol
½ tasse de millet ou riz cuit chaud
¾ tasse d'eau
1 c. à thé de sel
1½ c. à thé de poudre d'oignon
½ c. à thé de poudre d'ail
¼ c. à thé d'aneth
⅓ tasse de jus de citron frais

Placer au mélangeur tous les ingrédients. Liquéfier pour obtenir un mélange bien lisse. Servir sur des craquelins, du pain grillé, comme trempette ou crème sur des pommes de terre.

TARTINAGE DE LENTILLES

1 tasse de lentilles cuites, salées et égouttées
¼ tasse de vinaigrette

Mettre en purée les lentilles ou les passer quelques secondes au mélangeur. Incorporer la vinaigrette en remuant vigoureusement. Pour la vinaigrette utiliser les recettes suivantes, ou celle de votre choix: MAYONNAISE CRÉMEUSE, VINAIGRETTE À LA FRANÇAISE, SAUCE AU FROMAGE (voir recettes).

TARTINAGE CRÉMEUX AU MAÏS

1 tasse de maïs en grains, cuits
⅓ c. à thé de sel
2-3 c. à soupe d'eau
2 c. à soupe de noix de coco râpée fin

Placer au mélangeur tous les ingrédients et obtenir un mélange bien onctueux. Servir avec du pain ou comme crème sur des légumes (brocoli, choux-fleur...) cuits.

TARTINAGE AVOCAT-ANANAS-BANANE

avocat écrasé
banane écrasée
ananas broyé, égoutté

Dans un bol, mélanger une portion égale de chaque ingrédient. Bien fouetter avec une fourchette. Si l'on désire un tartinage plus lisse, passer le mélange au mélangeur quelques secondes.

« KETCHUP » #1

156 ml de pâte de tomate
156 ml d'eau
2 c. à soupe de jus de citron frais
1/4 c. à thé de sel
3/4 c. à thé de poudre d'oignon
1/4 c. à thé de basilic
1/4 c. à thé d'aneth
1/4 c. à thé de poudre d'ail

Bien mélanger le tout. Garder au réfrigérateur.

« KETCHUP » #2

1/2 tasse de pâte de tomate
2 c. à soupe de jus de citron frais
1 c. à soupe de miel
1/4 c. à thé de poudre d'oignon
1/4 c. à thé de sel
1/8 c. à thé de poudre d'ail
1/8 c. à thé d'origan en poudre

Bien mélanger tous les ingrédients. Garder réfrigéré.

BEURRE DÉLICE

3/4 tasse de semoule de maïs cuite, chaude
1/2 tasse d'eau
1/4 tasse de noix de coco râpée fin
1/2 c. à thé de sel

Réduire en poudre dans un moulin à café électrique la noix de coco. Placer tous les ingrédients au mélangeur et liquéfier pour obtenir un mélange bien lisse. Utiliser sur des craquelins, dans des sandwichs, sur des légumes cuits. À noter : ce beurre ne fond pas.

BEURRE DE POMMES

4 tasses de compote de pommes
1/2 c. à thé de vanille
1/2 c. à thé de coriandre moulue

Dans un bol mélanger tous les ingrédients. Verser ensuite dans un plat peu profond (2 cm), allant au four. Cuire au four à 180 °C (350 °F) pendant 1 hr ou jusqu'à consistance désirée. Remuer quelques fois pendant la cuisson. Sortir du four, laisser refroidir quelques minutes puis verser dans un contenant. Réfrigérer. Servir sur des crêpes, gaufres, rôties.

BEURRE DE NOIX LÉGER

1/2 tasse de beurre de noix (acajou, amande...)
1/4 tasse d'eau
1/4 tasse d'eau additionnelle

Mélanger délicatement avec une fourchette le beurre et 1/4 tasse d'eau. Lorsque le mélange est lisse ajouter l'autre 1/4 tasse d'eau et bien remuer jusqu'à ce que le tout soit crémeux, facile à tartiner mais tout de même pas liquide. Réfrigérer 6-8 heures. Il est possible d'assaisonner ce beurre à sa guise en incorporant en même temps que l'eau un des ingrédients suivants:

- **1 c. à thé de miel**
- **1 c. à soupe de poudre de caroube**
- **1 goutte de vanille**
- **1 c. à thé de sirop d'érable**

BEURRE D'AVOCAT

¾ tasse d'avocat écrasé
1 c. à soupe de jus de citron frais
⅛ c. à thé de sel
½ c. à thé de poudre d'oignon
⅛ c. à thé de poudre d'ail

Mélanger vigoureusement avec une fourchette. Servir froid.

BEURRE DE MILLET

1 tasse de millet cuit chaud
⅓ tasse de noix de coco râpée fin
¼ tasse de carottes cuites
1 tasse d'eau
¾-1 c. à thé de sel

Passer tous les ingrédients au mélangeur, jusqu'à ce que le mélange soit lisse. Verser dans un contenant. Réfrigérer 6-8 heures.

BEURRE ARACHIDE-CAROUBE

2 bananes *ou* ¾ tasse de compote de pommes
½ c. à thé de vanille
2 c. à soupe de poudre de caroube
1-2 c. à soupe de miel ou sirop d'érable
½ tasse de beurre d'arachide

Passer au mélangeur tous les ingrédients et obtenir un beurre bien lisse. Servir comme du beurre d'arachide ordinaire.

CONFITURE DE FRUITS SÉCHÉS

$1\frac{1}{4}$ tasse de fruits séchés hachés
$\frac{1}{2}$ tasse d'eau
$\frac{1}{2}$ tasse de jus de raisin blanc

Verser l'eau et le jus dans une casserole. Amener à ébullition. Ajouter les fruits. Couvrir la casserole et éteindre le feu. Laisser reposer 5-10 minutes. Passer le tout au mélangeur. Réfrigérer ou servir chaud.

Variantes:
- pour les fruits, mélanger dattes et abricots séchés;
- ajouter $\frac{1}{2}$ c. à thé de zeste d'orange *ou* $\frac{1}{4}$ c. à thé de coriandre *ou* $\frac{1}{2}$ c. à thé de vanille.

SAUCE DE FRUITS

Préparer la recette de CONFITURE DE FRUITS SÉCHÉS en y ajoutant 1 c. à s. de fécule de maïs. Dissoudre la fécule dans l'eau avant de l'incorporer au mélange. Servir sur le POUDING AU MILLET ou le «CHEESE CAKE» AU TOFU (voir recettes).

CONFITURE AUX FRAISES

1 tasse de fraiscs fraîches ou congelées
2-4 c. à soupe de miel
$\frac{1}{2}$ c. à thé de vanille
1 c. à soupe de petit tapioca

Passer tous les ingrédients au mélangeur jusqu'à ce que le tout soit bien lisse. Verser dans une casserole. Amener le mélange à ébullition. Faire cuire à feu moyen tout en remuant jusqu'à ce que le tapioca éclaircisse. Retirer du feu et laisser refroidir. On peut également faire la recette avec des pêches, des cerises ou des raisins frais.

SAUCE BRUNE

½ tasse d'eau
½ tasse de noix d'acajou
¼ tasse de fécule de maïs
3 c. à soupe de sauce soja
1 c. à soupe de poudre d'oignon
½ c. à thé de sel
4 tasses d'eau additionnelles

Placer au mélangeur tous les ingrédients, excepté les tasses d'eau additionnelles. Mixer 1 minute. Verser le mélange lisse dans une casserole. Ajouter les 4 tasses d'eau et avec un fouet bien remuer. Amener le tout à ébullition. Laisser cuire pendant 10 minutes tout en remuant constamment, jusqu'à ce que la sauce soit épaissie. Servir sur de la purée de pommes de terre, des burgers, etc...

SAUCE BLANCHE

½ tasse d'eau
½ tasse de noix d'acajou
¼ tasse de fécule de maïs
2 c. à thé de sel
1½ c. à thé de poudre d'oignon
4 tasses d'eau additionnelles

Suivre les indications pour la recette SAUCE BRUNE.

SAUCE « STYLE POULET »

½ tasse d'eau
½ tasse de noix d'acajou *ou* de graines de sésame
¼ tasse de fécule de maïs
2 c. à soupe d'ASSAISONNEMENT « STYLE POULET » (voir recette)

1½ c. à thé de poudre d'oignon
1 c. à thé de sel
4 tasses d'eau additionnelles

Suivre les indications pour la recette SAUCE BRUNE.

SAUCE AUX FINES HERBES

½ tasse d'eau
½ tasse de noix
⅓ tasse de levure alimentaire en flocons
¼ tasse de fécule de maïs
1 c. à soupe de poudre d'oignon
2 c. à thé de sel
1 c. à thé de basilic
½ c. à thé de poudre d'ail
¼ c. à thé d'origan
4 tasses d'eau additionnelles

Suivre les indications pour la recette SAUCE BRUNE.

CHAPELURE DE SÉSAME

1 tasse de graines de sésame
¼ tasse de levure alimentaire en flocon
1 c. à thé de sel
1 c. à thé de poudre d'oignon
½ c. à thé de poudre d'ail

Faire rôtir dans une poêle sèche en remuant constamment les graines de sésame pendant 5 minutes. Veiller à ce que les graines ne brûlent pas. Placer ensuite tous les ingrédients au mélangeur et moudre quelques secondes. Délicieux saupoudré sur la salade, les légumes cuits, le riz, la pizza...

CRÈME D'ARACHIDE ET ANANAS

1 tasse de BEURRE D'ARACHIDE LÉGER (voir recette)
½ tasse d'ananas broyés

Avec une fourchette bien mélanger et fouetter quelques secondes. Réfrigérer. Délicieux sur des rôties le matin.

CRÈME AU BEURRE D'ARACHIDE

½ tasse d'eau
⅓ tasse de beurre d'arachide
¼ tasse de fécule de maïs
2 c. à thé de sel
4 tasses d'eau additionnelles

Suivre les indications pour la recette SAUCE BRUNE.

SAUCE À LA CAROUBE

1 tasse de millet cuit chaud
2 c. à soupe de poudre de caroube
2 c. à soupe de beurre d'acajou
1 c. à soupe de mélasse
1 c. à thé de vanille
¼ c. à thé de sel
¾ tasse d'eau
1 banane mûre

Passer au mélangeur tous les ingrédients. Obtenir un mélange bien lisse. Réfrigérer quelques heures.

PLATS PRINCIPAUX

BOULETTES ITALIENNES

1½ tasse de farine de blé tamisée
2 tasses de chapelure
2 tasses de SAUCE AU FROMAGE (voir recette)
1 tasse de noix d'acajou hachée finement
1 c. à thé de basilic
1 c. à thé de marjolaine
¼ c. à thé de sel
½ c. à thé de poudre d'ail

Pour hacher les noix finement, les passer quelques secondes au moulin à café électrique. Dans un bol mélanger tous les ingrédients ensemble. Laisser reposer 5 minutes. Façonner ensuite les boulettes dans la paume de la main (de la grosseur de 1½ noix). Placer sur une tôle bien huilée et cuire au four à 180 °C (350 °F) pendant 35 minutes. Servir avec une sauce tomate et des spaghettis ou avec une sauce blanche.

Variante: on peut utiliser cette recette pour faire des petits burgers. Façonner les petits pâtés. Placer sur une tôle bien huilée. Cuire au four à 180 °C (350 °F) pendant 30 minutes. Retourner les pâtés et laisser cuire encore 15 minutes. Pour frire à la poêle, façonner les pâtés 1 cm d'épais. Placer dans une poêle huilée, faire griller des deux côtés.

Noter: cette recette se congèle facilement.

PETITS PÂTÉS DE MILLET

3/4 tasse de farine de blé
2/3 tasse de graines de tournesol *ou* sésame
1 oignon, haché
1 tasse d'eau
1 c. à thé de sel
1 c. à thé de basilic
1/2 c. à thé de thym
4 tasses de millet cuit
2 tasses de chapelure

Passer au mélangeur tous les ingrédients, excepté le millet et la chapelure. Verser le mélange lisse dans un bol et ajouter le millet et la chapelure. Bien mélanger. Façonner ensuite en pâtés de 2 cm d'épais et d'environ 10 cm de diamètre. Disposer sur une tôle huilée et cuire au four à 180 °C (350 °F) pendant 30 minutes. Retourner les pâtés et laisser encore cuire 15 minutes. Servir chaud avec une SAUCE AU FROMAGE, une SAUCE BRUNE ou de la SOYANNAISE (voir recettes).

PÂTÉ DE MILLET ET TOMATE

1 tasse de millet
1 tasse de jus de tomate
1 oignon haché en tranches
1/2 tasse de graines de tournesol
1 c. à thé de sel
1/2 c. à thé de sauge
1/2 c. à thé de marjolaine
3 tasses de jus de tomate additionnelles
1/2 tasse d'olives hachées (facultatif)

Verser dans un plat profond allant au four le millet, les 3 tasses de jus de tomate additionnelles et les olives. Passer au mélangeur tous les autres ingrédients. Puis verser sur le premier mélange. Couvrir et cuire au four à 180 °C (350 °F) pendant 1h20. Sortir du four, découvrir et laisser reposer 10 minutes avant de servir.

« BURGERS » DÉLICIEUX

¼ tasse de graines de tournesol
¼ tasse de levure alimentaire en flocons
1 oignon émincé
2 c. à thé de sel
1 c. à soupe de basilic
1½ c. à thé de graines d'aneth
1 c. à thé d'origan
1 gousse d'ail
1 tasse d'eau
¼ tasse de graines de sésame
4½ tasses de flocons d'avoine rapide
3 tasses d'eau bouillante additionnelles

Dans une poêle sèche faire légèrement griller les graines de sésame à feu doux pendant 5 minutes en remuant constamment. Pendant ce temps amener à ébullition les 3 tasses d'eau additionnelles. Placer au mélangeur tous les autres ingrédients, excepté l'avoine et les graines de sésame et obtenir un mélange bien lisse. Jeter dans l'eau bouillante les flocons d'avoine et les graines de sésame et verser le mélange lisse. Remuer pendant 1 minute. Retirer du feu la casserole et laisser reposer 15 minutes. Lorsque le mélange cuit est suffisamment refroidi, former des pâtés de 2 cm d'épais et disposer sur une tôle huilée. Cuire au four à 180 °C (350 °F) pendant 30 minutes. Retourner les pâtés et laisser cuire encore 20 minutes. Donne : 15-20 pâtés.

« BURGERS » AUX POIS CHICHES

1 1/4 tasse de pois chiches, trempés
1 1/2 tasse de riz cuit
3/4 tasse d'eau
1/3 tasse de noix d'acajou ou graines de sésame
2 c. à thé d'ASSAISONNEMENT « STYLE POULET » (voir recette)
1/4 c. à thé de sel
1/2 c. à thé de poudre d'oignon
1/8 c. à thé de poudre d'ail
3 c. à soupe de levure alimentaire en flocons

Passer au mélangeur les pois chiches avec l'eau. Dans un bol mélanger tous les autres ingrédients. Verser le mélange de pois chiches et bien remuer le tout. Avec les mains façonner des petits pâtés de 2 cm d'épais et 10 cm de diamètre. Placer sur une tôle bien huilée et cuire au four à 180 °C (350 °F), 30 minutes. Retourner ensuite les pâtés et laisser encore 15 minutes. Donne : 10-12 pâtés. Délicieux servi avec une SAUCE BRUNE (voir recette) ou une sauce aux champignons.

PAIN AUX GRAINES DE TOURNESOL

3/4 tasse d'eau chaude
3 tasses de flocons d'avoine rapide
3/4 tasse de graines de tournesol
1 tasse d'oignon haché
3 c. à soupe de levure alimentaire en flocons
1/2 c. à thé de thym
1 3/4 c. à thé de sel
3 tasses d'eau chaude additionnelles

Placer au mélangeur tous les ingrédients, excepté les flocons d'avoine et l'eau additionnelle. Obtenir un mélange lisse puis verser dans un bol. Ajouter l'eau additionnelle et faire couler tout en remuant rapidement les flocons d'avoine. Huiler deux plats (volume 4 tasses) allant au four. Verser le mélange dans les plats, couvrir et faire cuire au four à 180 °C (350 °F), 45 minutes. Découvrir les pains et laisser cuire 15 minutes de plus. Retirer du four. Laisser reposer 2-3 minutes avant de délicatement démouler les pains. Servir chaud, nappé de votre sauce préférée.

PAIN AUX PÉCANES

1/4 tasse de graines de tournesol
1 1/2 c. à thé de sel
1 tasse de pécanes
2 tasses de riz cuit
4 tasses de chapelure
2/3 tasse de farine de blé tamisée
1 oignon, haché
1 1/2 tasse d'eau
1 c. à thé de basilic

Placer les pécanes au mélangeur pour les réduire en poudre. Dans un bol, placer le riz cuit, la chapelure et les pécanes en poudre. Passer au mélangeur les autres ingrédients pour obtenir un mélange lisse. Ajouter au premier mélange et bien remuer à la fourchette. Verser dans un moule à pain bien huilé, tasser le mélange et cuire au four à 180 °C (350 °F) pendant 1 heure et 15 minutes. Servir avec une sauce aux tomates.

«VIANDE» VÉGÉTALE

1½ tasse d'arachides grillées
2 tasses d'eau
½ tasse de semoule de maïs
⅓ tasse de farine de soja
1 c. à thé de sel
1 c. à thé de PÂTE DE LEVURE ALIMENTAIRE (voir recette)

Liquéfier les arachides avec 1 tasse d'eau. Dans un bol mélanger tous les ingrédients. Verser les arachides et bien mélanger. Huiler un plat (volume 4 tasses) allant au four. Y verser le mélange, couvrir et faire cuire au four à 180 °C (350 °F), 60 minutes. Lorsque le pâté est cuit, laisser reposer 2 minutes puis démouler et trancher.

Utiliser pour farcir les sandwichs, couper en cubes dans les salades, etc.

RÔTI DE LENTILLES

2 tasses de lentilles cuites égouttées
½ tasse de noix hachées
1 oignon émincé
1 c. à thé de sel
1½ tasse de flocons d'avoine
¼ tasse d'eau
½ c. à thé de sauge

Dans un moulin à café électrique réduire en farine les flocons d'avoine. Mettre dans un bol la farine d'avoine et les noix. Passer au mélangeur tous les autres ingrédients et obtenir un mélange bien lisse. Verser dans le bol et bien mélanger. Laisser reposer 10 minutes. Verser ensuite le tout dans un moule à pain huilé. Cuire au four à 180 °C (350 °F) pendant 50 minutes. Sortir du four. Démouler le rôti et servir avec une sauce tomate ou une SAUCE BLANCHE (voir recette).

« SANDWICHS » AU FROMAGE GRILLÉ

Étendre une mince couche de BEURRE DE MILLET (voir recette) sur les deux côtés des tranches de pain.

Couper des tranches de FROMAGE FONDANT (voir recette) 1 cm d'épais et disposer sur les tranches de pain.

Trancher de fines rondelles de tomate et d'oignon et garnir les tranches de pain.

Recouvrir d'une autre tranche de pain tous les sandwichs.

Dans une poêle anti-adhésive placer les sandwichs et faire griller chaque côté à feu moyen, jusqu'à ce que le pain soit bien doré. Servir immédiatement.

À noter : 1 recette de FROMAGE FONDANT permet de préparer 8 sandwichs.

Variante : faire griller les sandwichs au four. Dans ce cas omettre la tranche de pain supérieure, placer sur une tôle et faire dorer sous le gril du four.

RIZ À L'ESPAGNOL

3 tasses de riz cuit
1¼ tasse de tomates cuites en conserve
⅔ tasse de pâte de tomate
1 tasse de pois chiches cuits
1 tasse d'oignons hachés en rondelles
½ tasse de poivron vert coupé en cubes
1 c. à thé de basilic
½ c. à thé de sel
½ c. à thé de paprika

Faire dorer les oignons et le poivron dans une poêle légèrement huilée. Incorporer délicatement les tomates, la pâte de tomate et les assaisonnements. Laisser mijoter à feu doux jusqu'à ce que les légumes soient tendres. Ajouter ensuite le riz et les pois chiches. Laisser encore cuire 15 minutes ou verser dans un plat allant au four et faire cuire au four à découvert 30 minutes. (La cuisson au four donnera une consistance plus sèche.) Servir chaud.

RIZ AUX CAROTTES

2 tasses de riz cuit
2 tasses de carottes râpées
1 tasse de chapelure
½ tasse d'oignon haché
⅓ tasse de beurre d'arachide
1⅔ tasse d'eau
1½ c. à thé de sel
1 c. à thé de poudre d'oignon
½ c. à thé de poudre d'ail
¼ c. à thé de thym

Émulsifier le beurre d'arachide dans l'eau. Mélanger tous les ingrédients ensemble. Verser le mélange dans un plat huilé allant au four. Couvrir et faire cuire au four à

180 °C (350 °F) 45 minutes. Découvrir le plat et laisser cuire 10 minutes de plus. Décorer de persil frais haché et de quelques amandes effilées. Servir chaud.

NOUILLES EN SAUCE

4 tasses de nouilles cuites (coquilles, macaronis...)
1 tasse de pois chiches cuits
2 tasses de SAUCE AUX FINES HERBES *ou* de SAUCE BLANCHE (voir recettes)
½ tasse d'oignon haché
½ tasse de céleri coupé en cubes

Faire dorer les oignons et le céleri dans une poêle légèrement huilée. Faire mijoter quelques minutes tout en remuant, jusqu'à ce que les légumes soient tendres. Ajouter aux légumes cuits les autres ingrédients et bien mélanger. Verser dans un plat allant au four. Couvrir et cuire au four à 180 °C (350 °F) 15 minutes. Servir immédiatement.

MACARONI « SANS REMORD » AU FROMAGE VÉGÉTAL

3 tasses de macaroni cuit
2 tasses de FROMAGE TENDRE calories réduites (voir recette)
½ tasse d'oignon haché frit
⅓ tasse d'olives tranchées (facultatif)

Placer dans un plat allant au four tous les ingrédients. Mélanger délicatement. Saupoudrer de paprika et couvrir. Cuire au four à 180 °C (350 °F), 25 minutes. Servir bien chaud.

LASAGNE VÉGÉTARIENNE

500 g de nouilles lasagnes
1 recette de SAUCE À PIZZA chaude
500 g de tofu émietté
1-2 tasses de SAUCE AU FROMAGE (voir recette)
rondelles d'olives pour décorer

Faire bouillir une grande casserole d'eau légèrement salée. Jeter les lasagnes dans l'eau bouillante et faire cuire 8-10 minutes.

Dans un plat allant au four et en suivant l'ordre qui suit, assembler la lasagne :

- SAUCE À PIZZA
- NOUILLES LASAGNES CUITES
- SAUCE À PIZZA
- TOFU ÉMIETTÉ
- NOUILLES LASAGNES CUITES
- SAUCE À PIZZA

Verser sur le dessus la SAUCE AU FROMAGE. Décorer d'olives. Placer au four et faire cuire à 180 °C (350 °F) pendant 45 minutes. Servir chaud.

PIZZA PRIMAVERA

Pâte à pizza :
1 recette de pâte à pizza de votre choix

Étendre au rouleau la pâte (2 cm d'épais). Placer sur une tôle enfarinée. Préparer la sauce.

Sauce :
4 tasses de tomates en conserve coupées en dés
1½ tasse de pâte de tomate

1½ tasse d'oignons hachés finement
1½ tasse de poivron vert coupé en cubes
1 c. à soupe de jus de citron frais
2 gousses d'ail écrasées
1 c. à soupe de miel
2 c. à thé de basilic
¾ c. à thé de sel
½ c. à thé de marjolaine
½ c. à thé d'origan

Mélanger dans une casserole tous les ingrédients. Faire mijoter à feu doux pendant 25 minutes, en remuant à l'occasion. Lorsque la sauce est bien cuite, laisser reposer 5 minutes.

Verser la moitié de la sauce sur la pâte à pizza. Cuire au four à 180 °C (350 °F) 20 minutes. Sortir du four et garnir la pizza avec la garniture suivante:

- **olives vertes tranchées**
- **poivrons vert et rouge coupés en fines lanières**
- **rondelles d'oignons**
- **petits bouquets de choux-fleur**
- **petites branches de brocoli**
- **FROMAGE VÉGÉTAL FONDANT (voir recette)**

Disposer sur la pizza les légumes et recouvrir de tranches de FROMAGE FONDANT. Placer la pizza sous le gril du four et faire dorer 15-20 minutes. Sortir du four et servir immédiatement.

Autres idées de garniture:

Sur la sauce tomate ajouter:
- **1½ tasse de « VIANDE » VÉGÉTALE ou PAIN AUX PÉCANES ou BOULETTES ITALIENNES émiettées. Napper de fromage végétal de votre choix et faire dorer sous le gril du four 15 minutes.**

SAUCE INDIENNE AUX LENTILLES

(pour accompagner le riz)

1½ tasse de lentilles sèches
3¾ tasses d'eau
½ tasse d'oignons hachés
½ tasse de poivron vert haché
1 gousse d'ail écrasée
2 feuilles de laurier
1½ c. à thé de sel
1½ c. à thé de poudre d'oignon
1 c. à thé de cumin

Faire tremper les lentilles dans 6 tasses d'eau 8-10 heures. Égoutter les lentilles avant de commencer la préparation de la recette.

Amener à ébullition l'eau de la recette et les lentilles trempées. Laisser cuire jusqu'à ce que les lentilles soient bien tendres: compter 2-3 heures de cuisson. Lorsque les lentilles sont cuites ajouter les autres ingrédients et laisser mijoter encore 30 minutes. Servir chaud sur du riz brun cuit.

POIS CHICHES À LA « KING »

¾ tasse d'eau
½ tasse de graines de tournesol
¼ tasse de farine de blé à pâtisserie
3 c. à soupe d'ASSAISONNEMENT STYLE POULET (voir recette)
1 c. à thé de sel
2¼ tasses d'eau additionnelles
2 tasses de pois chiches cuits
1½ tasse de petits pois congelés
⅔ tasse de carottes tranchées en fines rondelles
½ tasse d'oignons hachés

Liquéfier les 6 premiers ingrédients. Verser le mélange lisse dans une casserole. Amener à ébullition et faire bouillir 5-10 minutes tout en remuant constamment, jusqu'à épaississement. Dans une autre casserole faire cuire dans un tout petit peu d'eau les carottes et les oignons. Lorsque les légumes sont cuits ajouter les petits pois gelés et laisser cuire 3 minutes de plus. Verser les légumes cuits et les pois chiches dans la sauce. Mélanger délicatement. Servir chaud sur du couscous, des nouilles ou des pommes de terre.

TOFU BROUILLÉ

½ tasse d'oignons émincés
454 g de tofu écrasé
1 c. à thé d'échalotes séchées
2 c. à thé d'ASSAISONNEMENT STYLE POULET (voir recette)
½ c. à thé de sel
½ c. à thé de poudre d'oignon
⅛ c. à thé de poudre d'ail

Faire dorer les oignons dans un peu d'huile. Ajouter ensuite les autres ingrédients. En remuant avec une fourchette laisser griller quelques minutes, jusqu'à ce que le tofu commence à dorer. Servir immédiatement. Délicieux nature ou avec du KETCHUP (voir recette).

TRANCHES DORÉES DE TOFU

454 g de tofu en brique, ferme

Couper le tofu en tranches de 1 cm d'épais. Saupoudrer les deux côtés des tranches avec du sel et de la poudre d'oignon. Placer le tofu sur des grilles (ou des tôles huilées) et faire cuire au four à 180 °C (350 °F) 40 minutes. Ces tranches ont une texture caoutchoutée à l'extérieur mais très tendre à l'intérieur. Servir chaud. Délicieux accompagnement pour les pommes de terre, le riz...

JARDINIÈRE DE TOFU MARINÉ

454 g de tofu en brique ferme
1 tasse d'eau
½ tasse de sauce tamari
2 c. à soupe de jus de citron frais
1 recette de SAUCE BLANCHE (voir recette)
4½ tasses de légumes coupés (poivron rouge, poivron vert, rondelles d'oignon, courgettes en tranches, céleri en cubes, carottes en cubes, champignons frits, petits pois, haricots verts, petits bouquets de choux-fleur, etc...)

Couper le tofu en petites tranches (½ cm × 1 cm × ½ cm environ). Dans un bol, mélanger les 3 autres ingrédients de la recette. Ajouter les tranches de tofu et mélanger délicatement. Laisser mariner 20 minutes. Égoutter le tofu, puis placer sur une tôle huilée. Faire cuire au four à 180 °C (350 °F) 30 minutes.

Pendant ce temps, préparer une recette de SAUCE BLANCHE (voir recette). Faire revenir les divers légumes de votre choix dans un peu d'huile et faire cuire à feu doux, jusqu'à ce qu'ils soient tendres (ajouter un peu d'eau si nécessaire). Veiller à ce que les légumes ne soient pas trop cuits. Dans une casserole verser le tofu, la SAUCE BLANCHE et les légumes cuits. Mélanger délicatement. Réchauffer le tout. Servir sur du riz ou avec de la purée de pommes de terre.

QUICHE AU TOFU

⅔ tasse d'eau
227 g de tofu en brique ferme
½ tasse de SAUCE AU FROMAGE (voir recette)
¼ tasse de fécule de maïs
½ c. à thé de basilic

½ c. à thé de sel
2 tasses de légumes coupés, cuits (petits pois, pommes de terre, carottes, haricots verts, choux-fleur, oignon, etc...)
1 recette de PÂTE À TARTE AU BLÉ ENTIER (voir recette)

Liquéfier tous les ingrédients, excepté les légumes cuits. Dans un bol mélanger la sauce et les légumes.

Préparer une recette de PÂTE À TARTE. Étendre au rouleau la pâte et en tapisser un plat à quiche. Piquer avec une fourchette le fond de tarte. Verser le mélange de légumes dans le fond de la tarte. Cuire au four à 180 °C (350 °F) 60 minutes. Servir chaud.

PETITS «BURGERS» AU TOFU

454 g de tofu en brique ferme
3½ tasses de flocons d'avoine rapide
1 tasse d'eau
1 oignon haché
2 gousses d'ail écrasées
2 c. à soupe de levure alimentaire en flocons
2 c. à thé de sel
½ c. à thé de marjolaine
¼ c. à thé de thym

Passer au mélangeur tous les ingrédients excepté les flocons d'avoine. Verser dans un bol le mélange lisse et incorporer les flocons d'avoine. Façonner en petits pâtés. Placer sur une tôle à biscuits huilée. Cuire au four à 180 °C (350 °F). Au bout de 30 minutes de cuisson, retourner les pâtés avec une spatule et laisser cuire encore 10 minutes. Servir chaud avec une sauce tomate. Donne: 12 pâtés environ. Peut également être façonné en boulettes et être servi avec les spaghettis.

PAIN DE TOFU

1 recette de BURGER À L'AVOINE (voir recette)
454 g de tofu écrasé

Préparer la recette de BURGER. Mais au lieu de façonner en petits burgers, ajouter au mélange le tofu et verser dans un moule à pain bien huilé. Écraser légèrement avec les doigts. Cuire au four à 180 °C (350 °F) 45 minutes. Servir nappé dans une sauce brune ou blanche.

NACHOS

(plat mexicain)

SAUCE AU FROMAGE *ou* FROMAGE VÉGÉTAL TENDRE calories réduites (voir recettes)
Fèves rouges réchauffées
Croustilles de maïs « Nachos »

Disposer les croustilles sur une assiette creuse. Recouvrir de fèves rouges. Décorer de luzerne germée, de tomates coupées en cubes, de laitue, de rondelles d'oignons rouges, de tranches de poivron vert, de fines tranches de concombre (ou cornichon sans vinaigre). Verser sur le tout la sauce au fromage. Servir immédiatement.

CASSEROLE DE FÈVES ROMAINES

6 tasses de fèves romaines cuites
1 boîte de 400 ml de tomates non égouttées
1 oignon haché
2 gousses d'ail émincées
¼ tasse de mélasse verte
1 c. à thé de sel

Faire revenir les oignons et l'ail. Lorsqu'ils sont bien dorés ajouter tous les autres ingrédients. Bien mélanger puis verser dans un plat à gratin. Cuire au four à 180 °C (350 °F) 50 minutes. Servir chaud.

Un plat qui se prépare bien à l'avance et que l'on réchauffe juste avant de servir.

TOURTIÈRE DU BERGER

1 tasse de petits pois
½ tasse d'oignon émincé
1 tasse de carottes en petits cubes
1 tasse de pommes de terre en petits cubes
1 tasse de VIANDE VÉGÉTALE (voir recette)
2½ tasses de SAUCE BLANCHE (voir recette)
2 recettes de PÂTE À TARTE DE BLÉ ENTIER (voir recette)

Cuire un légume à la fois dans un petit peu d'eau, jusqu'à ce qu'il soit tendre (mais pas trop cuit). Avec une passoire retirer les légumes cuits et jeter dans l'eau bouillante un autre légume. Lorsque tous les légumes sont cuits y incorporer la VIANDE VÉGÉTALE hachée et mélanger avec la SAUCE BLANCHE. Réserver.

Préparer la PÂTE À TARTE DE BLÉ ENTIER. Rouler la pâte et garnir des plats à tarte enfarinés. Verser dans les fonds de tarte le mélange. Recouvrir d'un couvercle de pâte. Avec une fourchette piquer le dessus des tartes. Cuire au four à 180 °C (350 °F) 45-40 minutes ou jusqu'à ce que les tartes soient bien dorées. Servir chaud.

ESCALOPE DE POMMES DE TERRE

8 tasses de pommes de terre
1 recette de SAUCE BLANCHE (voir recette)

Laver et éplucher les pommes de terre. Trancher en fines tranches de 2-3 cm d'épaisseur. Placer les pommes de terre dans une poêle profonde et recouvrir avec 3½ tasses d'eau. Faire bouillir quelques instants (7-10 minutes). Ne pas faire cuire complètement. Égoutter et disposer les pommes de terre dans un grand plat à gratin. Préparer une recette de sauce blanche et verser sur les pommes de terre. Couvrir d'un papier d'aluminium. Cuire au four à 190 °C (400 °F) 30 minutes. Découvrir et laisser cuire encore 20 minutes. Servir immédiatement.

OMELETTE DE RIZ

2 tasses de riz cuit
½ tasse d'oignon émincé
¼ tasse de noix d'acajou *ou* graines de tournesol, hachées
¼ tasse de levure alimentaire en flocons
2 tasses de pommes de terre crues râpées
¼ c. à thé de sel
1 gousse d'ail écrasée
2 c. à thé de PÂTE DE LEVURE (voir recette)

Mélanger tous les ingrédients ensemble. Verser le mélange dans une poêle anti-adhésive (ou bien huilée) et faire cuire à feu doux, sans remuer, 10-15 minutes. Retourner l'omelette, couvrir et laisser encore cuire 20 minutes. L'omelette doit être bien dorée. Servir immédiatement. Décorer avec quelques brins de persil ou ciboulette.

POIVRON FARCIS

– **Poivrons verts ou rouges**

Laver des poivrons de grosseur moyenne. Couper les têtes puis évider les poivrons. Remplir une casserole d'eau salée et amener à ébullition. Jeter les poivrons dans cette eau et laisser ébouillanter 3-5 minutes. Puis retirer immédiatement et égoutter. Placer dans un plat allant au four.

Farcir les poivrons avec un des mélanges suivants, non cuits (voir recettes) :

- **BOULETTES ITALIENNES**
- **PETITS PÂTÉS DE MILLET**
- **PAIN AUX PÉCANES**
- **RIZ ESPAGNOL**

Recouvrir chaque poivron farci avec 2-3 c. à soupe de SAUCE AU FROMAGE, FROMAGE FONDANT ou FROMAGE TENDRE calories réduites (voir les recettes). Couvrir le plat d'un papier d'aluminium et cuire au four à 180 °C (350 °F), 35-45 minutes. Servir chaud.

ASSAISONNEMENT « STYLE POULET »

1⅓ tasse de levure alimentaire en flocons
3 c. à soupe de poudre d'oignon
2½ c. à thé de poudre d'ail
2½ c. à soupe de sel
1 c. à thé de graines de céleri
2½ c. à soupe de mélange d'herbes italiennes
2 c. à soupe de persil séché

Moudre au mélangeur tous les ingrédients excepté le persil. Ajouter le persil et conserver le tout dans un contenant hermétique. Utiliser cet assaisonnement comme indiqué dans les recettes ou selon le goût.

PÂTE DE LEVURE

Cette pâte peut être utilisée à la place des pâtes d'assaisonnement commerciales. Dans cette recette les graines de sésame grillées remplacent la sauce soja (style tamari) dans la préparation.

½ tasse de graines de sésame grillées
1¾ tasse de levure alimentaire en flocons
3 c. à soupe de sel
¼ tasse de jus de citron frais
⅓ tasse de café de céréales
½ tasse d'eau

Pour griller les graines de sésame : dans une poêle sèche, faire rôtir à feu doux en remuant constamment. Laisser griller 5-10 minutes ou jusqu'à ce que les graines soient bien dorées.

Liquéfier les graines de sésame et l'eau. Verser dans un bol et ajouter tous les autres ingrédients. Bien mélanger. Garder la pâte réfrigérée. Utiliser cette pâte dans les mêmes proportions qu'indiquées pour les pâtes commerciales. Cette pâte se conserve plusieurs jours au réfrigérateur ou peut être également congelée.

SAUCE STYLE « TAMARI »

¼ tasse d'eau
3 c. à soupe de PÂTE DE LEVURE (voir recette)

Dissoudre la PÂTE DE LEVURE dans l'eau. Réfrigérer. Employer cette sauce de la même façon que les sauces soya commerciales.

BASE DE SOJA

2 tasses d'eau
1 tasse de farine de soja
1 c. à thé de sel

Liquéfier tous les ingrédients et obtenir un mélange bien lisse.

Cuisson : à vous de choisir la méthode que vous préférez ;

1. Cuire au cour à 180 °C (350 °F) dans un plat, à découvert pendant 50 minutes. (Après 20 minutes de cuisson, soigneusement remuer le mélange.)

2. Cuire au bain-marie, couvert, à feu doux. Remuer de temps en temps. Laisser cuire pendant 2 hrs.

Le mélange est cuit à point, lorsque la consistance est celle d'un flan.

La BASE DE SOJA peut être conservée au réfrigérateur quelques jours ou bien congelée. Pour la congélation : préparer des portions de ½ tasse dans des sacs de plastique. Ce format est pratique.

RECETTES POUR RÉGIME SANS SOLANACÉES*

(tomate / pomme de terre / poivron / aubergine)

« KETCHUP » SANS TOMATES

1 tasse de carottes cuites
1/4 tasse de betteraves cuites
1/4 tasse d'eau
1/4 tasse de jus de citron frais
1 c. à soupe de miel
1/2 c. à thé de sel
1/2 c. à thé de poudre d'oignon
1/4 c. à thé de poudre d'ail
1/8 c. à thé d'origan

Liquéfier tous les ingrédients et obtenir un mélange lisse. Utiliser comme le ketchup aux tomates.

VINAIGRETTE FRANÇAISE

1/3 tasse de carottes cuites
1 1/2 c. à soupe de betteraves cuites
2/3 tasse d'eau
1/4 tasse de jus de citron frais
1/3 tasse de noix d'acajou
1 1/2 c. à thé de poudre d'oignon
1/2 c. à thé de poudre d'ail
1 c. à thé de miel
1/2 c. à thé de sel

Liquéfier au mélangeur.

SAUCE AU FROMAGE CAROTTE

Suivre les indications pour la recette sauce au fromage. Omettre le poivron rouge et remplacer par 1/3 tasse de carottes cuites. Réduire la quantité de flocons d'avoine à 1/4 tasse.

TARTINAGE AU FROMAGE VÉGÉTAL

(sans poivron)

Suivre les indications pour la recette TARTINAGE AU FROMAGE. Omettre dans la préparation le poivron rouge et remplacer par 1/3 tasse de carottes cuites. Réduire la quantité de flocons d'avoine à 1/4 tasse.

SOUPE AUX TOMATES *SANS* TOMATE

2 tasses de lait de soja
1 tasse d'eau
1 tasse de carottes cuites
3 c. à soupe de betteraves cuites
2 c. à soupe de fécule de maïs
4 c. à thé de jus de citron frais
1/4 c. à thé de basilic
1/4 c. à thé de poudre d'ail
1 1/2 c. à thé de poudre d'oignon
3/4 c. à thé de sel
1 c. à thé de miel
1/16 c. à thé d'origan

Liquéfier tous les ingrédients, excepté le lait. Verser dans une casserole et incorporer le lait. Cuire 8-15 minutes à feu moyen, en remuant constamment jusqu'à ce que le mélange ait légèrement épaissi. Servir bien chaud.

CHILI SANS TOMATE

2 tasses de carottes cuites
½ tasse de betteraves cuites
3¼ tasses d'eau
6½ tasses de haricots rouges cuits non salés
1 c. à soupe de sel
(omettre si les haricots sont salés)
2 c. à thé de cumin
1 tasse d'oignon haché et frit
3 c. à soupe de jus de citron frais
1 gousse d'ail
1 c. à thé de basilic
½ c. à thé d'origan
1½ c. à soupe de miel

Réserver les haricots rouges et les oignons frits. Liquéfier tous les autres ingrédients en utilisant 2½ tasses de la quantité d'eau. Verser dans une casserole. Ajouter au mélange le restant d'eau de la recette et verser les haricots et les oignons. Remuer. Réchauffer à feu moyen quelques minutes. Servir. Délicieux avec des croustilles de maïs, du riz, des tortillas, de la polenta.

SAUCE À PIZZA SANS TOMATE

2½ tasses de carottes cuites
⅓ tasse de betteraves cuites
⅔ tasse d'eau
3 c. à soupe de jus de citron frais
1½ c. à thé de sel
1 c. à thé de basilic
½ c. à thé de poudre d'oignon
⅛ c. à thé d'origan
¾ tasse d'oignon haché
1 gousse d'ail émincée

Réduire en purée les carottes et les betteraves avec l'eau et le jus de citron. Ajouter tous les assaisonnements. Faire frire les oignons dans un peu d'huile. Ajouter l'ail. Lorsqu'ils sont dorés les incorporer au mélange. Verser la sauce sur votre croûte à pizza préférée et garnir selon votre imagination. Cette sauce peut être servie avec des spaghettis également.

SALADE DE CHOUX-FLEUR

(substitut de salade de pommes de terre)

Suivre les indications pour la recette SALADE DE POMMES DE TERRE (voir recette). Seulement, remplacer les pommes de terre cuites par des morceaux de choux-fleur cuits à point, mais pas trop mous.

* Le Dr Norman F. Childers croit que l'élimination totale des solanacées (tomate, pomme de terre, poivron, aubergine) du régime permet chez un très grand nombre d'arthritiques le soulagement de leurs douleurs. Voir du Dr Childers, *Childers' Diet To Stop Arthritis*, 1977.

SALADES, SOUPES ET LÉGUMES

SALADE DE POMMES DE TERRE

2 tasses de pommes de terre cuites
1 tasse de céleri en petits cubes
3/4-1 tasse de MAYONNAISE AU SOJA (voir recette)
1/4 tasse d'oignon haché
1/4 tasse d'olives vertes ou noires tranchées
2 c. à soupe de persil frais haché
1 c. à thé de poudre d'oignon
1/4 c. à thé de sel
1 c. à soupe de jus de citron

Couper les pommes de terre cuites en cubes. Mélanger tous les ingrédients ensemble. Placer au réfrigérateur 3-4 heures. Servir froid avec des tranches de tomate.

SALADE BI-COLORE

2 tasses de petits pois congelés ou en boîte
2/3 tasse de carottes râpées
3/4-1 tasse de MAYONNAISE AU SOJA (voir recette)
1/2 tasse d'arachides rôties
1/2 tasse de céleri haché fin

Mettre les petits pois congelés dans une casserole d'eau et faire bouillir à feu fort environ 3 minutes. Égoutter. Dans un bol, mélanger tous les ingrédients ensemble. Réfrigérer 2 heures. Servir.

SALADE AUX TROIS HARICOTS

1 1/2 tasse de haricots romains cuits salés
1 1/2 tasse de pois chiches cuits salés
1 3/4 tasse de haricots rouges cuits salés
1/4 tasse d'oignon haché
1/4 tasse d'olives tranchées
2 c. à soupe de poivron rouge en cubes
1/4 tasse de jus de citron frais
1/4 tasse d'eau
3 c. à soupe de miel ou mélasse
1/2 c. à thé de poudre d'oignon
1/4 c. à thé de poudre d'ail
3/4 c. à thé de sel
1 c. à soupe d'huile d'olive

Dans un bol mélanger les haricots, les oignons, le poivron et les olives. Ajouter le jus de citron, l'eau et tous les assaisonnements. Bien remuer. Laisser mariner 4-5 heures (ou toute une nuit) au réfrigérateur. Servir froid ou à la température de la pièce.

GRATIN DE HARICOTS VERTS

Placer des haricots verts cuits et égouttés dans un plat à gratin. Verser et recouvrir de votre sauce préférée (ex : SAUCE BRUNE, SAUCE BLANCHE, SAUCE AU FROMAGE (voir recettes). Garnir de croûtons de pain frottés à l'ail ou de chapelure. Cuire au four à découvert à 180 °C (350 °F) 20-30 minutes. Servir immédiatement.

LÉGUMES SAUTÉS SANS GRAS

Dans une poêle verser 3-4 c. à soupe d'eau. Faire chauffer l'eau quelques minutes puis ajouter les légumes de votre choix. Couvrir et laisser cuire à feu doux. Remuer délicatement de temps en temps jusqu'à ce que les légumes soient tendres. Il peut être nécessaire d'ajouter un peu d'eau durant la cuisson. Servir immédiatement.

« CHOWDER » AUX FÈVES DE LIMA

1 tasse d'oignon haché
2 tasses de pommes de terre coupées en cubes
½ tasse de maïs en grains cuits
1 tasse de fèves de lima cuites
4 tasses de lait de soja
3 c. à soupe de farine de blé à pâtisserie
1½ c. à thé de sel
1 gousse d'ail émincée

Faire frire dans un peu d'huile les oignons. Faire cuire dans un peu d'eau les pommes de terre. Pendant ce temps dissoudre la farine dans le lait de soya et faire légèrement bouillir pendant 10 minutes tout en remuant constamment. Verser dans le mélange épaissi tous les légumes et les assaisonnements. Réchauffer le « chowder » et servir immédiatement.

Variante : on peut remplacer le lait de soya par :

¾ tasse de noix d'acajou
3¾ tasses d'eau
¼ c. à thé de sel

Liquéfier les noix dans ¾ tasse d'eau. Ensuite ajouter le sel et le reste de l'eau.

« CHOWDER » DE POIS CASSÉS

6 tasses d'eau
½ tasse de riz
1 tasse de pois cassés
2 c. à thé de sel
1 tasse d'oignon haché
1 tasse de carottes en cubes
1 tasse de céleri en cubes
1 c. à thé de basilic
1 c. à soupe d'huile d'olive

Amener l'eau à ébullition. Verser le riz et les pois cassés dans l'eau bouillante et laisser bouillir doucement 1½ heure. Ajouter les ingrédients suivants et continuer la cuisson encore 30 minutes. Juste avant de servir faire couler l'huile et bien remuer. Décorer chaque assiette d'un brin de persil frais ou d'une feuille de basilic. Servir bien chaud. À noter : ce « chowder » est plus épais le jour suivant.

SOUPE « STYLE POULET » AUX NOUILLES

2 tasses de pois chiches cuits égouttés
5½ tasses d'eau
1½ tasse de nouilles (coquilles, alphabet...)
1 gros oignon haché
2 feuilles de laurier
¼ c. à thé de sel
2 c. à soupe d'ASSAISONNEMENT STYLE POULET (voir recette)
2 c. à soupe de persil frais

Verser 1 c. à soupe d'huile dans une casserole et faire revenir les oignons. Ajouter ensuite l'eau. Amener l'eau à ébullition puis verser tous les autres ingrédients. Laisser mijoter à feu moyen 40 minutes. Servir bien chaud. Délicieux avec des croûtons à l'ail.

CHILI VÉGÉTARIEN

3½ tasses de haricots romains trempés
1⅔ tasse d'eau
1 litre de jus de tomate
1 tasse d'oignon haché
¾ tasse de poivron vert coupé en cubes
2 gousses d'ail émincées
2 c. à thé de poudre d'oignon
2 c. à thé de cumin
1½ c. à thé de basilic
¾ c. à thé d'origan
½ c. à thé de sel

Faire tremper les haricots dans 6 tasses d'eau pendant 6-8 heures (ou toute une nuit). Égoutter les haricots et jeter l'eau de trempage.

Dans une casserole mélanger les haricots trempés, l'eau et le jus de tomate. Faire mijoter 2½ heures ou jusqu'à ce que les haricots soient bien tendres. Remuer de temps en temps durant la cuisson. Lorsque les haricots sont cuits ajouter les autres ingrédients et laisser cuire encore 30 minutes. Servir chaud et décoré d'une cuillerée de SAUCE AU FROMAGE (voir recette).

SOUPE FRAÎCHEUR AUX FRUITS

3 tasses de jus d'ananas
3 tasses de jus de pommes
½ tasse de tapioca rapide
½ tasse de fruits séchés hachés
(dattes, figues, pruneaux, raisins...)
1 tasse d'ananas frais en petits morceaux
2 tasses d'orange en morceaux
2 tasses de banane coupée en rondelles
2 tasses de raisin vert coupé en deux

Faire tremper le tapioca dans le jus d'ananas 5-10 minutes. Verser ensuite dans une casserole et amener à ébullition. Laisser cuire jusqu'à ce que le tapioca devienne translucide. Ajouter au tapioca cuit les autres ingrédients, verser dans un bol et réfrigérer immédiatement. Laisser réfrigérer 2 heures. Servir bien froid. (On peut remplacer le jus de pomme par du jus d'orange.)

BETTERAVES GLACÉES

4 tasses de betteraves cuites coupées en cubes
1 tasse de jus de betterave ou d'eau
2 c. à soupe de fécule de maïs
¼ c. à thé de sel
2 c. à soupe de jus de citron frais
1 c. à soupe de miel

Dissoudre la fécule de maïs et le sel dans le jus de betterave. Ajouter le jus de citron et le miel. Verser le tout dans une casserole et faire bouillir en remuant constamment jusqu'à ce que le mélange s'éclaircisse. Retirer du feu et laisser reposer quelques instants, puis incorporer les betteraves en cubes. Bien mélanger et servir. Bon froid.

CHOU ROUGE AIGRE-DOUX

1 kg de chou rouge râpé
¼ tasse d'oignon haché
⅓ tasse de miel
⅓ tasse de jus de citron frais
1 c. à thé de graines de carvi
1 c. à thé de sel

Dans un bol mélanger tous les ingrédients, excepté le chou. Verser ensuite dans une casserole. Ajouter le chou. Couvrir et laisser mijoter 15-20 minutes, jusqu'à ce que le chou soit bien cuit. Servir chaud avec des demies noix.

HARICOTS VERTS À L'ANETH

2 tasses de haricots verts cuits
½ tasse d'oignon haché
1 gousse d'ail écrasée
½ c. à thé de graines d'aneth
sel au goût
¼ tasse d'eau
huile d'olive

Faire cuire l'oignon, l'ail et l'aneth dans l'eau. Lorsque les oignons sont tendres ajouter les haricots. Réchauffer quelques minutes à feu moyen. Juste avant de servir faire couler un filet d'huile sur les haricots chauds.

« COMBO » DE MAÏS AUX GRAINES DE SÉSAME

2 tasses de maïs égrainé frais ou congelé
1 gousse d'ail écrasée
2 c. à soupe de graines de sésame grillées
3 c. à soupe d'eau
2 c. à soupe de poivron vert coupé en petits cubes
¼ c. à thé de sel
¼ c. à thé de feuilles de basilic frais ou séché

Pour faire griller les graines de sésame : dans une poêle sèche, placer les graines de sésame et faire rôtir quelques instants, tout en remuant constamment.

Dans une casserole verser tous les ingrédients et faire cuire à feu moyen 5-6 minutes, en remuant. Puis laisser mijoter à feu doux jusqu'à ce que les légumes soient tendres. Servir chaud décoré d'olives vertes.

PETITES MEULES D'AUBERGINE

1 grosse aubergine
Tranches de tomate
Rondelles d'oignon
Lanières de poivron vert
FROMAGE TENDRE ou FROMAGE FONDANT ou SAUCE DORÉE (voir recettes)

Couper l'aubergine en tranches de ½ cm d'épais. Placer dans un plat d'eau salée et laisser dégorger les tranches d'aubergine 15-20 minutes. Égoutter et placer les tranches sur des tôles à biscuits bien huilées. Déposer une tranche de tomate sur chaque tranche d'aubergine. Saupoudrer de quelques grains de sel. Garnir d'une rondelle d'oignon et de quelques lanières de poivron vert. Saupoudrer de quelques grains de sel. Cuire au four à 190 °C (400 °F) pendant 45 minutes. Retirer du four et laisser refroidir. Lorsque les petites meules sont froides déposer une tranche de fromage de votre choix. Placer les tôles sous le gril du four et faire dorer 15 minutes. Servir chaud.

SOUFFLÉ DE PATATES SUCRÉES

3 tasses de patates sucrées cuites
1 tasse de lait de noix ou LAIT DE SOJA (voir recette)
¼ c. à thé de sel
2 c. à soupe de noix de coco râpée fin

Éplucher les patates sucrées. Réduire en purée. Ajouter le lait et bien mélanger. Saler. Verser le mélange dans un plat bien huilé. Saupoudrer de noix de coco. Cuire au four à découvert à 180 °C (350 °F) pendant 45 minutes. Servir immédiatement.

RATATOUILLE AUX TROIS LÉGUMES

4 tasses de courgettes tranchées
½ tasse d'oignon haché très fin
1¾ c. à thé de sel
½ c. à thé d'origan
¾ c. à thé de basilic
2½ tasses de tomates fraîches ou en boîte coupées en dés
1½ tasse de maïs en grains
¼ tasse d'eau
1 c. à soupe d'huile d'olive

Dans une casserole verser l'huile. Faire chauffer puis jeter tous les ingrédients dans l'huile. Bien mélanger et faire mijoter à feu doux pendant 25 minutes ou jusqu'à ce que tous les légumes soient tendres. Servir chaud avec du riz ou du couscous.

Index général

Index des recettes

Table des matières générale

IMPRIMÉ AU CANADA